GUÍA CLÍNICA DE ENFERMERÍA

DIAGNÓSTICO EN ENFERMERÍA

Consejo editorial

GUÍA CLÍNICA DE ENFERMERÍA

DIAGNÓSTICO EN ENFERMERÍA

V EDICIÓN

Mi Ja Kim, RN, PhD, FAAN
Profesora y Decana
Escuela de Enfermería
University of Illinois
Chicago, Illinois

Gertrude K. McFarland, RN, DNSc, FAAN
Administradora de Ciencias Sanitarias
Sección de Estudios de Investigación de Enfermería
División de Becas de Investigación
National Institutes of Health, USPHS
U.S. Department of Health and Human Services
Bethesda, Maryland

Audrey M. McLane, RN, PhD
Profesora Honoraria
Escuela de Enfermería
University Marquette
Milwaukee, Wisconsin

Mosby

Barcelona Madrid México Buenos Aires Bogotá Caracas

Es una publicación de

Mosby

Primera edición española de la quinta edición en inglés

ISBN: 84-8086-089-8

Traducción y producción editorial: Diorki, Servicios Integrales de Edición.
General Moscardó, 30. Madrid

Revisión técnica: Profesora Mª Teresa Álvarez
Titular de Enfermería Médico-Quirúrgica. Escuela de Enfermería,
Universidad Complutense de Madrid, España

Título original: **Pocket Guide to Nursing Diagnosis**

ISBN de la edición en inglés: 0-8016-6669-4

Mosby Juan Alvarez Mendizabal, 3
División de Times Mirror de España, S. A. 28008 Madrid

Imprime: CLAMADES, S.L.

Depósito Legal: M.37324-1993

COLABORADORES

Kim Astroth, RN, MS
Instructora
Mennonite College of Nursing
Bloomington, Illinois

Sarah McNabb Badalamenti, RN, MSN
Especialista en Enfermería Clínica
St. Joseph's Hospital
Milwaukee, Wisconsin

Thelma I. Bates, RN, MSN, CS
Clínica Especialista en Psiquiatría
Washington Hospital Center
Washington, DC

Joan M. Caley, RN, MS, CS, CNAA*
Jefa Asociada, Servicio de Enfermería
V.A. Medical Center
Portland, Oregón

Nancy S. Creason, BSN, MSN, PhD
Profesora y Decana, Escuela de Enfermería
Southern Illinois University en Edwardsville
Edwardsville, Illinois

Kathryn T. Czurylo, RN, MS, CS
Especialista en Enfermería Clínica Quirúrgica
Alexian Brothers Medical Center
Elk Grove Village, Illinois

Donna M. Dixon, RN, MS
Coordinadora de Docencia
Departamento de Educación e Investigación en Enfermería
Children's Memorial Medical Center
Chicago, Illinois

*Las opiniones aquí vertidas corresponden a los autores y no se ajustan necesariamente a la de las siguientes instituciones: National Institutes of Health, U.S. Public Health Service, U.S. Department of Health and Human Services, la Veterans Administration o los Uniformed Services University of the Health Sciences.

Susan Dudas, RN, MSN, FAAN
Profesora Asociada
Escuela de Enfermería
Universidad de Illinois en Chicago
Chicago, Illinois

Teresa L. Fadden, RN, MSN, CS
Enfermería Clínica IV
St. Joseph's Hospital
Milwaukee, Wisconsin

Richard J. Fehring, RN, DNSc
Profesor Asociado
Marquette University College of Nursing
Milwaukee, Wisconsin

Margaret I. Fitch, RN, PhD
Investigadora de Enfermería Oncológica, Programa Oncológico Completo
Toronto-Bayview Regional Cancer Center/
Sunnybrook Health Science Center
North York, Ontario, Canadá

Michele C. Gattuso, RN, MS
Especialista en Enfermería Clínica/Salud Materno-Infantil
Alexian Brothers Medical Center
Elk Grove Village, Illinois

Elizabeth Kelchner Gerety, RN, MS, CS, FAAN*
Especialista en Enfermería Clínica
Consulta Psiquiátrica
Portland Veterans Affairs Medical Center
Portland, Oregón

Jane E. Graydon, BScN, MS, PhD
Profesora Asociada
Escuela de Enfermería
Universidad de Toronto
Toronto, Ontario, Canadá

Mary V. Hanley, RN, MA*
Instructora de Cuidados Intensivos, Docencia en Enfermería
Veterans Affairs Medical Center/Clínicas Ambulatorias
Boston, Massachusetts

Marilyn Harter, RN, MSN, CRRN
Especialista en Enfermería Clínica
Rehabilitación y Neurología
Columbia Hospital
Milwaukee, Wisconsin

Kathryn Hennessy, RN, MS, CNSN
Directora de Enfermería Clínica/Enfermera de Soporte Nutricional
Caremark Healthcare Services
Lincolnshire, Illinois

Pamela D. Hill, RN, BSN, MS, PhD
Profesora Asistente
Departamento de Enfermería Materno-Infantil
Escuela of Nursing, Quad-Cities Regional Site
Universidad de Illinois
Rock Island, Illinois

Karen Inaba, MS, RN, CS, PMHNP
Especialista en Enfermería Clínica, Consulta Psiquiátrica
Hospital Universitario
Profesora Asistente
Departamento de Enfermería de Salud Mental
Oregon Health Sciences University
Portland, Oregón

Joyce H. Johnson, RN, BSN, MSN, PhD
Profesora Asociada
Escuela de Enfermería
Universidad de Illinois en Chicago
Chicago, Illinois

Karen Kavanaugh, RN, PhD
Profesora Asistente
Escuela de Enfermería
Universidad de Illinois en Chicago
Chicago, Illinois

Jin H. Kim, RN, MSN
Estudiante de Doctorado
Escuela de Enfermería
Universidad de Illinois en Chicago
Chicago, Illinois

Mi Ja Kim, RN, PhD, FAAN
Profesora y Decana
Escuela de Enfermería
Universidad de Illinois en Chicago
Chicago, Illinois

Pamela Wolfe Kohlbry, RN, MSN
Camarillo, California

Patricia A. Koller, RN, MSN
Enfermera de Asistencia Clínica III, Cuidados Intensivos
St. Joseph's Hospital
Milwaukee, Wisconsin

Carol E. Kupperberg, RN, MSN
Directora de Atención Domiciliaria
Children's Home Health Care Services
Children's National Medical Center
Washington, DC

Jane Lancour, MSN, RN
Gerente Asociada
Directora de Enfermería
FHP Hospital
Fountain Valley, California

Janet L. Larson, RN, PhD
Profesora Asociada
Escuela de Enfermería
Universidad de Illinois en Chicago
Chicago, Illinois

Lorna A. Larson, BA, BS, MSN, DNSc
Ft. Washington, Maryland

Marie Maguire, RN, MSN
Especialista en Enfermería Clínica
Lakeland Nursing Home of Wallworth County
Elkhorn, Wisconsin

Mary E. Markert, RN, MN
Jefa de Rama de Actuación, Geropsiquiatría
DC Commission on Mental Health Services
Washington, DC

Gertrude K. McFarland, RN, DNSc, FAAN*
Administradora de Ciencias de la Salud
Sección de Estudio de Investigación en Enfermería
División de Becas de Investigación
National Institutes of Health, USPHS
U.S. Department of Health and Human Services
Bethesda, Maryland

Audrey M. McLane, RN, PhD
Profesora Emérita
Escuela de Enfermería
Marquette University
Milwaukee, Wisconsin

Ruth E. McShane, RN, PhD
Profesora Asistente
Escuela de Enfermería
Universidad de Wisconsin-Milwaukee
Milwaukee, Wisconsin

Judy Minton, RNC, MS
Enfermera Clínica
Decatur, Illinois

Victoria L. Mock, RN, DNSc, OCN
Profesora Asistente
Boston College School of Nursing
Boston, Massachusetts

Martha M. Morris, RN, EdD
Directora del Programa BSN
Maryville University
St. Louis, Missouri

Charlotte E. Naschinski, RN, AAS, BSN, MS*
Directora Adjunta, Formación Continuada Postgraduada
Uniformed Services University of the Health Sciences
Bethesda, Maryland

Emma B. Nemivant, RN, BSN, MED, MSN
Instructora Clínica
Escuela de Enfermería
Universidad de Illinois en Chicago
Chicago, Illinois

Colleen M. O'Brien, RN, MSN, CCRN
Educadora - Cuidados Intensivos Intermedios
Bellin Hospital
Green Bay, Wisconsin

Linda O'Brien-Pallas, RN, PhD
Profesora Asistente e Investigadora Clínica
Directora de la Unidad de Investigación en Calidad de Vida Laboral
Escuela de Enfermería
Universidad de Toronto
Toronto, Ontario, Canadá

Annette M. O'Connor, RN, PhD
Profesora
Escuela de Enfermería
Universidad de Ottawa
Ottawa, Ontario, Canadá

Sheila Olson, RN, MSN
Onalaska, Wisconsin

Catherine J. Ryan, RN, MS, CCRN
Enfermera Clínica Especialista en Cuidados Intensivos
Alexian Brothers Medical Center
Elk Grove Village, Illinois

Karen V. Scipio-Skinner, RN, MSN
Especialista en Legislación y Práctica Profesional
DC Nurses Association
Washington, DC

Maureen E. Shekleton, BSN, MSN, DNSc
Profesora Asistente Adjunta, Enfermería Médico-Quirúrgica
Universidad de Illinois en Chicago
Chicago, Illinois

Kathleen C. Sheppard, RN, PhD
Directora de Enfermería, Atención Continuada
Universidad de Texas
M.D. Anderson Cancer Center
Houston, Texas

Margaret J. Stafford, RN, MSN, FAAN
Profesora Asociada
Escuela de Enfermería
Universidad de Illinois en Chicago
Chicago, Illinois

Janet F. Stansberry, RN, MSN
Enfermera Clínica Especialista en Infertilidad
Universidad de Pennsylvania
Filadelfia, Pennsylvania

Rosemarie Suhayda, RN, PhD
Profesora Asistente
Rush University College of Nursing
Chicago, Illinois

Alice M. Tse, RN, PhD
Universidad de Hawaii en Manoa
Escuela de Enfermería
Honolulú, Hawaii

Evelyn L. Wasli, RN, DNSc
Enfermera Jefa
División de Respuesta Psiquiátrica de Urgencia
DC Commission on Mental Health Service
Washington, DC

Linda K. Young, RN, MSN
Facultad de Enfermería
Milwaukee County Medical Complex
Escuela de Enfermería
Milwaukee, Wisconsin

Definición operacional de diagnósticos de enfermería de la NANDA

El Diagnóstico de enfermería es un juicio clínico sobre las respuestas del individuo, la familia o la comunidad, frente a problemas sanitarios/procesos vitales reales o potenciales. Los diagnósticos de enfermería proporcionan la base para seleccionar las intervenciones de enfermería destinadas a conseguir resultados de los que es responsable el personal de enfermería.

Aprobado en la Novena Conferencia sobre Clasificación de los Diagnósticos de Enfermería.

PREFACIO

Desde la primera edición de *Guía clínica de enfermería. Diagnóstico en enfermería*, los diagnósticos en enfermería se han integrado en la docencia, la investigación y la práctica de la enfermería en Estados Unidos. Además, los diagnósticos aportados por el personal de enfermería han obtenido aceptación en países como Canadá, Francia, Holanda, Australia, Italia, Taiwán, España, Eslovenia, Dinamarca, Corea y otros muchos. Los estudiantes de enfermería encuentran que los diagnósticos son un instrumento útil para el aprendizaje. Tanto los estudiantes como el personal de enfermería en ejercicio, consideran que los diagnósticos proporcionan una forma útil para conceptualizar la ciencia de la enfermería y centrar la toma de decisiones clínicas. Los educadores han adoptado los diagnósticos de enfermería como un entramado para organización de la docencia y el ejercicio profesional. Los investigadores están usando esos diagnósticos como foco de investigación, mientras que la taxonomía NANDA en conjunto, presenta un reto para la convalidación sistemática a través de la investigación. La profesión de enfermería y sus organizaciones por especialidades reconocen la contribución de una nosología específica a su capacidad para demostrar la efectividad de la práctica de enfermería e influenciar la política de cuidados sanitarios.

Los objetivos principales de la *Guía clínica de enfermería* son:

1. Presentar la información más actualizada sobre terminología, definiciones, factores relacionados/de riesgo/de contexto y características de definición de los diagnósticos de enfermería NANDA.
2. Presentar un plan de asistencia normalizada actualizado para cada diagnóstico de enfermería.
3. Proporcionar una guía fácil de usar para los clínicos, los profesores y los estudiantes en su práctica diaria.
4. Estimular el pensamiento crítico del personal de enfermería clínicas.
5. Facilitar el uso de la teoría y las intervenciones de enfermería basadas en la investigación, en el contexto práctico.

Quedamos profundamente agradecidos a los usuarios de este libro que generosamente nos proporcionaron sus sugerencias y que siguen respaldando la obra.

De acuerdo con la filosofía de ediciones previas, se han hecho todos los esfuerzos posibles para que esta *Guía clínica de enfermería* sea fácil de usar, al mismo tiempo que proporciona una base teórica y de investigación para cada plan de asistencia normalizada. Hemos decidido presentar los diagnósticos de enfermería por orden alfabético, debido a que el entramado conceptual para la organización de los diagnósticos de enfermería se encuentra todavía en fase de desarrollo. En el apéndice A se presenta la versión actual de la Taxonomía I Revisada 1992 NANDA, para aquellos que deseen conocer la estructura taxonómica de tales diagnósticos.

Los autores han añadido 10 nuevos diagnósticos de enfermería, que fueron aprobados por miembros de la NANDA después de la Tenth Conference on Classification of Nursing Diagnoses, en San Diego, California, en 1992. Esos diagnósticos son los siguientes: la tensión en el rol del cuidador, disfunción respiratoria al desconectar la ventilación asistida, alto riesgo de tensión del rol de cuidador, alto riesgo de disfunción neurovascular periférica, alto riesgo de automutilación, incapacidad para mantener la ventilación espontánea, patrón de alimentación infantil ineficaz, control ineficaz del régimen terapéutico, interrupción de la lactancia materna y síndrome de estrés por cambio de entorno.

Las características y los factores de riesgo o asociados que se presentan han sido aprobados por la NANDA, y lo mismo se puede decir de la mayoría de las definiciones. Se han usado las definiciones de los diagnósticos de enfermería aprobadas por la NANDA en la extensión hasta la que fueron desarrolladas. A fin de completarlas, nosotros creamos definiciones para diagnósticos que no las tenían.

Se ha hecho un esfuerzo conjunto para presentar los planes de asistencia de enfermería como prototipos, en vez de como planes de cuidado estándar. Al establecer los planes de asistencia normalizada, hemos resaltado que están destinados a individuos específicos o a un grupo de pacientes con factores relacionados/de riesgo específicos. Por tanto, al aplicar esos planes a los pacientes, el personal de enfermería clínica necesita tener en cuenta los requerimientos del paciente individual. El carácter agudo y la gravedad de los diagnósticos de enfermería son otras dimensiones que no se incluyeron en esos planes de asistencia por razones de brevedad. Se trata de factores importantes, que el personal de enfermería deben considerar al individualizar estos planes de asistencia.

Cada plan de asistencia se ha desarrollado sobre la base de un diagnóstico de enfermería, que comprende una etiqueta diagnóstica y el término *relacionado con* para los factores relacionados o de riesgo. Por ejemplo, si el diagnóstico de enfermería es «alto riesgo de lesión», con un factor de riesgo de «labilidad emocional», el personal de enfermería podría registrar la situación como «alto riesgo de lesión relacionado con labilidad emocional». Nosotros usamos la guía siguiente para el desarrollo de planes de asistencia normalizada:

- Los objetivos/resultados esperados del paciente reflejan el estado de salud deseado de un paciente, y especifican indicadores de la medida en la que se consiguen los objetivos del paciente.

- Se especifica la base racional científica para las intervenciones o grupos de intervenciones.
- Se especifican las condiciones del paciente cuando el plan de asistencia se centra más en un tipo específico de paciente.
- Las intervenciones de enfermería se seleccionan para tener en cuenta factores relacionados o de riesgo, mejorar/modificar las características y ayudar a que los pacientes consigan sus objetivos y un estado de salud óptimo.

Los planes de asistencia se crearon desde una perspectiva de personas que interactúan con su medio ambiente en la búsqueda de la salud. El uso de diagnósticos de enfermería y de intervenciones de enfermería relevantes, diseñadas para cumplir los objetivos del paciente, ha afinado el foco de la práctica actual y ha demostrado la capacidad de los diagnósticos de enfermería para contribuir a la calidad del cuidado sanitario.

Los colaboradores de la *Guía clínica de enfermería* son expertos que reflejan el estado actual del arte y la ciencia de la práctica de enfermería. Reconocemos las importantes contribuciones hechas por numeroso personal de enfermería al desarrollo y el perfeccionamiento de los diagnósticos de enfermería. Animamos al personal de enfermería a que participe en el pensamiento crítico mientras usan los planes de asistencia normalizada. Su participación en la investigación sobre todos los diagnósticos de enfermería es esencial para el desarrollo nacional e internacional de una taxonomía del diagnóstico de enfermería y una base científica para la práctica de la enfermería. Existe una necesidad crítica de evaluar extensamente la terminología y la taxonomía de los diagnósticos de enfermería a través de la investigación continuada.

Mi Ja Kim
Gertrude K. McFarland
Audrey M. McLane

USO DE LA GUÍA DIAGNÓSTICO EN ENFERMERÍA

El reconocimiento de patrones, la validación de juicios y la interpretación del significado clínico dentro de un contexto particular, son habilidades cognoscitivas básicas que el personal de enfermería diplomado aporta a una situación de cuidado sanitario para el paciente y su familia. El reconocimiento de patrones en respuesta a indicios (características) puede ocurrir en cualquier punto del proceso de evaluación. Se pueden recoger datos de evaluación para facilitar el reconocimiento de patrones y/o validar la existencia de un patrón reconocido previamente.

Los datos de evaluación subjetivos y objetivos se recogen en lo que respecta a una situación presente o al estado de salud a largo plazo, las actividades y demandas de la vida diaria y los recursos internos y externos (reales y potenciales) de un paciente o familia. Los diagnósticos de enfermería, o etiquetas aceptadas para conceptos diagnósticos, son asignados a patrones reconocidos. El diagnóstico de enfermería para una situación de cuidado sanitario del paciente o la familia, incluye una etiqueta diagnóstica y factores relacionados que contribuyen al comienzo/mantenimiento de un diagnóstico real, o una etiqueta diagnóstica y los factores de riesgo en caso de diagnóstico de alto riesgo. La validación e interpretación de un diagnóstico y de los factores de riesgo relacionados son procesos continuados de reconocimiento de indicios y patrones. Así pues, el diagnóstico de enfermería se convierte en el punto focal para el desarrollo de objetivos, resultados esperados, intervenciones y evaluaciones.

SECCIÓN UNO

La terminología diagnóstica, las definiciones, los factores relacionados/de riesgo/de contexto y las características de los diagnósticos aprobados por la NANDA se incluyen en la Sección Uno de esta *Guía clínica de enfermería. Diagnóstico en enfermería*. Cada diagnóstico tiene un conjunto de componentes: definición, características definitorias y factores relacionados/de contexto, o definición y factores de riesgo que son útiles en varios estadios del proceso diagnóstico. Una definición es una ayuda conceptual para comprender el significado de un término diagnóstico (Gordon, 1987). Las características que forman un patrón ayudan a centrar el significado dentro de un contexto particular. Los factores de riesgo/relacionados son comportamientos del paciente y elementos del medio ambiente que interactúan para situar a un individuo en alto riesgo de desarrollar un diagnóstico, o que han contribuido al comienzo o al mantenimiento de un diagnóstico real.

Durante la evaluación inicial, el personal de enfermería puede desarrollar una hipótesis sobre la base de uno o dos indicios (características). La definición de un diagnóstico y un patrón de características puede guiar la búsqueda de signos/síntomas adicionales y ayudar a diferenciar entre diagnósticos íntimamente relacionados. La presencia o ausencia de uno o más factores relacionados/de riesgo ayuda a establecer el estado de un diagnóstico real o de alto riesgo.

La redacción de una exposición diagnóstica y su comparación con una lista de los diagnósticos de la NANDA, proporcionan estímulos intelectuales para el análisis de los datos y la toma de decisiones clínicas. La comparación y la validación aumentan la confianza en el diagnóstico y permiten al personal de enfermería continuar con el establecimiento de objetivos, resultados esperados e intervenciones.

SECCIÓN DOS

Los planes de asistencia normalizada para todos los diagnósticos aprobados por la NANDA se incluyen en la Sección Dos de la *Guía clínica de enfermería. Diagnóstico en enfermería*. Un prototipo o pauta de normalización es un modelo que demuestra cómo se puede usar el conocimiento científico encuadrado en un diagnóstico para una situación particular. Los ejemplos contribuyen a la asimilación de una cierta forma de considerar las situaciones de cuidado de pacientes. Los planes de asistencia normalizada demuestran las relaciones entre diagnósticos de enfermería, intervenciones y objetivos/resultados esperados. Los resultados esperados proporcionan carácter operacional a objetivos que son comparativamente más conceptuales. Los resultados que se pueden obtener en el paciente y que se relacionan con los cuidados de enfermería, se deben identificar antes de seleccionar las intervenciones. Así una intervención de enfermería se define como «cualquier tratamiento de atención directo que realiza una enfermera para beneficio de un cliente» (Bulechek y McCloskey, 1989, pág. 25). Una intervención puede ser aplicada de varias formas. La comprensión por parte del personal de enfermería de la base racional científica subyacente a la intervención, y la experiencia previa en el tratamiento de un diagnóstico determinado, influyen de modo determinante en los resultados del paciente, es decir, en el tratamiento satisfactorio del diagnóstico de enfermería.

Las bases racionales científicas se incluyen en los planes de asistencia normalizada relacionados en la Sección Dos para las intervenciones de enfermería. Conforme aumenta el conocimiento científico de los mecanismos que influyen en el desarrollo y mantenimiento de un diagnóstico de enfermería, nuevas intervenciones pueden sustituir o complementar a las existentes. Los estudiantes y los instructores de enfermería quizá deseen elaborar una base racional científica o considerar alternativas terapéuticas para facilitar el aprendizaje de un estudiante. El personal de enfermería con experiencia sabrá qué intervenciones han tenido éxito en un determinado contexto. Los planes de asistencia normalizada demuestran el producto de la toma de decisiones clínicas. Puesto que la mayor parte de los pacientes tendrán más de un diagnóstico de enfermería, se deben establecer prioridades y se han de tener en cuenta el carácter agudo y la gravedad de todos los diagnósticos al diseñar las intervenciones de enfermería. Quizá sea necesario modificar las intervenciones para un diagnóstico debido a la existencia de otros diagnósticos.

La referencia a un plan de asistencia normalizada se numera y se indica en la parte inferior de la primera página de cada plan de asistencia. Se anima al personal de enfermería y estudiantes a que usen las referencias como recurso para aumentar su comprensión de las bases conceptuales y científicas de los diagnósticos.

SECCIÓN TRES

Los conceptos diagnósticos y las definiciones «pendientes de desarrollo» (*to be developed* o TBD) de la NANDA, se incluyen en la Sección Tres de la *Guía clínica de enfermería. Diagnóstico en enfermería*. Los componentes de los TBD son una etiqueta diagnóstica y una definición. La categoría «a ser desarrollado» se usa por parte de la NANDA para designar diagnósticos desarrollados en parte y que se consideran potencialmente útiles para la profesión. Los TBD se incluyen para estimular su desarrollo y validación.

GLOSARIO

Las definiciones de los términos listados en el glosario fueron preparadas por los autores de la *Guía clínica de enfermería*. Se incluyeron para aclarar el significado de términos seleccionados, usados por los autores y los colaboradores.

APÉNDICES

El apéndice A es una clasificación de los diagnósticos de enfermería por patrones de respuesta humana (taxonomía I de la NANDA revisada en 1992).

El apéndice B es una clasificación de los diagnósticos de enfermería por patrones sanitarios funcionales (Gordon, 1993).

REFERENCIAS

Bulechek GM, McCloskey JC: Nursing interventions: treatments for nursing diagnoses. In Carroll-Johnson RM, ed: *Classification of nursing diagnoses: proceedings of the eighth conference*, Philadelphia, 1989, JB Lippincott.

Gordon M: *Nursing diagnosis: process and application*, ed 2, New York, 1987, McGraw-Hill.

Gordon M: *Manual of nursing diagnoses 1993-1994*, St Louis, 1993, Mosby–Year Book.

ÍNDICE ANALÍTICO

SECCIÓN UNO

Diagnóstico en enfermería: definiciones, factores relacionados/de riesgo y características

Actividades recreativas, déficit de Estado en el que un individuo experimenta disminución del estímulo, el interés o la participación en actividades recreativas o placenteras.

Factores relacionados

Falta ambiental de actividad recreativa
Hospitalización a largo plazo
Tratamientos frecuentes y prolongados

Características

Aburrimiento
Deseo de hacer algo, leer, etc.
Las aficiones usuales no se pueden realizar en el hospital

Afrontamiento defensivo Estado en el que un individuo experimenta una autoevaluación falsamente positiva basada en un patrón autoprotector de defensa contra amenazas percibidas subyacentes a la autoestima positiva.

Factores relacionados

Pendientes de desarrollo

Características

Negación (de problemas/debilidades obvios)
Proyección (de culpa/responsabilidad)
Racionalización de los fracasos
Actitud defensiva (hipersensibilidad a las críticas)
Grandiosidad
Actitud de superioridad hacia los demás
Dificultad para establecer/mantener relaciones
Risa hostil o ridiculización de otros
Dificultad para poner a prueba la realidad de las percepciones
Falta de seguimiento o participación en el tratamiento o la terapia

Afrontamiento familiar ineficaz: comprometido Soporte, confort, asistencia o ánimo insuficientes, ineficaces o comprometidos, habitualmente por una persona sustentadora fundamental (miembro de la familia o amigo íntimo); el paciente puede necesitarlo para controlar o dominar tareas adaptativas relacionadas con el desafío de su salud.

Factores relacionados

Información o comprensión inadecuadas o incorrectas por parte de una persona fundamental
Preocupación transitoria de una persona significativa que está intentando controlar conflictos emocionales y sufrimientos

personales, y es incapaz de percibir o actuar con eficacia respecto a las necesidades del paciente

Desorganización familiar transitoria y cambios de papel

Otras crisis o trances de situación o de desarrollo con las que puede estar enfrentándose la persona significativa

El paciente proporciona poco apoyo a la persona principal

Enfermedad prolongada o progresión de la incapacidad que agota la capacidad de soporte de las personas significativas

Características

Subjetivas

El paciente expresa o confirma preocupación/queja por la respuesta de la persona significativa ante el problema de salud del paciente

La persona significativa describe preocupación por sus propias reacciones (p. ej., miedo, duelo anticipado, culpabilidad, ansiedad) respecto a la enfermedad o incapacidad del paciente o a otras crisis situacionales o del desarrollo

La persona significativa describe o confirma una comprensión o un conocimiento insuficientes, lo que interfiere en los comportamientos eficaces de ayuda o soporte

Objetivas

La persona significativa intenta desarrollar comportamientos de ayuda o soporte con resultados menos que satisfactorios

La persona significativa se retrae o establece una comunicación personal limitada o temporal con el paciente en los momentos de necesidad

La persona significativa exhibe un comportamiento protector desproporcionado (demasiado o insuficiente) en relación con las capacidades o la necesidad de autonomía del paciente

Afrontamiento familiar ineficaz: incapacitante

Comportamiento de la persona significativa (miembro de la familia u otra persona fundamental) que inutiliza sus propias capacidades y las capacidades del paciente para resolver con eficacia tareas esenciales en la adaptación de cualquiera de las personas al cambio de salud.

Factores relacionados

Persona significativa con sentimientos crónicos no expresados de culpabilidad, ansiedad, hostilidad, desesperanza, etcétera.

Discrepancias disonantes de la forma de enfrentarse a las ta-

reas adaptativas entre la persona significativa y el paciente, o entre personas significativas
Relaciones familiares sumamente ambivalentes
Control arbitrario de la resistencia de la familia al tratamiento que tiende a solidificar el carácter defensivo, debido a que no se enfrenta adecuadamente con la ansiedad subyacente

Características

Cuidado negligente del paciente respecto a las necesidades humanas básicas y/o el tratamiento de la enfermedad
Distorsión de la realidad sobre el problema sanitario del paciente, incluyendo la negación extrema de su existencia o su gravedad
Intolerancia
Rechazo
Abandono
Deserción
Continuar con la rutina habitual; no tener en cuenta las necesidades del paciente
Tendencia psicosomática
Adoptar los signos de la enfermedad del paciente
Decisiones y acciones por parte de la familia que son perjudiciales para el bienestar económico o social
Agitación, depresión, agresión, hostilidad
Reestructuración trastornada de una vida significativa para sí mismo; individualización trastornada; preocupación exagerada y prolongada por el paciente
Negligencia en las relaciones con otros miembros de la familia
Desarrollo por parte del paciente de dependencia inactiva y desvalida

Afrontamiento familiar: potencial de desarrollo

Control eficaz de las tareas adaptativas por el miembro de la familia comprometido en el desafío que supone la salud del paciente y que ahora muestra deseo y disposición para potenciar la salud y el desarrollo con respecto a sí mismo y en relación con el paciente.

Factores relacionados

Los miembros de la familia intentan describir el impacto de desarrollo de la crisis sobre sus propios valores, prioridades, objetivos o relaciones
El miembro de la familia se está orientando a promover la salud y enriquecer el estilo de vida que sustentan y controlan los procesos de maduración, examina y lleva a cabo los programas de tratamiento y, en general, elige experiencias que optimicen el bienestar

El individuo expresa interés por establecer contacto individual o en un grupo de ayuda mutua con otro sujeto que haya experimentado una situación similar

Afrontamiento individual ineficaz Trastorno del comportamiento de adaptación e incapacidad de resolver problemas relacionados con las demandas y funciones de la vida.

Factores relacionados

Crisis situacionales
Crisis de maduración
Vulnerabilidad personal
Cambios vitales múltiples
Falta de vacaciones
Relajación inadecuada
Sistemas de soporte inadecuados
Ejercicio escaso o nulo
Nutrición pobre
Expectativas no alcanzadas
Sobrecarga de trabajo
Demasiados límites de tiempo
Percepciones no realistas
Método de competencia inadecuado

Características

Verbalización de incapacidad para hacer frente a las situaciones o incapacidad para pedir ayuda
Incapacidad para alcanzar las expectativas de función
Incapacidad para cubrir las necesidades básicas
Incapacidad para resolver problemas
Alteración de la participación social
Comportamiento destructivo para sí mismo o hacia otros
Uso inapropiado de los mecanismos de defensa
Cambio en los patrones de comunicación habituales
Manipulación verbal
Tasa alta de enfermedad
Tasa alta de accidentes
Ingesta de alimentos excesiva
Falta de apetito
Consumo excesivo de tabaco
Consumo excesivo de alcohol
Uso excesivo de tranquilizantes prescritos
Tendencia al alcohol
Hipertensión arterial
Cansancio crónico
Insomnio

Tensión muscular
Úlceras
Cefaleas frecuentes
Dolor en el cuello frecuente
Colon irritable
Preocupación crónica
Irritabilidad general
Autoestima pobre
Ansiedad crónica
Tensión emocional
Depresión crónica

Aislamiento social Soledad experimentada por un individuo y percibida como impuesta por otros y como un estado negativo o de amenaza.

Factores relacionados

Factores que contribuyen a la ausencia de relaciones personales satisfactorias, como los siguientes:
- Retraso en lograr los objetivos de las tareas del desarrollo
- Intereses inmaduros
- Alteraciones del aspecto físico
- Alteraciones del estado mental
- Comportamiento social no aceptado
- Valores sociales no aceptados
- Alteración del estado de bienestar
- Recursos personales inadecuados
- Incapacidad para establecer vínculos satisfactorios

Características

Objetivas
- Ausencia de personas significativas que le presten apoyo: familia, amigos, grupo
- Afectividad triste, apagada
- Intereses y actividades inapropiados o inmaduros para la edad o el estadio evolutivo
- Retraimiento, no comunicación; no contacto ocular
- Preocupación por los pensamientos propios; acciones repetidas no significativas
- Proyecta hostilidad verbal y de comportamiento
- Busca estar solo o vive en una subcultura
- Evidencia de minusvalía física y/o mental o estado de bienestar alterado
- Muestra comportamiento no aceptado por el grupo cultural dominante

Subjetivas

Expresa sentimientos de soledad impuesta por otros
Expresa sentimientos de rechazo
Experimenta sentimientos de indiferencia por parte de los demás
Expresa valores aceptables para su subcultura, pero es incapaz de aceptar los valores de la cultura dominante
Inadecuación o ausencia de objetivos significativos en la vida
Incapacidad para cumplir las expectativas de otros
Inseguridad en público
Expresa intereses inapropiados para la edad o el estadio de desarrollo

Ajuste, alteración de la capacidad de Estado en el que un individuo es incapaz de modificar su estilo de vida/comportamiento de modo consistente con un cambio en el estado de salud.

Factores relacionados

Incapacidad que requiere cambios en el estilo de vida
Sistemas de soporte inadecuados
Deterioro de la cognición
Sobrecarga sensorial
Agresión a la autoestima
Lugar de control alterado
Duelo incompleto

Características

Verbalización de la no aceptación del cambio de estado de salud
Capacidad inexistente o insatisfactoria para participar en la solución de problemas o en el establecimiento de objetivos
Falta de progreso hacia la independencia
Período prolongado de shock, incredulidad o ira respecto al cambio del estado de salud
Falta de pensamiento orientado al futuro

Alimentación infantil ineficaz, patrón de Estado en el que un lactante muestra trastorno de la capacidad para succionar o coordinar la respuesta succión-deglución.

Factores relacionados

Prematuridad
Trastorno/retraso neurológico
Hipersensibilidad oral
Estado de dieta absoluta prolongada
Anomalía anatómica

Características

Incapacidad para iniciar o mantener la succión eficaz
Incapacidad para coordinar la succión, la deglución y la respiración

Alteraciones sensoriales/perceptuales (especificar) (visuales, auditivas, cinestésicas, gustatorias, táctiles, olfatorias)

Estado en el que un individuo experimenta un cambio en la cantidad o tipo de estímulos que recibe, acompañado por disminución, exageración o trastorno de la respuesta frente a tales estímulos.

Factores relacionados

Factores ambientales
- Medio ambiente terapéuticamente restringido (aislamiento, cuidado intensivo, reposo en cama, tracción, confinación por enfermedad, incubadora)
- Medio ambiente socialmente restringido (institucionalización, confinamiento al hogar, vejez, enfermedad crónica, agonía, carencia infantil); estigmatizado (enfermedad mental, retraso mental, minusvalía mental); afligido

Recepción, transmisión y/o integración sensorial alterada
- Enfermedad neurológica, traumatismo o déficit
- Estado alterado de los órganos de los sentidos
- Incapacidad de comunicar, comprender, hablar o responder
- Carencia de sueño
- Dolor

Alteración química
- Endógena (desequilibrio electrolítico, aumento del nitrógeno ureico sanguíneo, aumento de amoníaco, hipoxia)
- Exógena (estimulantes o depresores del sistema nervioso central, fármacos capaces de alterar la mente)

Estrés psicológico (disminución de los campos perceptuales debido a la ansiedad)

Características

Desorientado en el tiempo, el espacio o con las personas
Capacidad de abstracción alterada
Conceptuación alterada
Cambio en las capacidades para resolver problemas
Cambio comunicado o medido en la agudeza sensorial
Cambio en el patrón de comportamiento
Ansiedad
Apatía
Cambio en la respuesta habitual a los estímulos

Indicación de alteración de la imagen corporal
Desasosiego
Irritabilidad
Patrones de comunicación alterados
Desorientación
Falta de concentración
Ensueños diurnos
Alucinaciones
Incumplimiento
Miedo
Depresión
Cambios rápidos de humor
Ira
Respuestas emocionales exageradas
Concentración pobre
Secuencia del pensamiento desordenada
Pensamiento extraño
Distorsiones visuales y auditivas
Incoordinación motora

Otras posibles características

Quejas de fatiga
Alteraciones de la postura
Cambios de la tensión muscular
Respuestas inapropiadas
Alucinaciones

Ansiedad Sensación vaga y desasosegante cuya fuente es con frecuencia inespecífica o desconocida para el individuo.

Factores relacionados

Conflicto inconsciente sobre valores esenciales y objetivos de la vida
Amenaza al concepto de sí mismo
Amenaza de muerte
Amenaza para el estado de salud o cambio del estado de salud
Amenaza para (o cambio de) el estado socioeconómico
Amenaza para (o cambio de) la función o rol
Amenaza para (o cambio de) el medio ambiente
Amenaza para (o cambio de) los patrones de interacción
Crisis situacionales o de maduración
Transmisión y contagio interpersonal
Necesidades no cubiertas

Características

Subjetivas

Tensión aumentada
Aprensión
Aumento de la sensación de desamparo
Incertidumbre
Miedo
Sensación de estar asustado
Sensación de inadecuación
Temblor
Miedo de consecuencias inespecíficas
Pesadumbre
Sobreexcitación
Sensación de atolondramiento
Sufrimiento
Nerviosismo

Objetivas

Estimulación simpática: excitación cardiovascular, vasoconstricción superficial, dilatación pupilar
Inquietud
Insomnio
Actitud vigilante
Escaso contacto ocular
Temblor, sobre todo de manos
Movimientos extraños: de los pies (arrastrándolos), de las manos, de los brazos
Expresa preocupación respecto a cambios en los acontecimientos vitales
Preocupación
Ansiedad
Tensión facial
Voz temblorosa
Centrado en sí mismo
Precaución aumentada
Transpiración aumentada

Asfixia, alto riesgo de Riesgo acentuado de asfixia accidental (falta de aire suficiente para la inhalación).

Factores de riesgo

Factores internos (individuales)

Disminución del sentido del olfato
Disminución de las capacidades motoras
Falta de educación en seguridad
Falta de precauciones de seguridad
Dificultades cognoscitivas o emocionales
Enfermedad o proceso patológico

Factores externos (ambientales)
- Almohada colocada en la cuna del lactante
- Vehículo calentándose en garage cerrado
- Niños jugando con bolsas de plástico o introduciéndose objetos pequeños en la boca o la nariz
- Refrigeradores o congeladores desechados o no usados, a los que no se han quitado las puertas
- Los niños quedan sin atención en la bañera o en la piscina
- Fugas de gas en la casa
- Fumar en la cama
- Uso de calentadores de combustible sin ventilación hacia el exterior
- Prendas apretadas alrededor del cuello del paciente
- Chupete colgado alrededor del cuello del lactante
- Ingerir grandes bocados de alimentos
- Biberón colocado en la cuna del lactante

Aspiración, alto riesgo de Estado en el que un individuo experimenta riesgo de entrada de secreciones gástricas, secreciones orofaríngeas, alimentos o líquidos exógenos en las vías traqueobronquiales, debido a disfunción o ausencia de los mecanismos protectores normales.

Factores de riesgo
- Nivel reducido de consciencia
- Disminución de los reflejos de la tos y las náuseas
- Presencia de traqueotomía o tubo endotraqueal
- Globo de traqueotomía/tubo endotraqueal excesivamente inflado
- Globo de traqueotomía/tubo endotraqueal insuficientemente inflado
- Sondas gastrointestinales
- Alimentación/administración de alimentación con sonda
- Situaciones que impiden la elevación de la parte superior del cuerpo
- Aumento de presión intragástrica
- Aumento del contenido gástrico residual
- Disminución de movilidad gastrointestinal
- Retraso del vaciamiento gástrico
- Trastorno de la deglución
- Cirugía o traumatismo de la cara/la boca/el cuello
- Implantes metálicos mandibulares

Autoestima baja circunstancial Autoevaluación/sentimientos negativos sobre sí mismo que aparecen en respuesta a una pérdida o un cambio en un individuo que previamente tenía una autoevaluación positiva.

Factores relacionados

Pendientes de desarrollo

Características

Ocurrencia episódica de una autoevaluación negativa en respuesta a acontecimientos vitales en una persona que tenía previamente una autoevaluación positiva
Verbalización de sentimientos negativos sobre sí mismo (desamparo, inutilidad)
Verbalizaciones negativas sobre sí mismo
Expresiones de vergüenza/culpa
Evaluación de sí mismo como incapaz de hacer frente a situaciones/acontecimientos
Dificultad para tomar decisiones

Autoestima baja crónica Autoevaluación/sentimientos negativos de larga evolución sobre sí mismo o sobre las capacidades propias.

Factores relacionados

Pendientes de desarrollo

Características

Verbalización del concepto negativo sobre sí mismo
Expresiones de vergüenza/culpa
Evaluación de sí mismo como incapaz de hacer frente a los eventos
Racionalización/rechazo de la retroalimentación positiva y exageración de la retroalimentación negativa sobre sí mismo
Duda en intentar nuevas cosas/situaciones
Falta frecuente de éxito en el trabajo u otros acontecimientos vitales
Conformidad excesiva; dependencia de las opiniones de otros
Falta de contacto ocular
No discusión/pasivo
Indeciso
Busca excesivamente que le tranquilicen

Autoestima, trastorno de la Autoevaluación/sentimientos negativos sobre sí mismo o sobre las capacidades propias que pueden ser expresados directa o indirectamente.

Factores relacionados

Pendientes de desarrollo

Características

Verbalización de una valoración negativa de sí mismo
Expresiones de vergüenza/culpa
Evaluación de sí mismo como incapaz de hacer frente a los eventos
Racionalización/rechazo de la retroalimentación positiva y exageración de la retroalimentación negativa sobre sí mismo
Duda al intentar nuevas cosas/situaciones
Negación de problemas obvios para otros
Proyección de culpa/responsabilidad por problemas
Racionalización de fracasos personales
Hipersensibilidad a las críticas
Grandiosidad

Automutilación, alto riesgo de Estado en el que un individuo experimenta un alto riesgo de realizar un acto sobre sí mismo para lesionarse (no para matarse) que produzca daño tisular y alivio de la tensión.

Factores relacionados

Grupos de riesgo:
- Individuos con trastorno de personalidad límite, especialmente mujeres entre 16 y 25 años de edad
- Individuos en estado psicótico, frecuentemente varones adultos jóvenes
- Niños emocionalmente trastornados y/o maltratados
- Niños con retraso mental y/o autistas
- Individuos con historia de autolesión
- Historia de abuso físico, emocional o sexual
- Incapacidad para hacer frente de una forma sana a la tensión psicológica/fisiológica aumentada
- Sentimientos de depresión, rechazo, autoaversión, ansiedad de separación, culpabilidad y despersonalización
- Emociones fluctuantes
- Alucinaciones de orden
- Necesidad de estímulos sensoriales
- Carencia emocional paterna
- Familia disfuncional

Autovaloración, trastorno de la Véanse Imagen corporal, trastorno de la; Identidad personal, trastorno de la; Autoestima, trastorno de la.

Comportamientos de búsqueda de salud (especificar) Estado en el que un paciente con salud estable busca de forma activa vías para alterar los hábitos sanitarios personales y/o el medio ambiente, a fin de obtener una salud óptima. (*Estado de salud estable* se define como aquel en el que se han alcanzado los objetivos de las medidas de prevención de la enfermedad apropiadas para la edad; el paciente comunica poseer una salud buena o excelente y los signos y síntomas de enfermedad, si existen, están controlados.)

Factores relacionados

Pendientes de desarrollo

Características

Deseo expresado u observado de buscar niveles más altos de bienestar

Falta de familiaridad expresada u observada con los recursos comunitarios de bienestar

Falta demostrada u observada de conocimiento de los comportamientos para promoción de la salud

Deseo expresado u observado de aumentar el control de la práctica sanitaria

Expresión de preocupación sobre los efectos de las condiciones ambientales actuales sobre el estado de salud

Comunicación verbal, deterioro de la Estado en el que un individuo experimenta una disminución o ausencia de la capacidad de usar o comprender el lenguaje en la interacción humana.

Factores relacionados

Disminución de la circulación cerebral

Barrera física, tumor cerebral, traqueostomía, intubación

Defecto anatómico, paladar hendido

Barreras psicológicas, psicosis, falta de estímulos

Diferencia cultural

Relacionado con el desarrollo o la edad

Características

Incapacidad para hablar el lenguaje dominante

Negativa a hablar o incapacidad para ello

Tartamudeo, balbuceo

Deterioro de la articulación

Disnea

Desorientación

Incapacidad para modular el habla

Incapacidad para encontrar las palabras

Incapacidad para decir las palabras

Incapacidad para identificar objetos

Débil asociación de ideas
Fuga de ideas
Verbalización incesante
Dificultad para la fonación
Incapacidad para hablar con frases estructuradas

Conflicto de función paterna Estado en el que un padre experimenta confusión y preocupación respecto a su función en respuesta a una crisis.

Factores relacionados

Separación de los hijos debido a enfermedad crónica
Intimidación por técnicas invasivas o restrictivas (p. ej., aislamiento, intubación)
Centros y métodos de cuidados especiales
Cuidado a domicilio de un niño con necesidades especiales (p. ej., monitorización por apnea, drenaje postural, hiperalimentación)
Cambio en la situación marital
Interrupciones en la vida de la familia debido al establecimiento de un régimen de cuidado sanitario a domicilio (tratamientos, cuidadores, falta de sustituto)

Características

El padre (o los padres) expresa preocupación/sentimientos de inadecuación para cubrir las necesidades físicas y emocionales del niño durante la hospitalización o en el hogar
Trastorno demostrado en las rutinas de cuidado
El padre (o los padres) expresa preocupación por el cambio en la función paterna, el funcionamiento familiar, la comunicación familiar y/o la salud de la familia
Expresa preocupación en relación con la pérdida percibida de control sobre las decisiones relacionadas con el niño
Reacio a participar en las actividades de cuidado normales, a pesar de contar con ánimo y soporte
Verbaliza/demuestra sentimientos de culpa, ira, miedo, ansiedad y/o frustración, en relación con el efecto de la enfermedad del niño sobre el proceso familiar

Conocimientos, déficit de (especificar) Estado en el que falta información específica.

Factores relacionados

Falta de exposición
Falta de recuerdo
Interpretación errónea de la información

Limitación cognoscitiva
Falta de interés en el aprendizaje
Falta de familiaridad con las fuentes de información
Petición por parte del paciente de no ser informado

Características

Verbalización del problema
Seguimiento inexacto de la instrucción
Rendimiento inadecuado en la prueba
Comportamientos inapropiados o exagerados (p. ej., histérico, hostil, agitado, apático)
Exposición del concepto erróneo
Petición de información

Crecimiento y desarrollo, alteración del

Estado en el que un individuo demuestra desviaciones respecto a lo normal para su grupo de edad.

Factores relacionados

Cuidado inadecuado: indiferencia, respuesta inconsistente, cuidadores múltiples
Separación de personas fundamentales
Deficiencias ambientales y de estimulación
Efectos de incapacidad física
Dependencia prescrita

Características

Retraso o dificultad para realizar tareas (motoras, sociales o expresivas) típicas para el grupo de edad
Crecimiento físico alterado
Incapacidad para realizar actividades de autocuidado o autocontrol apropiadas para la edad
Afectividad decaída
Indiferencia, respuestas disminuidas

Déficit de autocuidado de: alimentación

Estado en el que la persona presenta una capacidad trastornada para realizar o completar actividades de alimentación propia.

Factores relacionados

Pendientes de desarrollo

Características

Incapacidad para llevar los alimentos desde el receptáculo a la boca

Déficit de autocuidado de: baño/higiene Estado en el que la persona presenta un trastorno de la capacidad para realizar o completar las propias actividades de baño/higiene.

Factores relacionados

Pendientes de desarrollo

Características

Incapacidad para lavar el cuerpo o las partes corporales
Incapacidad para obtener o acceder a la fuente del agua
Incapacidad para regular la temperatura o el flujo del agua

Déficit de autocuidado de: evacuación Estado en el que la persona experimenta capacidad alterada para realizar o completar actividades básicas de eliminación.

Factores relacionados

Trastorno de la capacidad de transferencia
Trastorno del estado de movilidad
Intolerancia a la actividad; fuerza y resistencia disminuidas
Dolor, molestias
Trastorno perceptual o cognoscitivo
Trastorno neuromuscular
Trastorno musculoesquelético
Depresión, ansiedad grave

Características

Incapacidad para ir al baño o usar el orinal
Incapacidad para sentarse y levantarse del inodoro o cuña
Incapacidad para manipular las prendas necesarias para ir al baño
Incapacidad para realizar una higiene genito-anal adecuada
Incapacidad para tirar de la cadena o vaciar el orinal

Déficit de autocuidado de: vestido/arreglo Estado en el que la persona presenta una incapacidad para realizar o completar actividades de vestirse y arreglarse sola.

Factores relacionados

Pendientes de desarrollo

Características

Capacidad alterada para ponerse o quitarse las prendas necesarias
Capacidad alterada para obtener o sustituir las prendas de vestir
Capacidad alterada para abrocharse los vestidos
Incapacidad de mantener el aspecto a nivel satisfactorio

Deglución, trastorno de la Estado en el que un individuo tiene una capacidad disminuida para pasar voluntariamente líquidos y/o sólidos desde la boca hasta el estómago.

Factores relacionados

Trastorno neuromuscular (p. ej., reflejo nauseoso disminuido o ausente, fuerza disminuida de los músculos participantes en la masticación, trastorno perceptual, parálisis facial)
Obstrucción mecánica (p. ej., edema, cánula de traqueotomía, tumor)
Fatiga
Percepción limitada
Cavidad orofaríngea enrojecida e irritada

Características

Evidencia observada de dificultad para deglutir (p. ej., estasis de alimentos en la cavidad oral, tos/atragantamiento)
Evidencia de aspiración

Desesperación Estado subjetivo en el que un individuo ve alternativas o elecciones personales disponibles limitadas o nulas y es incapaz de movilizar energía por sí mismo.

Factores relacionados

Restricción prolongada de la actividad que origina aislamiento
Disminución o deterioro del estado fisiológico
Estrés de larga evolución
Abandono
Pérdida de creencia en valores transcendentes/Dios

Características

Pasividad, verbalización disminuida
Afecto disminuido
Indicios verbales (que indican desaliento): «No puedo», suspiros
Falta de iniciativa
Respuesta disminuida a los estímulos
Mira a un lado distinto del interlocutor
Cierra los ojos
Se encoge de hombros en respuesta al interlocutor
Apetito disminuido; aumento/disminución del sueño
Falta de participación en el cuidado; permite pasivamente el cuidado

Desuso, alto riesgo de síndrome de Estado en el que un individuo está en riesgo de sufrir un deterioro de los sistemas corporales como resultado de una inactividad prescrita o inevitable.

Factores de riesgo

Parálisis
Inmovilización mecánica
Inmovilización prescrita
Dolor intenso
Nivel de consciencia alterado

Diarrea Estado en el que un individuo experimenta un cambio de los hábitos intestinales normales, caracterizado por emisión frecuente de heces sueltas, líquidas sin consistencia.

Factores relacionados

Estrés y ansiedad
Ingesta dietética
Medicamentos
Inflamación, irritación o malabsorción intestinal
Toxinas
Contaminantes
Radiación

Características

Dolor abdominal
Retortijones
Frecuencia aumentada de movimientos intestinales
Frecuencia aumentada de sonidos intestinales
Heces sueltas líquidas
Urgencia
Cambios en el color

Dificultad de decisión (especificar) Estado de incertidumbre sobre el curso de acción que debe tomarse para elegir entre acciones competitivas que implican un riesgo, una pérdida o un reto para los valores vitales personales. (Especificar foco del conflicto; p. ej., elecciones respecto a salud, relaciones familiares, profesión, economía u otros eventos vitales.)

Factores relacionados

Valores/creencias personales no claros
Amenaza percibida para el sistema de valores
Falta de experiencia o interferencia con la toma de decisiones
Falta de información significativa
Déficit de sistema de soporte

Características

Sentimientos verbalizados de sufrimiento en relación con la incertidumbre sobre las elecciones

Expresión verbalizada de resultados no deseados de las acciones alternativas consideradas
Vacilación entre elecciones alternativas
Retraso en la toma de decisiones
Centrado en sí mismo
Signos físicos de sufrimiento o tensión (frecuencia cardíaca aumentada, tensión muscular aumentada, desasosiego, etc.)
Cuestionamiento de los valores y creencias personales mientras se intenta tomar una decisión

Disfunción neurovascular periférica, alto riesgo de Estado en el que un individuo presenta riesgo de sufrir una alteración de la circulación, la sensibilidad o el movimiento de una extremidad.

Factores relacionados
Fracturas
Compresión mecánica (p. ej., torniquete, escayola, vendaje, vestido o sujeción)
Cirugía ortopédica
Traumatismo
Inmovilización
Quemaduras
Obstrucción vascular

Disfunción sexual Estado en el que un individuo experimenta un cambio de la función sexual, que es considerada insatisfactoria o inadecuada.

Factores relacionados
Alteración biopsicosocial de la sexualidad
Modelos de función ineficaces o ausentes
Abuso físico
Abuso psicosocial (p. ej., relaciones peligrosas)
Vulnerabilidad
Mala información o falta de conocimiento
Conflicto de valores
Falta de intimidad
Falta de persona amada
Alteración de la estructura o la función corporal: embarazo, parto reciente, fármacos, cirugía, anomalías, procesos patológicos, traumatismo, radiación

Características
Verbalización del problema
Alteraciones en la consecución del papel sexual percibido

Limitación real o percibida impuesta por enfermedad y/o terapia
Conflictos en relación con valores
Alteraciones en la consecución de la satisfacción sexual
Incapacidad para conseguir la satisfacción deseada
Necesidad de confirmar las características deseables de su persona
Alteración en la relación con la pareja
Cambio del interés en sí mismo y en los demás

Disreflexia Estado en el que un individuo con lesión de la médula espinal al nivel D7 o por encima, experimenta o está en riesgo de experimentar una respuesta simpática desinhibida del sistema nervioso, capaz de poner en peligro la vida, atribuible a estímulos nocivos.

Factores relacionados

Pendientes de desarrollo

Características

Individuo con lesión medular (D7 o por encima) y lo siguiente:
- Hipertensión paroxística (presión arterial elevada súbitamente, con presión sistólica por encima de 140 mm Hg y presión diastólica superior a 90 mm Hg)
- Bradicardia o taquicardia (frecuencia del pulso inferior a 60 o superior a 100 latidos por minuto)
- Diaforesis (por encima del nivel de la lesión)
- Manchas rojizas en la piel (por encima del nivel de la lesión)
- Palidez (por debajo del nivel de la lesión)
- Cefalea (dolor difuso en diferentes porciones de la cabeza y no limitado a ningún área de distribución nerviosa)
- Escalofríos (temblor acompañado de sensación de frialdad o palidez de la piel)
- Congestión conjuntival (cantidad excesiva de sangre/líquido tisular en las conjuntivas)
- Síndrome de Horner (contracción de la pupila, ptosis palpebral parcial, enoftalmos y, a veces, pérdida de sudoración en el lado afectado de la cara, debido a parálisis del tronco nervioso simpático cervical)
- Parestesias (sensaciones anormales, como entumecimiento, pinchazos u hormigueo; sensibilidad aumentada)
- Reflejo pilomotor («piel de gallina» cuando ésta se enfría)
- Visión borrosa
- Dolor torácico
- Sabor metálico en la boca
- Congestión nasal

Dolor Estado en el que un individuo experimenta y comunica la presencia de una molestia grave o de una sensación incómoda.

Factores relacionados

Agentes nocivos
- Biológicos
- Químicos
- Físicos
- Psicológicos

Características

Subjetivas
- Comunicación (verbal o codificada) de descriptores de dolor

Objetivas
- Comportamiento de defensa; protección
- Centrado en sí mismo
- Foco estrechado (percepción del tiempo alterada, disminución de contacto social, trastorno del proceso de pensamiento)
- Comportamiento de distracción (gemido, llanto, paseo, búsqueda de otras personas y/o actividades, desasosiego)
- Máscara facial de dolor (ojos sin brillo, aspecto abatido, movimientos escasos o repetitivos, muecas)
- Alteración del tono muscular (puede variar desde fláccido a rígido)
- Las respuestas autónomas no se observan en el dolor crónico estabilizado (diaforesis, cambios de la presión arterial y la frecuencia del pulso, dilatación pupilar, frecuencia respiratoria aumentada o disminuida)

Dolor crónico Estado en el que un individuo experimenta dolor durante más de 6 meses.

Factores relacionados

Incapacidad física/psicosocial crónica

Características

Evidencia comunicada u observada de dolor durante más de 6 meses
Miedo de repetición de la lesión
Prescinde de actividades físicas y sociales
Capacidad alterada para continuar con las actividades previas
Anorexia
Cambios de peso
Cambios en los patrones de sueño
Máscara facial
Movimiento cauteloso

Duelo anticipado Estado en el que un individuo experimenta duelo antes de producirse la pérdida real.

Factores relacionados

Pérdida potencial percibida de alguien significativo
Pérdida potencial percibida de bienestar fisiopsicosocial
Pérdida potencial percibida de posesiones personales

Características

Pérdida potencial de objeto significativo
Expresión de sufrimiento en la pérdida potencial
Negación de la pérdida potencial
Culpabilidad
Ira
Pesar
Sentimientos contenidos
Cambios en los hábitos de alimentación
Alteraciones en el patrón de sueño
Alteraciones en el nivel de actividad
Alteración de la libido
Alteración de los patrones de comunicación

Duelo disfuncional Estado en el que existe una pérdida de un objeto real o percibida («pérdida de objeto» se usa en el sentido más amplio). Los objetos incluyen personas, posesiones, trabajo, estado, hogar, ideales, partes y procesos del cuerpo, etc.

Factores relacionados

Pérdida de un objeto real o percibida
Respuesta de duelo frustrada frente a una pérdida
Ausencia de duelo anticipado
Enfermedad crónica fatal
Falta de resolución de una respuesta de duelo previa
Pérdida de personas allegadas
Pérdida de bienestar fisiopsicosocial
Pérdida de posesiones personales

Características

Expresión verbal de sufrimiento por la pérdida
Negación de la pérdida
Expresión de culpabilidad
Expresión de temas no resueltos
Ira
Tristeza
Llanto
Dificultad para expresar la pérdida

Alteraciones en:
- Hábitos de comida
- Patrones de sueño
- Características de los sueños
- Nivel de actividad
- Libido

Idealización del objeto perdido
Recordar y vivir de nuevo experiencias pasadas
Interferencia con funcionamiento vital
Regresión del desarrollo
Afecto lábil
Alteraciones en la concentración y/o la realización de tareas

Estreñimiento Estado en el que un individuo experimenta un cambio de los hábitos intestinales normales, caracterizado por la disminución en la frecuencia de la defecación y/o la eliminación de heces duras y secas.

Factores relacionados

Ingesta insuficiente
Ingesta y volumen de dieta insuficientes
Actividad física disminuida o inmovilidad
Hábitos personales
Medicamentos
Uso crónico de medicamentos y enemas
Lesiones obstructivas gastrointestinales
Trastorno neuromuscular
Trastorno musculoesquelético
Dolor con la defecación
Procedimientos diagnósticos
Falta de intimidad
Musculatura abdominal débil
Embarazo
Trastornos emocionales

Características

Frecuencia inferior al patrón habitual
Heces duras
Masa palpable
Sensación de plenitud rectal
Esfuerzo para defecar
Disminución de los sonidos intestinales
Sensación de plenitud o presión abdominal o rectal
Cantidad de heces menor de la habitual
Náuseas

Otras posibles características

- Dolor abdominal
- Dolor de espalda
- Cefalea
- Interferencia con la vida diaria
- Uso de laxantes
- Disminución del apetito
- Trastorno del apetito

Estreñimiento colónico

Estado en el que el patrón de eliminación de un individuo se caracteriza por heces duras y secas debido a un retraso en el tránsito de los residuos alimentarios.

Factores relacionados

- Ingesta de líquidos insuficiente
- Ingesta dietética insuficiente
- Ingesta de fibra insuficiente
- Actividad física insuficiente
- Inmovilidad
- Falta de intimidad
- Trastornos emocionales
- Uso crónico de medicamentos y enemas
- Estrés
- Cambio en la rutina diaria
- Problemas metabólicos (p. ej., hipotiroidismo, hipocalcemia, hipocalemia)

Características

- Disminución de la frecuencia
- Heces duras y secas
- Esfuerzo para defecar
- Defecación dolorosa
- Distensión abdominal
- Masa palpable
- Presión rectal
- Cefalea, trastorno del apetito
- Dolor abdominal

Estreñimiento percibido por el propio paciente

Estado en el que un individuo se diagnostica a sí mismo de estreñimiento y asegura un movimiento intestinal diario mediante el uso de laxantes, enemas o supositorios.

Factores relacionados

- Creencias sanitarias culturales/familiares

Evaluación defectuosa de los síntomas
Proceso del pensamiento trastornado

Características

Expectativas de un movimiento intestinal diario con uso excesivo consiguiente de laxantes, enemas y supositorios
Expectativas de evacuar las heces a la misma hora cada día

Estrés por cambio de entorno, síndrome de Trastorno fisiológico y/o psicosocial como consecuencia de un cambio desde un medio ambiente a otro.

Factores relacionados

Pérdidas pasadas, actuales y recientes
Pérdidas relacionadas con la decisión de trasladarse
Sensación de impotencia
Falta de sistema de soporte adecuado
Preparación escasa o nula para el movimiento inminente
Cambio ambiental de grado moderado o alto
Historia y tipo de traslados previos
Alteración del estado de salud psicosocial
Deterioro del estado de salud física

Características

Mayores

Cambio de medio ambiente/localidad
Ansiedad
Aprensión
Confusión aumentada (personas ancianas)
Depresión
Soledad

Menores

Verbalización de la falta de deseo de cambiar de entorno
Trastorno del sueño
Cambio en los hábitos de comida
Dependencia
Trastornos gastrointestinales
Verbalización aumentada de necesidades
Inseguridad
Falta de confianza
Desasosiego
Tristeza
Comparación desfavorable entre el personal después/antes del cambio
Verbalización de preocupación/trastorno por el cambio

Vigilancia
Cambio de peso
Retraimiento

Excreción urinaria, alteración de la Estado en el que un individuo experimenta un trastorno en la eliminación de orina. Véase también incontinencia (funcional, refleja, de esfuerzo, total, de urgencia).

Factores relacionados

Trastorno motor postsensorial
Trastorno neuromuscular
Traumatismo mecánico

Características

Disuria
Frecuencia
Dificultad para iniciar la micción
Incontinencia
Nicturia
Retención
Urgencia

Fatiga Sensación abrumadora de agotamiento y capacidad disminuida para el trabajo físico y mental, con independencia del sueño adecuado.

Factores relacionados

Exigencias psicológicas o emocionales insoportables
Requerimientos de energía aumentados para realizar actividades de la vida diaria
Exigencias sociales/de función excesivas
Estados de disconfort
Disminución de la producción de energía metabólica
Química corporal alterada (p. ej., medicamentos, abstinencia de fármacos)

Características

Verbalización de fatiga/falta de energía
Incapacidad para mantener la rutina habitual
Necesidad percibida de energía adicional para realizar tareas rutinarias
Aumento de las quejas físicas
Labilidad o irritabilidad emocional
Trastorno de la capacidad de concentración

Disminución del rendimiento
Letargia o indiferencia
Desinterés por el entorno/introspección
Libido disminuida
Propensión a los accidentes

Función, alteración del rendimiento de Alteración de la forma en la que uno percibe el rendimiento de la función propia.

Factores relacionados
Pendientes de desarrollo

Características
Cambio en la autopercepción de la función
Negación de la función
Cambio en la apreciación de otros de la función
Conflicto de funciones
Cambio en la capacidad física para reanudar la función
Falta de conocimiento de la función
Cambio en los patrones o responsabilidades habituales

Gasto cardíaco disminuido Estado en el que la cantidad de sangre bombeada por el corazón del individuo ha disminuido lo suficiente para no cubrir en forma adecuada las necesidades de los tejidos corporales.

Factores relacionados
Mecánicos
Alteración en la precarga
Alteración en la poscarga
Alteración en los cambios inotrópicos del corazón
Eléctricos
Alteración de la frecuencia
Alteración del ritmo
Alteración de la conducción
Estructurales

Características
Variaciones en las estructuras hemodinámicas
Arritmias; cambios electrocardiográficos
Fatiga
Distensión de las venas yugulares
Cianosis; palidez de piel y mucosas
Oliguria, anuria
Disminución de los pulsos periféricos
Piel húmeda y fría

Estertores
Disnea

Hipertermia Estado en el que la temperatura corporal de un individuo está elevada por encima de su rango normal.

Factores relacionados

Exposición a medio ambiente cálido
Actividad vigorosa
Medicamentos/anestesia
Vestimenta inapropiada
Tasa metabólica aumentada
Enfermedad o traumatismo
Deshidratación
Imposibilidad o disminución de la capacidad para transpirar

Características

Aumento de la temperatura corporal por encima del rango normal
Piel enrojecida
Caliente al tacto
Frecuencia respiratoria aumentada
Taquicardia
Convulsiones

Hipotermia Estado en el que la temperatura corporal de un individuo está disminuida por debajo de su rango normal pero no por debajo de 35,6 °C (rectal)/36,4 °C (rectal, recién nacido).

Factores relacionados

Exposición a medio ambiente frío
Enfermedad o traumatismo
Incapacidad o disminución de la capacidad para temblar
Desnutrición
Vestimenta inadecuada
Consumo de alcohol
Medicamentos que producen vasodilatación
Evaporación de la piel en medio ambiente frío
Tasa metabólica disminuida
Inactividad
Vejez

Características

Escalofríos (leves)
Piel fría
Palidez (moderada)
Llenado capilar lento

Taquicardia
Cianosis de los lechos ungueales
Hipertensión
Piloerección

Identidad personal, trastorno de la Incapacidad para distinguir entre propio y no propio.

Factores relacionados

Pendientes de desarrollo

Características

Todavía no se han desarrollado

Imagen corporal, trastorno de la Alteración de la forma en la que una persona percibe la imagen de su propio cuerpo.

Factores relacionados

Biofísicos
Cognoscitivos-perceptuales
Psicosociales
Culturales o espirituales

Características

Deben existir A o B para justificar el diagnóstico de trastorno de la imagen corporal:

A. Respuesta verbal a un cambio real o percibido en la estructura y/o la función
B. Respuesta no verbal a un cambio real o percibido en la estructura y/o función

Se pueden usar las siguientes manifestaciones clínicas para validar la presencia de A o B:

Objetivas
- Pérdida de una parte corporal
- Cambio real en la estructura y/o la función
- No mirar a la parte corporal
- No tocar la parte corporal
- Ocultar o exponer excesivamente la parte corporal (de forma intencionada o no intencionada)
- Traumatismo de una parte no funcionante
- Cambio en la participación social
- Sentimientos negativos sobre el cuerpo
- Sentimientos de desamparo, desesperación o impotencia

Preocupación por el cambio o la pérdida
Énfasis en las fuerzas restantes, potenciación de la consecución

Extensión del límite corporal para incorporar objetos ambientales
Personalización de la parte o la pérdida por el nombre
Despersonalización de la parte o la pérdida por pronombres impersonales
Negativa a verificar el cambio real

Puede ser posible identificar las poblaciones de alto riesgo, tales como aquellos que cumplen las condiciones siguientes:
Pérdida de parte corporal
Dependencia de una máquina
Significado de la parte corporal o la función con respecto a edad, sexo, nivel de desarrollo o necesidades humanas básicas
Cambio físico causado por agentes químicos (fármacos)
Traumatismo físico o mutilación
Embarazo y/o cambios de la maduración

Impotencia, sensación de Percepción de que las acciones propias no afectarán significativamente a un resultado; falta percibida de control sobre una situación actual o que sucederá inmediatamente.

Factores relacionados

Entorno de cuidado sanitario
Interacción interpersonal
Régimen relacionado con enfermedad
Estilo de vida de desamparo

Características

Graves
Expresiones verbales de no tener control o influencia sobre la situación
Expresiones verbales de no tener control o influencia sobre el resultado
Expresiones verbales de no tener control sobre el autocuidado
Depresión en relación con deterioro físico que ocurre a pesar del cumplimiento de los regímenes
Apatía

Moderadas
No participación en el cuidado o la toma de decisiones cuando se proporcionan oportunidades
Expresiones de insatisfacción y frustración sobre la incapacidad para realizar tareas y/o actividades previas
No monitoriza el progreso

Expresión de duda respecto al rendimiento de función
Reacio a expresar sentimientos verdaderos por temor a alienación por parte de los cuidadores
Incapacidad para solicitar información sobre el cuidado
Dependencia de otros que puede conducir a irritabilidad, resentimiento, ira y culpabilidad
No defiende las prácticas de autocuidado cuando se plantean dificultades

Bajas
Pasividad
Expresiones de incertidumbre sobre niveles de energía fluctuantes

Incontinencia de esfuerzo

Incontinencia de esfuerzo Estado en el que un individuo experimenta una pérdida de orina inferior a 50 ml ante un aumento de la presión abdominal.

Factores relacionados

Cambios degenerativos de los músculos pélvicos y de los soportes estructurales, asociados con el envejecimiento
Presión intraabdominal alta (p. ej., obesidad, útero grávido)
Válvula vesical incompetente
Distensión excesiva entre micciones
Debilidad de los músculos pélvicos y de los soportes estructurales

Características

Goteo comunicado u observado al aumentar la presión abdominal
Urgencia urinaria
Frecuencia (más de una vez cada 2 horas)

Incontinencia de urgencia

Incontinencia de urgencia Estado en el que un individuo experimenta una emisión involuntaria de orina, ocurrida poco después de una sensación fuerte de necesidad de orinar.

Factores relacionados

Disminución de la capacidad vesical (p. ej., historia de enfermedad pélvica inflamatoria, cirugía abdominal, sonda urinaria permanente)
Irritación de los receptores de distensión vesicales que causa espasmo (p. ej., infección de la vejiga)
Alcohol
Cafeína
Aumento de la ingesta de líquidos

Concentración urinaria aumentada
Distensión excesiva de la vejiga

Características
Urgencia urinaria
Frecuencia (micción cada menos de 2 horas)
Contracción/espasmo vesical
Nicturia (más de 2 veces cada noche)
Micción de cantidades pequeñas (menos de 100 ml) o grandes (más de 550 ml)
Imposibilidad de llegar al cuarto de baño a tiempo

Incontinencia funcional Estado en el que un individuo experimenta una emisión de orina involuntaria e impredecible.

Factores relacionados
Ambiente alterado
Déficit sensoriales, cognoscitivos o de movilidad

Características
Necesidad de orinar o contracciones vesicales de intensidad suficiente como para conducir a una pérdida de orina antes de disponer de un receptáculo apropiado

Incontinencia intestinal Estado en el que un individuo experimenta un cambio de los hábitos intestinales normales, caracterizado por la emisión involuntaria de heces.

Factores relacionados
Afectación neuromuscular
Afectación musculoesquelética
Depresión; ansiedad grave
Trastorno de la percepción o del conocimiento

Características
Emisión involuntaria de heces

Incontinencia refleja Estado en el que un individuo experimenta una pérdida involuntaria de orina ocurrida a intervalos en cierta medida predecibles, cuando se alcanza un volumen vesical específico.

Factores relacionados
Trastorno neurológico (p. ej., lesión de la médula espinal que interfiere con la conducción de los mensajes cerebrales por encima del nivel del arco reflejo)

Características
No percibe el llenado de la vejiga

No siente necesidad de orinar ni tiene sensación de plenitud vesical
Contracción/espasmo de la vejiga sin inhibición a intervalos regulares

Incontinencia total Estado en el que un individuo experimenta una pérdida continua e impredecible de orina.

Factores relacionados

Neuropatía que impide la transmisión del reflejo indicador de plenitud vesical
Disfunción neurológica que activa el proceso de la micción en momentos impredecibles
Contracción independiente del reflejo detrusor debida a cirugía
Traumatismo o enfermedad que afecta a los nervios espinales
Alteración anatómica (fístula)

Características

Flujo constante de orina que ocurre en momentos impredecibles, sin distensión ni contracciones/espasmos vesicales desinhibidos
Incontinencia refractaria a los tratamientos
Nicturia
Falta de sensibilidad perineal o de percepción del llenado de la vejiga
Falta de percepción de la incontinencia

Incumplimiento (especificar) Decisión informada de una persona de no cumplir una recomendación terapéutica.

Factores relacionados

Sistema de valores del paciente
  Creencias sanitarias
  Influencias culturales
  Valores espirituales
Relaciones entre cliente y suministrador

Características

Comportamiento indicador de no cumplimiento, por observación directa o exposiciones del paciente o de otras personas significativas
Pruebas objetivas (medidas fisiológicas, detección de marcadores)
Evidencia de desarrollo de complicaciones
Evidencia de exacerbación de síntomas
Fallo en acudir a las citas

Falta de progreso
Incapacidad para establecer u obtener objetivos mutuos

Infección, alto riesgo de Estado en el que un individuo presenta un riesgo aumentado de invasión por microorganismos patógenos.

Factores relacionados

- Defensas primarias inadecuadas (lesiones de la piel, tejido traumatizado, disminución de la acción ciliar, estasis de líquidos corporales, cambio del pH de las secreciones, alteración del peristaltismo)
- Defensas secundarias inadecuadas (p. ej., disminución del nivel de hemoglobina, leucopenia, respuesta inflamatoria disminuida, inmunodepresión)
- Inmunidad adquirida inadecuada
- Destrucción tisular y aumento de la exposición ambiental
- Enfermedad crónica
- Procedimientos invasivos
- Desnutrición
- Agentes farmacológicos y traumatismos
- Rotura de membranas amnióticas
- Conocimiento insuficiente para evitar la exposición a patógenos

Integridad cutánea, alteración de la Estado en el que la piel de un individuo está alterada desfavorablemente.

Factores relacionados

- Externos (ambientales)
  - Hipertermia e hipotermia
  - Sustancias químicas
  - Factores mecánicos
    - Fuerzas de cizallamiento
    - Presión
    - Sujeción
  - Radiación
  - Inmovilización física
  - Humedad
- Internos (somáticos)
  - Medicación
  - Estado de nutrición alterado: obesidad, desnutrición
  - Estado metabólico alterado
  - Circulación alterada
  - Sensibilidad alterada
  - Pigmentación alterada

Prominencia esquelética
Factores relacionados con el desarrollo
Déficit inmunológico
Alteraciones de la turgencia (cambio de elasticidad)
Excreciones/secreciones
Psicogénicos
Edema

Características

Interrupción de la continuidad de la superficie cutánea
Destrucción de capas cutáneas
Invasión de estructuras corporales

Integridad cutánea, alto riesgo de alteración de la Estado en el que la piel de un individuo presenta un riesgo de verse afectada desfavorablemente.

Factores de riesgo

- Externos (ambientales)
  - Hipotermia o hipertermia
  - Sustancia química
  - Factores mecánicos
    - Fuerzas de cizallamiento
    - Presión
    - Sujeción
  - Radiación
  - Inmovilización física
  - Excreciones y secreciones
  - Humedad
- Internos (somáticos)
  - Medicación
  - Alteraciones en el estado nutricional (obesidad, emaciación)
  - Estado metabólico alterado
  - Circulación alterada
  - Sensibilidad alterada
  - Pigmentación alterada
  - Prominencia esquelética
  - Factores relacionados con el desarrollo
  - Alteraciones de la turgencia cutánea (cambio de elasticidad)
  - Psicogénicos
  - Inmunológicos

Integridad tisular, alteración de la Estado en el que un individuo experimenta daño de las membranas mucosas o la córnea, los tegumentos o el tejido subcutáneo. Véase también Mucosa oral, alteración de la.

Factores relacionados

Circulación alterada
Déficit/exceso de nutrición
Déficit/exceso de líquidos
Déficit de conocimiento
Trastorno de la movilidad física
Irritantes
- Químicos (incluyendo excreciones corporales, secreciones, medicamentos)
- Térmicos (temperaturas extremas)
- Mecánicos (presión, cizallamiento, fricción)
- Radiación (incluyendo radiación terapéutica)

Características

Tejido dañado o destruido (córnea, membrana mucosa, tegumento o tejido subcutáneo)

Interacción social, alteración de la

Estado en el que un individuo participa en una cantidad insuficiente o excesiva o con una calidad ineficaz en el intercambio social.

Factores relacionados

Déficit de conocimiento/capacidad sobre formas para aumentar el intercambio
Barreras para la comunicación
Trastorno de la autovaloración
Ausencia de personas allegadas o de pareja
Movilidad física limitada
Aislamiento terapéutico
Disonancia sociocultural
Barreras ambientales
Proceso del pensamiento alterado

Características

Disconfort verbalizado u observado en situaciones sociales
Incapacidad verbalizada u observada para recibir o comunicar un sentido satisfactorio de pertenencia, cuidado, interés o historia compartida
Uso observado de comportamientos de interacción social sin éxito
Interacción disfuncional con compañeros, familia y/u otros
Informe por parte de la familia de cambio en el estilo o el patrón de interacción

Intercambio gaseoso alterado

Estado en el que un individuo experimenta un desequilibrio entre la captación de oxígeno y la eliminación de dióxido de carbono, en el área de intercambio gaseoso de la membrana alveolocapilar.

Factores relacionados

Suministro de oxígeno alterado
Cambios de la membrana alveolocapilar
Flujo sanguíneo alterado
Alteración de la capacidad de transporte de oxígeno de la sangre

Características

Confusión
Somnolencia
Desasosiego
Irritabilidad
Incapacidad para eliminar las secreciones
Hipercapnia
Hipoxia

Intolerancia a la actividad Estado en el que un individuo no tiene energía fisiológica o psicológica suficiente para resistir o completar las actividades diarias exigidas o deseadas.

Factores relacionados

Debilidad generalizada
Estilo de vida sedentario
Desequilibrio entre suministro y demanda de oxígeno
Reposo en cama o inmovilidad

Características

Informe verbal de fatiga o debilidad
Respuesta anormal de la frecuencia cardíaca o la presión arterial a la actividad
Molestia o disnea de ejercicio
Cambios electrocardiográficos que reflejan arritmias o isquemia

Intolerancia a la actividad, alto riesgo de Estado en el que un individuo está en riesgo de carecer de la energía fisiológica o psicológica suficiente para soportar o completar las actividades diarias requeridas o deseadas.

Factores de riesgo

Historia de intolerancia previa
Estado de descondicionamiento
Presencia de problemas circulatorios/respiratorios
Inexperiencia en la actividad

Intoxicación, alto riesgo de Riesgo acentuado de exposición accidental o ingestión de fármacos o productos peligrosos a dosis suficientes para causar intoxicación.

Factores de riesgo

Factores internos (individuales)
- Visión reducida
- Verbalización de contexto ocupacional sin salvaguardas adecuadas
- Falta de seguridad o educación sobre fármacos
- Falta de precaución apropiada
- Dificultades cognoscitivas o emocionales
- Economía insuficiente

Factores externos (ambientales)
- Gran cantidad de fármacos en el hogar
- Medicinas almacenadas en cabinas sin cerradura accesibles a niños o personas confusas
- Productos peligrosos colocados o almacenados al alcance de niños o personas confusas
- Disponibilidad de drogas ilícitas, potencialmente contaminadas por aditivos tóxicos
- Pinturas o escayolas desprendidas en presencia de niños pequeños
- Contaminación química de los alimentos y el agua
- Contacto sin protección con metales pesados o agentes químicos
- Pintura, laca, etcétera, en áreas pobremente ventiladas o sin protección efectiva
- Presencia de vegetaciones venenosas
- Presencia de polución atmosférica

Lactancia natural eficaz Estado en el que el conjunto madre/lactante/familia exhibe eficacia adecuada y satisfacción durante el proceso de lactancia materna.

Factores relacionados
- Conocimiento básico de la alimentación al pecho
- Estructura normal de la mama
- Estructura normal de la boca del lactante
- Edad gestacional del lactante superior a 34 semanas
- Fuentes de soporte
- Confianza materna

Características
- Madre capaz de colocar el lactante al pecho para favorecer una respuesta de prensión con éxito

El lactante se muestra contento después de la alimentación
Succión/deglución regulares obtenidas en el pecho
Patrón de peso del lactante apropiado para la edad
Patrón de comunicación eficaz entre madre y lactante (actitudes del lactante, interpretación y respuestas maternas)
Signos y/o síntomas de liberación de oxitocina (bajada de leche o reflejo de eyección de leche)
Patrón de evacuación del lactante adecuado para la edad
Avidez del lactante para la lactancia
Verbalización materna de satisfacción con el proceso de lactancia materna

Lactancia natural ineficaz Estado en el que la madre, el lactante y/o la familia experimentan insatisfacción o dificultad con el proceso de alimentación al pecho.

Factores relacionados

Prematuridad
Anomalías del lactante
Anomalías de la mama materna
Cirugía mamaria previa
Historia previa de fracaso de la alimentación al pecho
El lactante recibe alimentos suplementarios con tetina artificial
Reflejo de succión del lactante pobre
Pareja/familia que no prestan soporte
Déficit de conocimiento
Interrupción de la lactancia

Características

Proceso de lactancia materna insatisfactorio
Inadecuación real o percibida del suministro de leche
Incapacidad del lactante para sujetar correctamente el pezón materno
Sin signos observables de liberación de oxitocina
Signos observables de ingesta inadecuada del lactante
Succión no mantenida
Succión de sólo una mama por comida
Dar el pecho menos de 7 veces en las 24 horas
Persistencia de fisuras del pezón después de la primera semana de vida del lactante
Repugnancia de la madre para dar el pecho con la frecuencia necesaria
El lactante exhibe enfado y llanto dentro de la primera hora después de la lactancia; no responde a otras medidas de tranquilización

El lactante se arquea y grita mientras mama; se resiste a coger el pecho

Lactancia natural interrumpida Una interrupción en la continuidad de la alimentación al pecho como resultado de incapacidad o no deseo de poner el bebé al pecho para alimentarlo.

Factores relacionados

Enfermedad materna o infantil
Prematuridad
Empleo de la madre
Contraindicaciones para la lactancia materna (p. ej., fármacos, ictericia verdadera por leche de mama)
Necesidad de destetar súbitamente al lactante

Características

Mayores

El lactante no recibe alimentación al pecho en algunas o en todas las comidas

Menores

Deseo materno de mantener la lactancia y proporcionar su leche para cubrir las necesidades nutricionales del lactante
Separación de la madre y el lactante
Falta de conocimiento sobre la extracción y el almacenamiento de la leche de mama

Lesión, alto riesgo de Estado en el que un individuo presenta riesgo de lesión como resultado de condiciones ambientales que interactúan con los recursos adaptativos y defensivos del individuo. Véanse también Intoxicación, alto riesgo de; Asfixia, alto riesgo de; Traumatismo, alto riesgo de.

Factores de riesgo

Condiciones interactivas entre el individuo y el medio ambiente que imponen un riesgo a los recursos defensivos y adaptativos del individuo
Internos
  Bioquímicos
    Función reguladora
      Disfunción sensorial
      Disfunción de la integración
      Disfunción efectora
    Hipoxia tisular
    Desnutrición
    Inmune-autoinmune

- Perfil sanguíneo anormal
  - Leucocitosis o leucopenia
  - Alteración de los factores de la coagulación
  - Trombocitopenia
  - Drepanocitosis
  - Talasemia
  - Disminución del nivel de hemoglobina
- Físicos
  - Lesión de la piel
  - Movilidad alterada
- Relacionados con el desarrollo
  - Edad
    - Fisiológica
    - Psicosocial
- Psicológicos
  - Afectivos
  - Orientación

Externos

- Biológicos
  - Nivel de inmunización de la comunidad
  - Microorganismos
- Químicos
  - Contaminantes
  - Tóxicos
  - Fármacos
    - Agentes farmacéuticos
    - Alcohol
    - Cafeína
    - Nicotina
  - Conservantes
  - Cosméticos y colorantes
  - Nutrientes (vitaminas, tipos de alimentos)
- Físicos
  - Diseño, estructura y disposición de la comunidad, los edificios y/o el equipo
  - Modo de transporte
  - Agentes nosocomiales
- Personas-suministrador
  - Agentes nosocomiales
  - Tipo de personal
  - Factores cognoscitivos, afectivos y psicomotores

Manejo ineficaz del régimen terapéutico (individuos)

Un patrón de regulación e integración en la vida diaria de un programa para tratamiento de enfermedades y secuelas de enfermedades, que es insatisfactorio para cubrir los objetivos sanitarios específicos.

Factores relacionados

Complejidad del sistema sanitario
Complejidad del régimen terapéutico
Conflictos entre decisiones
Dificultades económicas
Demandas excesivas impuestas al individuo o la familia
Conflicto familiar
Patrones familiares de cuidados de la salud
Indicaciones de acción inadecuadas en número y tipos
Déficit de conocimiento
Desconfianza en el régimen y/o el personal sanitario
Gravedad percibida
Susceptibilidad percibida
Barreras percibidas
Beneficios percibidos
Impotencia
Defectos de soporte social

Características

Mayores

Elección de un patrón de vida diaria ineficaz para cubrir los objetivos de un tratamiento o programa preventivo

Menores

Aceleración (esperada o inesperada) de los síntomas de enfermedad
Deseo verbalizado de controlar el tratamiento de la enfermedad y la prevención de las secuelas
Dificultad verbalizada para la regulación/integración de uno o más regímenes prescritos para tratamiento de la enfermedad y sus efectos, o prevención de las complicaciones
Verbalización de que el paciente no intentará incluir los regímenes de tratamiento en las rutinas diarias
Verbalización de que el paciente no intentará reducir los factores de riesgo de progresión de la enfermedad y las secuelas

Mantenimiento de la salud alterado

Incapacidad para identificar, controlar y/o buscar ayuda para mantener la salud.

Factores relacionados

Falta o alteración significativa de las capacidades de comunicación (por escrito, verbales y/o por gestos)

Falta de capacidad para hacer juicios deliberados y significativos
Trastorno perceptual o cognoscitivo
Pérdida completa o parcial de capacidades motoras groseras y/o finas
Capacidad del individuo de hacer frente a la situación ineficaz; duelo disfuncional
Falta de recursos materiales
No obtención de las tareas del desarrollo
Capacidad de la familia de hacer frente a la situación ineficaz; sufrimiento espiritual incapacitante

Características

Falta demostrada de conocimientos sobre prácticas sanitarias básicas
Falta demostrada de comportamientos adaptativos a los cambios ambientales internos o externos
Incapacidad comunicada u observada para aceptar la responsabilidad para la realización de prácticas sanitarias básicas, en cualquiera o todas las áreas de patrones funcionales
Historia de falta de comportamiento de búsqueda de la salud
Interés expresado por mejorar los comportamientos sanitarios
Falta comunicada u observada de recursos de equipo económicos y/o de otros tipos
Trastorno comunicado u observado del sistema de soporte personal

Mantenimiento del hogar alterado Incapacidad para mantener independientemente un ambiente seguro que fomente el crecimiento.

Factores relacionados

Enfermedad o lesión del individuo o de un miembro de la familia
Organización o planificación familiar insuficiente
Recursos económicos insuficientes
No familiaridad con los recursos de la vecindad
Trastorno del funcionamiento cognoscitivo o emocional
Falta de conocimiento
Falta de modelo de función
Sistemas de soporte inadecuados

Características

Subjetivas

Los miembros de la casa expresan dificultad para mantener su hogar de una forma confortable

La comunidad doméstica solicita ayuda para el mantenimiento del hogar
Los miembros de la comunidad doméstica describen deudas importantes o crisis económicas

Objetivas

Entorno desordenado
Equipo de cocina, vestimenta o ropa de cama sucios o inexistentes
Acúmulo de suciedad, desechos de alimentos o detritos corporales
Olores desagradables
Temperatura inapropiada del hogar
Miembros de la familia sobrecargados (es decir, agotados y ansiosos)
Falta de equipo necesario o ayudas
Presencia de insectos o roedores
Trastornos higiénicos repetidos, infestaciones o infecciones

Miedo Sensación de temor relacionada con una fuente identificable, que la persona da por válida.

Factores relacionados

Orígenes naturales o innatos: ruido súbito, pérdida de soporte físico, altura, dolor
Respuesta aprendida: condicionamiento, modelo o identificación con otros
Separación del sistema de ayuda en una situación potencialmente amenazante (hospitalización, tratamientos, etc.)
Déficit de conocimiento o no familiaridad
Barrera de lenguaje
Trastorno sensorial
Estímulos fóbicos o fobias
Estímulos ambientales

Características

Subjetivas

Tensión aumentada
Aprensión
Carácter impulsivo
Autoconfianza disminuida
Miedo
Susto
Terror
Pánico
Pavor

Inquietud

Objetivas

Aumento de alerta

Concentración en fuente

Ojos muy abiertos

Comportamiento de ataque

Foco en el problema

Comportamiento de lucha: agresivo

Comportamiento de huida: retirada

Estimulación simpática: estimulación cardiovascular, vasoconstricción superficial, dilatación pupilar

Movilidad física, trastorno de la Estado en el que un individuo experimenta limitación de la capacidad para el movimiento físico independiente.

Factores relacionados

Intolerancia a la actividad; disminución de la fuerza y la resistencia

Dolor y molestia

Trastorno perceptual o cognoscitivo

Trastorno neuromuscular

Trastorno musculoesquelético

Depresión, ansiedad grave

Características

Incapacidad para moverse intencionadamente dentro del ambiente físico, incluyendo movilidad en la cama, transferencia y ambulación

Reacio a intentar el movimiento

Rango de movimiento limitado

Disminución de la fuerza, el control y/o la masa muscular

Restricciones impuestas al movimiento, incluyendo las mecánicas; protocolo médico

Trastorno de coordinación

Mucosa oral alterada Estado en el que un individuo experimenta alteraciones en las capas tisulares de la cavidad oral.

Factores relacionados

Condiciones patológicas: cavidad oral (irradiación de la cabeza y/o el cuello)

Deshidratación

Traumatismo

Químico (p. ej., alimentos ácidos, fármacos, agentes nocivos, alcohol)

Mecánico (p. ej., dentaduras mal ajustadas, abrazaderas, tubo endotraqueal, sonda nasogástrica; cirugía de la cavidad oral)
Instrucciones de dieta absoluta durante más de 24 horas
Higiene oral ineficaz
Respiración oral
Desnutrición
Infección
Salivación disminuida o ausente
Medicación

Características
Lengua saburral
Xerostomía (boca seca)
Estomatitis
Lesiones o úlceras orales
Salivación disminuida o ausente
Leucoplasia
Edema
Hiperemia
Placa oral
Dolor o molestia oral
Descamación
Vesículas
Gingivitis hemorrágica
Caries dentales
Halitosis

Negación ineficaz

Negación ineficaz Un intento consciente o inconsciente de negar el conocimiento o el significado de un determinado hecho para reducir la ansiedad/miedo por el perjuicio para la salud.

Factores relacionados
Pendientes de desarrollo

Características
Retraso en la búsqueda o negativa a recibir atención médica en detrimento de la salud
No percibe la relevancia personal de los síntomas o el peligro
Usa remedios caseros (autotratamiento) para aliviar los síntomas
No admite el miedo a la muerte o a la invalidez
Minimización de los síntomas
Desplaza la fuente de síntomas a otros órganos
Incapacidad para admitir el impacto de la enfermedad sobre el patrón de vida

Presencia de gestos o comentarios despreciativos al hablar de eventos estresantes
Desplaza el miedo del impacto de la condición
Afecto inapropiado

Nutrición alterada: alto riesgo de ingesta superior a las necesidades corporales Estado en el que un individuo experimenta riesgo de ingestión de nutrientes superior a las necesidades metabólicas.

Factores de riesgo

Predisposición hereditaria
Ingesta de energía excesiva durante el final de la gestación, la infancia precoz y la adolescencia
Embarazos frecuentes, poco separados
Condicionamiento psicológico disfuncional en relación con la comida
Miembro de un grupo de nivel socioeconómico bajo
Obesidad comunicada u observada en uno o ambos padres
Transición rápida a través de los percentiles de crecimiento en los lactantes o los niños
Uso comunicado de alimentos sólidos como principal fuente de nutrientes antes de los 5 meses de edad
Uso observado de alimentos como medida de recompensa o confort
Comunicación u observación de peso basal más alto al comienzo de cada embarazo
Patrones de comida disfuncionales
- Come al mismo tiempo que realiza otras actividades
- Concentra la ingesta de alimentos al final del día
- Come en respuesta a indicios externos (p. ej., hora del día o situación social)
- Come en respuesta a indicios internos distintos del hambre (p. ej., ansiedad)

Nutrición alterada: inferior a los requerimientos corporales Estado en el que un individuo experimenta una ingesta de nutrientes insuficiente para cubrir las necesidades metabólicas.

Factores relacionados

Incapacidad para ingerir o digerir alimentos, o para absorber nutrientes, debida a factores biológicos, psicológicos o económicos

Características

Pérdida de peso con ingesta adecuada de alimentos

Peso corporal un 20% o más inferior al ideal para la altura y la constitución
Ingesta de alimentos comunicada inferior a las Raciones Diarias Recomendadas
Debilidad de los músculos necesarios para la deglución o la masticación
Comunicación o evidencia de falta de alimentos
Falta de interés por la comida
Incapacidad percibida para ingerir alimentos
Aversión a la comida
Comunicación de sensación del gusto alterada
Saciedad inmediatamente después de ingerir alimentos
Dolor abdominal, con o sin condiciones patológicas
Cavidad bucal ulcerada e inflamada

Nutrición alterada: superior a los requerimientos corporales Estado en el que un individuo experimenta una ingesta de nutrientes superior a las necesidades metabólicas.

Factores relacionados

Ingesta excesiva en relación con las necesidades metabólicas

Características

Peso un 10%-20% superior al ideal para la altura y la constitución
Pliegue cutáneo tricipital superior a 15 mm en los varones y 25 mm en las mujeres
Nivel de actividad sedentario
Patrones de comida disfuncionales comunicados u observados
  Come al mismo tiempo que realiza otras actividades
  Concentra la ingesta de comida al final del día
  Come en respuesta a indicios externos (p. ej., hora del día, situación social)
  Come en respuesta a indicios internos distintos del hambre (p. ej., ansiedad)

Olvido unilateral Estado en el que un individuo no percibe ni presta atención a un lado del cuerpo.

Factores relacionados

Efectos de trastornos de las capacidades perceptuales (p. ej., hemianopsia)
Ceguera unilateral
Enfermedad o traumatismo neurológico

Características

Falta de atención hacia los estímulos en el lado afectado

Autocuidado inadecuado
Posiciones y/o precauciones de seguridad respecto al lado afectado
No mira hacia el lado afectado
Deja alimento en el plato en el lado afectado

Paternidad alterada

Paternidad alterada, alto riesgo de

Estado en el que se ha alterado o está en riesgo de alterarse la capacidad de la figura (o las figuras) paternal para crear un medio ambiente que favorezca el crecimiento y desarrollo óptimos de otro ser humano.

Factores relacionados/de riesgo

Falta de modelo de función disponible
Modelo de función ineficaz
Abuso físico y psicosocial de la figura paterna
Falta de soporte entre o desde las otras personas significativas
No cubre las necesidades de maduración social y emocional de las figuras paternas
Interrupción del proceso de formación del lazo (materno, paterno, etc.)
Amenaza percibida para la propia supervivencia: física y emocional
Enfermedad mental y/o física
Presencia de estrés: problemas económicos o legales, crisis reciente, movimiento cultural
Falta de conocimiento
Funcionamiento cognoscitivo limitado
Falta de identidad de función
Falta de respuesta apropiada del niño a la relación
Embarazos múltiples
Expectación no realista de sí mismo, del lactante o del compañero

Características

Reales y potenciales
- Carencia de comportamiento de relación familiar
  - Estimulación visual, táctil y auditiva inadecuada
  - Identificación negativa de características del lactante/niño
- Conexión negativa de significados a características del lactante/niño
- Verbalización constante de disgusto por el sexo o las características físicas del lactante/niño
- Verbalización de resentimiento hacia el lactante/niño
- Verbalización de inadecuación de función

Falta de atención a las necesidades del lactante/niño
Expresa disgusto por las funciones corporales del lactante/niño
No acude a las citas del centro de salud para sí mismo y/o para el lactante/niño
Comportamiento del cuidador inadecuado (enseñanza del control de la orina, sueño y reposo, alimentación)
Prácticas de disciplina inapropiadas o inconsistentes
Accidentes frecuentes
Enfermedades frecuentes
Retraso del crecimiento y del desarrollo del niño
Historia de abuso infantil o abandono por el cuidador primario
Verbaliza deseo de que el niño llame al padre por el primer apellido, a pesar de las tendencias culturales tradicionales
El niño recibe cuidado de múltiples cuidadores sin tener en cuenta sus necesidades
Búsqueda compulsiva de aprobación de la función por parte de otros

Reales
Abandono
Huida
Verbalización de incapacidad para controlar al niño
Evidencia de traumatismo físico y psicológico

Pensamiento, procesos alterados del Estado en el que un individuo experimenta un trastorno en las operaciones y actividades cognoscitivas.

Factores relacionados
Cambios fisiológicos
Conflictos psicológicos
Pérdida de memoria
Juicio deteriorado
Carencia de sueño

Características
Interpretación inexacta del medio ambiente
Disonancia cognoscitiva
Facilidad de distracción
Déficit o problemas de memoria
Egocentricidad
Hipervigilancia/hipovigilancia
Capacidad disminuida para percibir las ideas
Capacidad trastornada para tomar decisiones

Capacidad trastornada para resolver problemas
Capacidad trastornada para razonar
Capacidad trastornada para lo abstracto o lo conceptual
Capacidad trastornada para calcular
Disminución de la capacidad de atención: tendencia a distraerse
Obsesiones
Incapacidad para cumplir órdenes
Desorientación en el tiempo, el lugar, la persona, las circunstancias y los eventos
Cambios en la memoria remota, reciente o inmediata
Ilusiones
Ideas de referencia
Alucinaciones
Confabulación
Comportamiento social inapropiado
Patrones de sueño alterados
Afecto inapropiado

Otras posibles características

Pensamiento inapropiado/no basado en la realidad

Perfusión tisular alterada (especificar tipo) (renal, cerebral, cardiopulmonar, gastrointestinal, periférica)

Estado en el que un individuo experimenta disminución de la nutrición y oxigenación a nivel celular debida a un déficit en el suministro de sangre capilar.

Factores relacionados

Interrupción del flujo arterial
Interrupción del flujo venoso
Problemas de intercambio
Hipervolemia
Hipovolemia

Características

Temperatura cutánea: extremidades frías
Color de la piel
  Zonas pendientes, azul o púrpura
  Pálido a la elevación y el color no vuelve al bajar la pierna
  Pulsaciones arteriales disminuidas
Calidad cutánea: brillante
Falta de vello
Cicatrices redondeadas cubiertas por piel atrófica
Gangrena
Uñas frágiles, gruesas, secas y de crecimiento lento

Claudicación
Cambios de la presión sanguínea en las extremidades
Soplos
Cicatrización lenta de las lesiones

Procesos familiares alterados Estado en el que una familia que normalmente funciona con efectividad, experimenta una disfunción.

Factores relacionados

Transición situacional y/o crisis
Transición y/o crisis relacionadas con el desarrollo

Características*

Sistema familiar incapaz de cubrir las necesidades físicas de sus miembros
Sistema familiar incapaz de cubrir las necesidades emocionales de sus miembros
Sistema familiar incapaz de cubrir las necesidades espirituales de sus miembros
Los padres no muestran respeto por las opiniones de los demás en las prácticas de cuidado de los niños
Incapacidad para expresar o aceptar un rango amplio de sentimientos
Incapacidad para expresar o aceptar los sentimientos de los miembros
Incapacidad de la familia para cubrir la necesidad de seguridad de sus miembros
Incapacidad de los miembros de la familia para relacionarse entre sí, con el fin de tener un desarrollo y maduración mutuo
La familia no participa en actividades de la comunidad
Incapacidad para aceptar o recibir ayuda apropiadamente
Rigidez en la función y los roles
La familia no muestra respeto a la individualidad y autonomía de sus miembros
La familia es incapaz de adaptarse al cambio o de resolver de forma constructiva las experiencias traumáticas
La familia no consigue superar tareas del desarrollo actuales o pasadas
Proceso de toma de decisión familiar ineficaz
Fallo en el envío y la recepción de mensajes claros

*Las 13 primeras características están tomadas específicamente de Otto H: Criteria for assessing family strenghts, *Fam Process* 2:329-338, septiembre 1963.

Mantenimiento de límites inapropiados
Reglas rituales o símbolos familiares inapropiados o mal comunicados
Mitos familiares no examinados
Nivel y dirección inapropiados de energía

Protección alterada Estado en el que un individuo experimenta una disminución en la capacidad para protegerse a sí mismo frente a amenazas internas o externas, tales como enfermedad o lesión.

Factores relacionados

Extremos de edad
Nutrición inadecuada
Abuso de alcohol
Perfiles sanguíneos anormales (leucopenia, trombocitopenia, anemia, coagulación)
Terapias farmacológicas (antineoplásica, corticosteroides, inmunosupresores, anticoagulante, trombolítica)
Tratamientos (cirugía, radiación)
Enfermedades como el cáncer y los trastornos inmunológicos

Características

Inmunidad deficiente
Cicatrización alterada
Coagulación alterada
Respuesta al estrés mal adaptada
Alteraciones neurosensoriales
Escalofríos
Transpiración
Disnea
Tos
Prurito
Desasosiego
Insomnio
Fatiga
Anorexia
Debilidad
Inmovilidad
Desorientación
Úlceras por presión

Respiración ineficaz, patrón de Estado en el que la inspiración y/o la espiración del individuo no permiten una ventilación adecuada.

Factores relacionados

Trastorno neuromuscular
Dolor
Trastorno musculoesquelético
Trastorno de percepción o cognoscitivo
Ansiedad
Disminución de la energía y cansancio
Proceso inflamatorio
Disminución de la expansión pulmonar
Obstrucción traqueobronquial

Características

Disnea
Dificultad para respirar
Taquipnea
Frémito
Niveles anormales de gases en sangre arterial
Cianosis
Tos
Aleteo nasal
Cambios en la profundidad de la respiración
Posición con apoyo en tres puntos
Respiración con los labios fruncidos y fase espiratoria prolongada
Diámetro anteroposterior aumentado
Uso de músculos accesorios
Expansión torácica alterada

Respuesta postraumática Estado en el que un individuo experimenta una respuesta dolorosa debida a acontecimientos traumáticos abrumadores.

Factores relacionados

Desastre
Guerra
Epidemia
Violación
Asalto
Tortura
Enfermedad catastrófica
Accidente

Características

Experiencia repetida del evento traumático que puede ser identificada en actividades cognoscitivas, afectivas, sensoriales y/o motoras (episodios de recuerdo, pensamientos intrusi-

vos, pesadillas o sueños repetidos, verbalización excesiva del evento traumático, verbalización de la culpabilidad por sobrevivir o de culpabilidad por el comportamiento necesario para la supervivencia)
Entumecimiento psíquico/emocional (interpretación alterada de la realidad, confusión, disociación o amnesia, vaguedad sobre el evento traumático, afecto disminuido)
Estilo de vida alterado (autodestrucción, tal como abuso de sustancias, intento de suicidio u otros comportamientos destructivos; dificultad para las relaciones interpersonales; desarrollo de fobia en relación con el trauma; control pobre de los impulsos/irritabilidad; explosividad)

Retención urinaria Estado en el que un individuo presenta un vaciamiento incompleto de la vejiga.

Factores relacionados

Presión uretral alta causada por detrusor débil
Inhibición del arco reflejo
Esfínter fuerte
Bloqueo

Características

Distensión vesical
Micción frecuente y pequeña, o ausencia de salida de orina
Sensación de plenitud vesical
Goteo
Orina residual
Disuria
Incontinencia por rebosamiento

Sexualidad, patrones alterados de Estado en el que un individuo expresa preocupación respecto a su sexualidad.

Factores relacionados

Déficit de conocimiento/capacidad sobre respuestas alternativas a las transiciones relacionadas con la salud, la alteración de la función o la estructura corporal, la enfermedad o el tratamiento médico
Falta de intimidad
Falta de otro significativo
Modelos de función ineficaces o ausentes
Conflictos sobre orientación sexual o referencias variantes
Miedo de embarazo o de adquirir enfermedades de transmisión sexual
Relación alterada con otro significativo

Características

Dificultades, limitaciones o cambios comunicados en el comportamiento o las actividades sexuales

Sueño, trastorno del patrón de

Disrupción del tiempo de sueño causa disconfort o interfiere con el estilo de vida deseado.

Factores relacionados

- Alteraciones sensoriales
  - Factores internos
    - Enfermedad
    - Estrés psicológico
  - Factores externos
    - Cambios ambientales
    - Indicios sociales

Características

- Quejas verbales de dificultad para conciliar el sueño
- Desvelo antes o después de lo deseado
- Sueño interrumpido
- Quejas verbales de no encontrarse descansado
- Cambios en el comportamiento y el rendimiento
  - Irritabilidad aumentada
  - Desasosiego
  - Desorientación
  - Letargia
  - Indiferencia
- Signos físicos
  - Nistagmo leve transitorio
  - Temblor de manos ligero
  - Ptosis del párpado
  - Facies inexpresiva
- Palabra espesa con mala pronunciación y palabras incorrectas
- Círculos oscuros alrededor de los ojos
- Bostezos frecuentes
- Cambios en la postura
- No se siente descansado

Sufrimiento espiritual (sufrimiento del espíritu humano)

Disrupción en el principio de la vida que invade el ser entero de una persona y que integra y trasciende la propia naturaleza biológica y psicosocial.

Factores relacionados

- Separación de lazos religiosos y culturales
- Reto para las creencias y el sistema de valores (p. ej., resultado

de implicaciones morales o éticas de la terapia o resultado de un sufrimiento intenso)

Características

Expresa preocupación por el significado de la vida y la muerte y/o los sistemas de creencias
Ira hacia Dios (según lo definido por la persona)
Pone en duda el significado del sufrimiento
Verbaliza conflicto interno sobre creencias
Verbaliza preocupación sobre la relación con la divinidad
Pone en duda el significado de la propia existencia
Incapacidad de elegir o elige no participar en prácticas religiosas usuales
Busca ayuda espiritual
Pone en duda las implicaciones morales y éticas del régimen terapéutico
Desplazamiento de la ira hacia representantes religiosos
Descripción de pesadillas o trastornos del sueño
Alteración del comportamiento o el humor evidenciada por ira, llanto, retraimiento, preocupación, ansiedad, hostilidad, apatía, etc.
Considera la enfermedad como un castigo
No siente que Dios es compasivo
Incapacidad de aceptarse a sí mismo
Autoacusación
Niega responsabilidades por los problemas
Descripción de quejas somáticas

Supresión de la ventilación mecánica, respuesta disfuncional a la (RDSVM) Estado en el que un individuo no puede ajustarse a niveles disminuidos de soporte ventilatorio mecánico, lo que interrumpe y prolonga el proceso de supresión de la ventilación mecánica.

Factores relacionados

Físicos

Limpieza ineficaz de la vía aérea
Trastorno del patrón de sueño
Nutrición inadecuada
Dolor o disconfort no controlado

Psicológicos

Defecto de conocimiento del proceso de supresión de la ventilación mecánica/función de paciente
Ineficacia percibida del paciente sobre la capacidad para prescindir de la ventilación mecánica

Motivación disminuida
Autoestima disminuida
Ansiedad: moderada, grave
Miedo
Desesperación
Impotencia
Confianza insuficiente en el profesional de enfermería

Situacionales

Demandas de energía o problemas episódicos no controlados
Ritmo inapropiado de la disminución del soporte respiratorio
Soporte social inadecuado
Medio ambiente adverso (ruido, actividad, eventos negativos en la sala, relación enfermeras/pacientes baja, ausencia prolongada del personal de enfermería no familiar)
Historia de dependencia de ventilador >1 semana
Historia de múltiples intentos de supresión de la respiración mecánica sin éxito

Características

RDSVM Leve

Mayores

Responde a los niveles disminuidos de soporte ventilatorio mecánico con lo siguiente:
Desasosiego
Aumento ligero de la frecuencia respiratoria respecto a la línea basal

Menores

Responde a los niveles disminuidos de soporte ventilatorio mecánico con lo siguiente:
Sentimientos expresados de necesidad aumentada de oxígeno; disconfort respiratorio; fatiga; calor
Pregunta sobre posible mal funcionamiento de la máquina
Concentración aumentada en la respiración

RDSVM Moderada

Mayores

Responde a los niveles disminuidos de soporte ventilatorio mecánico con lo siguiente:
Aumento ligero de la presión arterial respecto a la línea basal <20 mm Hg
Aumento ligero de la frecuencia cardíaca respecto a la línea basal <20 latidos/minuto
Aumento de la frecuencia respiratoria respecto a la línea basal <5 respiraciones/minuto

Menores

Hipervigilancia de actividades
Incapacidad para responder a instrucciones
Incapacidad de colaborar
Aprensión
Diaforesis
Ojos muy abiertos
Disminución de la entrada de aire en la auscultación
Cambios de color: palidez, cianosis ligera
Uso ligero de los músculos accesorios respiratorios

RDSVM Grave

Mayores

Responde a los niveles disminuidos de soporte ventilatorio mecánicos con lo siguiente:
Agitación
Deterioro de los niveles de gases en sangre arterial respecto a la línea basal actual
Aumento de la presión arterial respecto a la línea basal >20 mm Hg
Aumento de la frecuencia cardíaca respecto a la línea basal >20 latidos/minuto
Aumento significativo de la frecuencia respiratoria respecto a la línea basal

Menores

Diaforesis profusa
Uso completo de músculos respiratorios accesorios
Respiraciones superficiales jadeantes
Respiración abdominal paradójica
Respiración no coordinada con el ventilador
Nivel disminuido de consciencia
Sonidos respiratorios anormales
Secreciones en las vías aéreas audibles
Cianosis

Temperatura corporal, alto riesgo de alteración de la Estado en el que un individuo experimenta riesgo de fracaso del mantenimiento de la temperatura corporal dentro del rango normal.

Factores de riesgo

Extremos de edad
Extremos de peso
Exposición a ambientes fríos o calientes
Deshidratación

Inactividad o actividad vigorosa
Medicamentos que causan vasoconstricción/vasodilatación, alteración de la tasa metabólica, sedación
Vestimenta inapropiada para la temperatura ambiente
Enfermedad o traumatismo que afecta a la regulación de la temperatura

Tensión en el rol de cuidador

Tensión en el rol de cuidador El cuidador siente dificultad para desempeñar el papel de cuidador de la familia.

Factores relacionados

Fisiopatológicos/fisiológicos

Gravedad de la enfermedad del receptor del cuidado
Adicción o codependencia
Nacimiento prematuro/defecto congénito
Alta hospitalaria del miembro de la familia con gran necesidad de atención sanitaria a domicilio
Deterioro de la salud del cuidador
Curso impredecible de la enfermedad o inestabilidad de la salud del receptor de la atención
Sexo del cuidador (femenino)

Relacionados con el desarrollo

Incapacidad relacionada con el desarrollo para cumplir el papel de cuidador (p. ej., un adulto joven que tiene que cuidar a un progenitor de edad media)
Retraso del desarrollo en el receptor o el cuidador

Psicosociales

Problemas psicológicos o cognoscitivos en el receptor de la atención
Adaptación familiar marginal o disfunción antes de que los cuidados fuesen necesarios
Patrones marginales de hacer frente a las situaciones en el cuidador
Antecedentes de malas relaciones con el receptor de la atención
Relación conyugal con el receptor de la atención
El receptor muestra un comportamiento extraño desviado

De situación

Presencia de abuso o violencia
Existencia de factores situacionales productores de tensión que afectan normalmente a las familias, como pérdidas importantes, desastre o crisis, pobreza o vulnerabilidad económica, acontecimientos vitales importantes (p. ej., nacimiento, hospitalización, abandono del hogar, vuelta al hogar, matrimonio, divorcio, empleo, jubilación y muerte)

Tiempo necesario de prestación de la atención
Ambiente físico poco adecuado para prestar el cuidado (p. ej., alojamiento, transporte, servicios de comunidad, equipo)
Aislamiento
Falta de sustituto y de esparcimiento
Inexperiencia en la prestación de atención
Compromiso con papeles competitivos
Complejidad/número de tareas de la prestación de atención

Características

Carecer de los recursos suficientes para proporcionar el cuidado necesario
Encontrar dificultades para realizar algunas actividades asistenciales específicas
Preocupación por aspectos tales como la salud y el estado emocional del receptor del cuidado, el tener que ingresarlo en una institución y quién le cuidará si le sucede algo al cuidador
Sentir que la prestación de cuidado interfiere en otros papeles importantes en la vida del cuidador
Sentimiento de pérdida porque el receptor del cuidado es una persona distinta de la que era antes de iniciar el cuidado o, en el caso de un niño, porque el receptor del cuidado nunca fue el niño esperado por el cuidador
Conflicto familiar en torno a los asuntos de la prestación de cuidado
Estrés o nerviosismo en la relación con el receptor del cuidado
Depresión

Tensión en el rol de cuidador, alto riesgo de

Vulnerabilidad para desempeñar el papel de cuidador de la familia.

Factores de riesgo

Fisiopatológicos

Gravedad de la enfermedad del receptor del cuidado
Adicción o codependencia
Nacimiento prematuro/defecto congénito
Alta del miembro de la familia con gran necesidad de atención sanitario a domicilio
Deterioro de la salud del cuidador
Curso impredecible de la enfermedad o inestabilidad de la salud del receptor de la atención
Sexo del cuidador (femenino)
Problemas psicológicos o cognoscitivos en el receptor del cuidado

Relacionados con el desarrollo

Incapacidad relacionada con el desarrollo para cumplir el papel del cuidador (p. ej., un adulto joven que tiene que cuidar a un progenitor de edad media)

Retraso del desarrollo del receptor del cuidado o del cuidador

Psicológicos

Adaptación de la familia o disfunción marginal antes de que los cuidados fuesen necesarios

Patrones marginales de hacer frente a las situaciones en el cuidador

Antecedentes de malas relaciones con el receptor de la atención

Relación conyugal con el receptor de la atención

El receptor muestra un comportamiento extraño desviado

De situación

Presencia de abuso o violencia

Existencia de factores situacionales productores de tensión que afectan normalmente a las familias, como pérdidas importantes, desastre o crisis, pobreza o vulnerabilidad económica, acontecimientos vitales importantes (p. ej., nacimiento, hospitalización, abandono del hogar, vuelta al hogar, matrimonio, divorcio, empleo, jubilación y muerte)

Tiempo necesario de prestación de la atención

Ambiente físico poco adecuado para prestar el cuidado (p. ej., alojamiento, transporte, servicios comunitarios, equipo)

Aislamiento

Falta de sustituto y esparcimiento

Inexperiencia en la prestación de atención

Compromiso con roles competitivos

Complejidad/número de las tareas de la prestación de atención al receptor del cuidado

Termorregulación ineficaz

Termorregulación ineficaz Estado en el que la temperatura de un individuo fluctúa entre la hipotermia y la hipertermia.

Factores relacionados

Traumatismo o enfermedad

Prematuridad

Vejez

Temperatura ambiental fluctuante

Características

Fluctuaciones de la temperatura corporal por debajo o encima del rango normal

Véanse también características de Hipotermia e Hipertermia

Traumatismo, alto riesgo de Riesgo acentuado de lesión tisular accidental (p. ej., heridas, quemaduras, fracturas).

Factores de riesgo

Factores internos (individuales)

- Debilidad
- Mala visión
- Dificultades del equilibrio
- Disminución de la sensibilidad térmica y/o táctil
- Disminución de la coordinación de los músculos grandes o pequeños
- Disminución de la coordinación mano-ojo
- Falta de educación en seguridad
- Falta de precauciones de seguridad
- Economía insuficiente para comprar equipo de seguridad o efectuar reparaciones
- Dificultades cognoscitivas o emocionales
- Historia de traumatismo previo

Factores externos (ambientales)

- Suelos resbaladizos (p. ej., húmedos o con mucha cera)
- Nieve o hielo en las escaleras y en las aceras
- Alfombrillas sin anclar
- Bañera sin asas o equipo antideslizante
- Uso de escaleras o sillas con poca estabilidad
- Habitaciones de entrada sin iluminación
- Barandillas de las escaleras poco firmes o ausentes
- Cables eléctricos sueltos
- Salpicaduras de líquido o suciedad en los suelos o las escaleras
- Camas altas
- Niños jugando sin protección en las escaleras
- Pasillos obstruidos
- Ventanas sin protección en hogares con niños pequeños
- Mecanismos de petición de ayuda inapropiados para pacientes encamados
- Mangos de los recipientes orientados hacia adelante en la cocina
- Baño en agua muy caliente (p. ej., baño sin supervisión de niños pequeños)
- Incendio potencial de fugas de gas
- Mal encendido de los quemadores de gas o las estufas
- Experiencias con sustancias químicas o gasolina
- Fuegos o calentadores sin protección
- Uso de delantales de plástico o de prendas sueltas, junto a llamas

Niños jugando con cerillas, velas, cigarrillos
Combustibles o corrosivos inadecuadamente guardados (p. ej., cerillas, lejía, limpiadores)
Juguetes o prendas de vestir de los niños muy inflamables
Fusibles sobrecargados
Contacto con maquinaria de movimiento rápido, correas industriales o poleas
Roce con ropa de cama basta o forcejear con sujeciones
Defectos en enchufes eléctricos, cables o dispositivos diversos
Contactos con ácidos o álcalis
Jugar con fuegos artificiales o pólvora
Contacto con frío intenso
Exposición excesiva al sol, las lámparas solares o la radioterapia
Uso de vasos o platos con fisuras
Cuchillos guardados sin cubierta
Armas de fuego o munición guardadas sin cierre
Carámbanos de hielo grandes colgando del techo
Exposición a maquinaria peligrosa
Niños jugando con juguetes de bordes afilados
Criminalidad alta en la vecindad y paciente vulnerable
Conducción de vehículos mecánicamente inseguros
Conducción tras ingestión de bebidas alcohólicas o drogas
Conducción a velocidad excesiva
Conducción sin ayudas visuales necesarias
Niños en el asiento delantero del coche
Fumar en la cama o cerca de oxígeno
Enchufes eléctricos sobrecargados
Grasa acumulada en estufas
Uso de utensilios de cocina finos o gastados
Niños pequeños en el coche sin sujeción
No uso o mal uso de las sujeciones de los asientos
No uso o mal uso de los cascos necesarios para motoristas, ciclistas o niños pequeños transportados en bicicletas de adultos
Condiciones inseguras de la carretera o de los cruces
Jugar o trabajar cerca de vías para vehículos (p. ej., carreteras, autopistas, vías del ferrocarril)

Ventilación espontánea, incapacidad para mantener la Estado en el que el patrón de respuesta de reservas de energía disminuidas conduce a incapacidad del individuo para mantener la respiración adecuada necesaria para la vida.

Factores relacionados
Factores metabólicos
Fatiga de los músculos respiratorios

Características
Mayores
Disnea
Tasa metabólica aumentada

Menores
Desasosiego aumentado
Aprensión
Uso aumentado de músculos accesorios
Volumen circulante disminuido
Frecuencia respiratoria aumentada
Nivel de pO_2 disminuido
Nivel de pCO_2 aumentado
Colaboración disminuida
Nivel de SaO_2 disminuido

Vía aérea, limpieza ineficaz de la Estado en el que un individuo es incapaz de eliminar las secreciones u obstrucciones del tracto respiratorio para mantener la permeabilidad de la vía aérea.

Factores relacionados
Disminución de energía y fatiga
Anomalías traqueobronquiales
Infección
Obstrucción
Secreción
Trastorno perceptual/cognoscitivo
Traumatismo

Características
Sonidos respiratorios anormales: estertores, roncus, sibilancias
Cambios en la frecuencia o la profundidad de la respiración
Taquipnea
Tos eficaz o ineficaz, con o sin expectoración
Cianosis
Disnea
Fiebre

Violación, síndrome de trauma por Penetración sexual violenta y forzada contra la voluntad y el consentimiento de la víctima. El síndrome de trauma debido a ese ataque o al intento de ataque, incluye una fase aguda o desorganización del estilo de vida de la víctima y un proceso a largo plazo de reorganización del estilo de vida.

Factores relacionados

Sistemas de soporte inadecuados
Acusación del cónyuge-familia
Miedo de represalia, embarazo, quedarse solo
Ansiedad sobre problemas potenciales de salud (p. ej., SIDA, enfermedad venérea, herpes)

Características

Fase aguda
- Reacciones emocionales
  - Ira
  - Perturbación
  - Miedo de violencia física y muerte
  - Humillación
  - Venganza
  - Autoacusación
- Síntomas físicos múltiples
- Irritabilidad gastrointestinal
- Molestias genitourinarias
- Tensión muscular
- Trastorno del patrón de sueño

Fase a largo plazo
- Cambios en el estilo de vida (cambio de residencia, necesidad de enfrentarse a pesadillas repetidas y fóveas, búsqueda de apoyo familiar, búsqueda de soporte de la red social)

Violación, síndrome de trauma por: reacción compuesta

Violación, síndrome de trauma por: reacción compuesta Una reacción de estrés aguda frente a una violación o intento de violación experimentada junto a otros estresantes mayores que puede incluir reactivación de síntomas de una condición previa.*

Factores relacionados

Abuso de drogas o alcohol
Historia y/o enfermedad psiquiátrica real
Enfermedad física anterior y/o real

Características

Todas las características listadas en Violación, síndrome de trauma por

---

*Definición desarrollada por Kim, McFarland y McLane.

Síntomas reactivados de las condiciones previas (es decir, enfermedad física, enfermedad psiquiátrica)
Apoyo en alcohol y/o drogas

Violación, síndrome de trauma por: reacción silenciosa

Reacción de estrés compleja frente a una violación en la que el individuo es incapaz de describir o discutir la violación.*

Factores relacionados

Miedo de represalia
Vergüenza intensa
Negación excesiva
Falta de soporte

Características

Cambios abruptos en las relaciones con miembros del sexo opuesto
Aumento de pesadillas
Aumento de ansiedad durante la entrevista (p. ej., bloqueo de asociaciones, períodos largos de silencio, balbuceos menores, sufrimiento físico)
Cambios marcados en el comportamiento sexual
No verbalización del incidente de la violación
Comienzo súbito de reacciones fóbicas

Violencia, alto riesgo de: dirigida hacia sí mismo o hacia los demás

Estado en el que un individuo experimenta comportamientos que pueden ser físicamente peligrosos para sí mismo o para los demás.

Factores de riesgo

Carácter antisocial
Mujeres maltratadas
Excitación catatónica
Abuso infantil
Excitación maníaca
Síndrome cerebral orgánico
Estados de pánico
Reacciones de cólera
Comportamiento suicida
Epilepsia del lóbulo temporal
Reacciones tóxicas a la medicación

---

*Definición desarrollada por Kim, McFarland y McLane.

Volumen de líquido, alto riesgo de déficit de Estado en el que un individuo experimenta riesgo de sufrir deshidratación vascular celular o intracelular.

Factores de riesgo

Extremos de edad
Extremos de peso
Pérdida excesiva a través de vías normales (p. ej., diarrea)
Pérdida de fluidos a través de vías anormales (p. ej., sondas permanentes)
Desviaciones que afectan el acceso a, la ingesta de, o la absorción de líquidos (p. ej., inmovilidad física)
Factores que influencian las necesidades de líquidos (p. ej., estados hipermetabólicos)
Deficiencia del conocimiento relacionado con el volumen de fluido
Medicamentos (p. ej., diuréticos)
Aumento de la pérdida de líquido
Aumento de la frecuencia urinaria
Sed
Ingesta alterada

Volumen de líquido, déficit de (1) Estado en el que un individuo experimenta deshidratación vascular, celular o intracelular, relacionada con fallo de los mecanismos reguladores.

Factores relacionados

Fallo de los mecanismos reguladores

Características

Orina diluida
Diuresis aumentada
Pérdida de peso súbita

Otras posibles características

Posible aumento de peso
Hipotensión
Llenado venoso disminuido
Frecuencia del pulso aumentada
Turgencia de la piel disminuida
Disminución del volumen y de la disminución del pulso
Temperatura corporal aumentada
Piel seca
Mucosas secas
Hemoconcentración
Debilidad

Edema
Sed

Volumen de líquido, déficit de (2) Estado en el que un individuo experimenta deshidratación vascular, celular o intracelular en relación con pérdida activa.

Factor relacionado

Pérdida activa

Características

Disminución de la diuresis
Orina concentrada
Eliminación mayor que ingesta
Pérdida de peso súbita
Disminución del llenado venoso
Hemoconcentración
Aumento de los niveles séricos de sodio

Otras posibles características

Hipotensión
Sed
Aumento de la frecuencia del pulso
Disminución del turgor cutáneo
Disminución del volumen y de la presión del pulso
Cambio del estado mental
Temperatura corporal aumentada
Piel seca
Mucosas secas
Debilidad

Volumen de líquido, exceso de Estado en el que un individuo experimenta retención de líquidos y edema.

Factores relacionados

Mecanismo regulador comprometido
Ingesta de líquido excesiva
Ingesta de sodio excesiva

Características

Edema
Derrame
Anasarca
Aumento de peso
Dificultad para respirar, ortopnea
Ingesta mayor que la excreta
Tercer tono cardíaco

Congestión pulmonar en la radiografía de tórax
Sonidos respiratorios patológicos: estertores
Cambio en el patrón respiratorio
Cambio en el estado mental
Disminución de los niveles de hemoglobina y hematócrito
Cambios de la presión arterial
Cambios de la presión venosa central
Cambio de la presión arterial pulmonar
Distensión venosa yugular
Reflejo hepatoyugular positivo
Oliguria
Cambios de gravedad específica
Azoturia
Imbalance electrolítico
Desasosiego y ansiedad

SECCIÓN DOS

Diagnóstico en enfermería: planes de asistencia normalizada

Actividades recreativas, déficit de

Factores relacionados: Recursos de diversión limitados; hospitalización de largo plazo*

Gertrude K. McFarland y Karen Inaba

OBJETIVOS DEL PACIENTE/ RESULTADOS ESPERADOS	INTERVENCIONES DE ENFERMERÍA/ *BASE RACIONAL CIENTÍFICA*
Identificar los puntos fuertes y las limitaciones para participar en actividades recreativas evidenciado por lo siguiente:	
Establece objetivos realistas para actividades recreativas Busca oportunidades realistas para participación en actividades recreativas Adapta las actividades recreativas para el cambio en el estado de salud	Revisa el patrón usual del paciente de actividades recreativas *para evaluar el nivel de actividad, la tolerancia y las preferencias.* Ayuda al paciente a describir los cambios del nivel de actividad deseados o necesarios a causa de la variación del estado de salud. Ayuda al paciente a discutir las limitaciones en el patrón usual de actividades recreativas, *para proporcionar información sobre estresantes percibidos y reales que influencian el nivel de actividad.* Proporciona oportunidades para continuar las actividades recreativas significativas, que puedan desarrollarse dentro del medio hospitalario, *para apoyar la sensación de valor propio y productividad por parte del paciente.* Incluye al paciente en la toma de decisiones sobre variación de la rutina diaria, *para favorecer una sensación de control y reconocimiento de las preferencias personales.* Facilita oportunidades para las visitas de amigos y familiares, *a fin de estimular la interacción social y el contacto con el mundo externo.*

*Para el paciente geriátrico en una institución de cuidado a largo plazo, ingresado después de una sustitución de cadera completa.

Actividades recreativas, déficit de (cont.)

OBJETIVOS DEL PACIENTE/ RESULTADOS ESPERADOS	**INTERVENCIONES DE ENFERMERÍA/** ***BASE RACIONAL CIENTÍFICA***
Identificar estrategias para la obtención de recursos necesarios evidenciado por lo siguiente:	
Asume la responsabilidad de elegir la actividad recreativa Expresa aceptación de los recursos de actividades recreativas disponibles en el entorno actual	Ayuda al paciente a identificar recursos y consumo de energía realistas, necesarios para participar en actividades significativas. *La discusión proporciona oportunidad para el establecimiento de objetivos mutuos y la solución de problemas.* Informa al paciente sobre opciones de actividades recreativas disponibles en el contexto (p. ej., terapia recreativa, terapia ocupacional, terapia de arte/música, terapia de remotivación) *para ayudar a estructurar el tiempo libre y disminuir el aburrimiento.* Apoya las percepciones por parte del paciente de los recursos necesarios para satisfacer las necesidades de actividad recreativa en la situación individual (p. ej., confinamiento).
Participar en actividades recreativas satisfactorias evidenciado por lo siguiente:	
Expresa satisfacción por las actividades recreativas Inicia y mantiene la participación en actividades recreativas disponibles en el entorno actual	Ayuda al paciente a evaluar cualquier cambio en la capacidad para participar en actividades recreativas preferidas. Adapta la rutina diaria y usa la estructuración del medio siempre que sea posible, para proporcionar estímulo físico y mental y variedad (p. ej., cambio de escenario, actividades creativas), *a fin de potenciar la socialización y la participación en el entorno.*

continúa

Actividades recreativas, déficit de (cont.)

OBJETIVOS DEL PACIENTE/ RESULTADOS ESPERADOS	**INTERVENCIONES DE ENFERMERÍA/** ***BASE RACIONAL CIENTÍFICA***
	Anima al paciente a expresar sus preferencias *para proporcionar soporte y reconocimiento y evaluar la satisfacción con la elección de actividades.*
	Proporciona retroalimentación al paciente sobre el nivel de participación en actividades y la autoestructuración observada del tiempo libre. *El refuerzo social anima los esfuerzos continuados por parte del paciente.*

Referencias 1, 144, 186, 248, 268, 276, 469, 486, 506.

Afrontamiento defensivo

Factores relacionados: Evento estresante; amenaza para la autoestima*

Linda O'Brien-Pallas, Margaret I. Fitch y Gertrude K. McFarland

OBJETIVOS DEL PACIENTE/ RESULTADOS ESPERADOS	**INTERVENCIONES DE ENFERMERÍA/** ***BASE RACIONAL CIENTÍFICA***
Experimentar defensas para protegerse contra la amenaza evidenciado por lo siguiente:	
No sufre nuevos insultos para la autoestima	Apoya la personalidad del paciente, su carácter único y el derecho a participar en la toma de decisiones. Procura comprender la perspectiva del paciente sobre la situación, y lo que causa el estrés o la amenaza. De modo específico, procura comprender la sensación de «yo» del paciente y sus expectaciones de función. *La potenciación de la autoestima de un individuo requiere, como primer paso, explorar las discrepancias en el concepto de sí mismo.* Anima el mantenimiento de la ayuda social. Ayuda al paciente para que se dé cuenta de los comportamientos peligrosos para otros (p. ej., el ridículo), pero no intenta mover al paciente de su posición defensiva.
Alejar el uso de comportamientos defensivos evidenciado por lo siguiente:	
Expresa una evaluación realista del acontecimiento, sus demandas y los recursos disponibles para hacerle frente Expresa confort con las funciones ideales y percibidas y con la capacidad para enfrentarse a la situación Comunica una sensación de integridad personal	Ayuda a la paciente a explorar la naturaleza y las características de las demandas del cáncer de mama y los recursos necesarios para hacerles frente. Identifica los puntos donde existen discrepancias entre las funciones ideal y percibida en la situación. *Regula la intervención de acuerdo con la preparación de la paciente para recibir ayuda, puesto que puede existir un período de negación.*

*Para la paciente con diagnóstico de carcinoma de mama.

continúa

Afrontamiento defensivo (cont.)

OBJETIVOS DEL PACIENTE/ RESULTADOS ESPERADOS	**INTERVENCIONES DE ENFERMERÍA/** ***BASE RACIONAL CIENTÍFICA***
	Ayuda al paciente a identificar los objetivos deseados. Cuando es posible reduce el aspecto estresante del acontecimiento y potencia la capacidad de hacer frente a la situación del paciente a través de: establecimiento de objetivos realistas y concretos con el individuo; identificación de estrategias específicas para obtener los objetivos; establecimiento de una cronología realista para alcanzar los objetivos; revisión de las capacidades y aprendizaje de experiencias pasadas; exploración de patrones de pensamiento (especialmente pensamientos negativos); enseñanza de los conocimientos y destrezas necesarios; reconocimiento de los logros hacia los objetivos deseados; mantenimiento de redes sociales, y potencia la expresión de temores y preocupaciones. *La regulación de las intervenciones de acuerdo con la progresión del paciente ayuda a que éste se adapte a la situación.*

Referencias 5, 131, 247, 318, 319.

Afrontamiento familiar ineficaz: comprometido

Factores relacionados: Comprensión inadecuada por miembro de la familia (padre); desorganización familiar temporal*

Martha M. Morris y Gertrude K. McFarland

OBJETIVOS DEL PACIENTE/ RESULTADOS ESPERADOS	**INTERVENCIONES DE ENFERMERÍA/** ***BASE RACIONAL CIENTÍFICA***
Experimentar confort creciente evidenciado por lo siguiente:	
Exhibe niveles disminuidos de ansiedad, ya que percibe el medio ambiente como proporcionador de soporte Verbaliza sentimientos hacia los profesionales sanitarios y otros miembros de la familia	Mantiene la mayor intimidad posible. Proporciona alternativa a la habitación del paciente para la discusión familiar. Proporciona información sobre rutinas, servicios y facilidades del hospital. Anima al miembro de la familia a verbalizar sentimientos como pérdida, culpabilidad o ira. Usa técnicas de comunicación que confirman la legitimidad de los sentimientos positivos y negativos (p. ej., que reflejan los sentimientos [«Parece usted asustada»] o presentan la realidad [«Muchas personas se sienten furiosas durante esta situación»]).
Desarrollar comprensión adecuada de la situación evidenciado por lo siguiente:	
Verbaliza la necesidad de más información o de comprender mejor el cáncer de mama y el tratamiento relacionado Demuestra comprender la información proporcionada Discute los cambios en la madre y su familia como resultado de la enfermedad materna	Proporciona información adecuada y correcta al paciente y el miembro de la familia. Discute el «rol de enfermo» con el paciente y el miembro de la familia. Anima a la familia a tener unas perspectivas realistas basadas en la información exacta. Hablar sobre las reacciones usuales a retos sanitarios importantes, como ansiedad, dependencia y depresión.

*Para la familia en la que la madre ha sido diagnosticada recientemente de cáncer de mama y hospitalizada.

continúa

Afrontamiento familiar ineficaz: comprometido (cont.)

OBJETIVOS DEL PACIENTE/ RESULTADOS ESPERADOS	INTERVENCIONES DE ENFERMERÍA/ *BASE RACIONAL CIENTÍFICA*
	Proporciona oportunidades al paciente para discutir la necesidad de apoyo con el miembro de la familia. Valora las áreas en las que el conocimiento o la comprensión son inadecuados en relación con una enfermedad importante. Anima al paciente y a los miembros de la familia a discutir las expectativas mutuas. *La educación de soporte y de información de la familia es esencial para ayudar a un grupo familiar que exhibe afrontamiento ineficaz.* *El promocionar un sentido de «familia» dentro de un clima educativo puede favorecer el crecimiento familiar.*
Enfrentar los cambios en los procesos de la familia evidenciado por lo siguiente:	
Identifica cambios en los procesos de la familia como consecuencia de la enfermedad de la madre	Ayuda a que la familia evalúe la situación, incluyendo los puntos fuertes y débiles de la familia.
Reconoce las funciones necesarias para mantener la integridad de la familia	Ayuda a la familia a identificar los cambios en las relaciones como resultado de la enfermedad de la madre.
Asume nuevas funciones necesarias para mantener la integridad de la familia	Ayuda al miembro de la familia a reconocer los cambios de función necesarios para mantener la integridad de la familia.
El miembro de la familia (padre) participa en el cuidado de la madre	Incluye lo más posible al miembro de la familia en el cuidado del paciente. Envía al miembro de la familia a fuentes adicionales apropiadas, para que le ayuden en el ajuste a los cambios de los procesos familiares. *La reestructuración de las relaciones de función puede aumentar la capacidad de la familia para hacer frente a las situaciones.*

Afrontamiento familiar ineficaz: comprometido (cont.)

OBJETIVOS DEL PACIENTE/ RESULTADOS ESPERADOS	**INTERVENCIONES DE ENFERMERÍA/** ***BASE RACIONAL CIENTÍFICA***
	Potenciar el uso de recursos fuera de la familia puede ser apropiado para conservar la capacidad de soporte de los miembros de la familia al asumir nuevas funciones a lo largo del tiempo.

Referencias 63, 226, 291, 323, 324.

Afrontamiento familiar ineficaz: incapacitante

Factores relacionados: Discrepancia disonante de estilos de afrontamiento; relaciones familiares muy ambivalentes

Gertrude K. McFarland y Martha M. Morris

OBJETIVOS DEL PACIENTE/ RESULTADOS ESPERADOS	INTERVENCIONES DE ENFERMERÍA/ ***BASE RACIONAL CIENTÍFICA***
Conseguir comprensión exacta de los conflictos en los estilos de competencia evidenciado por lo siguiente:	
Verbaliza la percepción de estilos de afrontamiento y áreas de conflicto	Ayuda a los miembros de la familia y al paciente a verbalizar las percepciones propias de los estilos de afrontamiento y las áreas de conflicto.
Identifica comportamientos de afrontamiento alternativos que pueden minimizar el conflicto	Ayuda a los miembros de la familia y al paciente a identificar los comportamientos de afrontamiento alternativos, a fin de minimizar el conflicto en la adaptación al reto sanitario. Identifica áreas de conflicto en los estilos de afrontamiento entre los individuos dentro de la familia. Vigila los estilos de afrontamiento de los individuos y la familia.
Desarrollar estrategias de competencia alternativas evidenciado por lo siguiente:	
Usa estrategias de afrontamiento eficaces	Ayuda a los miembros de la familia y al paciente a enfocarse en los sentimientos presentes.
Incorpora comportamientos de afrontamiento alternativos en la adaptación al reto sanitario	Ayuda a los miembros de la familia y al paciente a practicar comportamientos de afrontamiento alternativos (p. ej., reetiquetado, escenificación contrastada). *Una familia con conocimiento limitado de las estrategias para enfrentarse a situaciones puede necesitar información sobre alternativas y sobre el efecto potencial del conflicto en los estilos de afrontamiento. Para incorporar nuevos comportamientos, el paciente y el miembro de la familia pueden requerir ayuda en el aprendizaje de comportamientos alternativos.*

Afrontamiento familiar ineficaz: incapacitante (cont.)

OBJETIVOS DEL PACIENTE/ RESULTADOS ESPERADOS	INTERVENCIONES DE ENFERMERÍA/ *BASE RACIONAL CIENTÍFICA*
Conseguir mejorar el nivel de complementariedad en las relaciones de función evidenciado por lo siguiente:	
Discute la naturaleza complementaria de las fuerzas, las necesidades y las expectativas de las relaciones	Ayuda al paciente y a los miembros de la familia a verbalizar necesidades y expectativas individuales de relaciones durante el reto sanitario presente.
Identifica áreas en las que no se están cubriendo las necesidades ni cumpliendo las expectativas	Ayuda al paciente y a los miembros de la familia a identificar fuerzas y debilidades individuales para adaptarse al reto sanitario. Ayuda al paciente y a los miembros de la familia a discutir áreas donde las fuerzas, necesidades y expectativas individuales se complementan mutuamente para adaptarse al reto sanitario. Ayuda al paciente y a los miembros de la familia a identificar necesidades y expectativas que no se están cubriendo.
Identifica estrategias para ayudar al desarrollo de relaciones complementarias	Ayuda al paciente y a los miembros de la familia a identificar estrategias adicionales para desarrollar relaciones complementarias en la adaptación al reto sanitario.
Incorpora estrategias alternativas en las relaciones	Asiste al paciente y los miembros de la familia en la práctica de nuevas estrategias. *La familia que experimenta ansiedad invalidante como resultado de la incapacidad para hacer frente a cambios en las relaciones del rol impuesto por un reto sanitario, puede ser ayudada contribuyendo a la identificación de los trastornos que han ocurrido.*

continúa

Afrontamiento familiar ineficaz: incapacitante (cont.)

OBJETIVOS DEL PACIENTE/ RESULTADOS ESPERADOS	INTERVENCIONES DE ENFERMERÍA/ *BASE RACIONAL CIENTÍFICA*
	Una vez exploradas las necesidades y expectativas, se pueden identificar y practicar estrategias específicas para desarrollar relaciones complementarias en la situación real.

Referencias 19, 219, 299, 366, 614.

Afrontamiento familiar, potencial de desarrollo

Factores contextuales: Tareas adaptativas resueltas con eficacia; progreso hacia la autorrealización

Martha M. Morris y Gertrude K. McFarland

OBJETIVOS DEL PACIENTE/ RESULTADOS ESPERADOS	**INTERVENCIONES DE ENFERMERÍA/** ***BASE RACIONAL CIENTÍFICA***
Actualizar el potencial de crecimiento de una crisis evidenciado por lo siguiente:	
Verbaliza cambios en las funciones y relaciones de la familia	Identifica cambios en los miembros individuales de la familia resultantes de la crisis.
Verbaliza cambios en las actitudes, valores y objetivos individuales	Identifica cambios en la dinámica familiar resultantes de la crisis.
Elige objetivos y experiencias que promocionan el crecimiento y consiguen la autorrealización	Discute objetivos y experiencias que maximizan el potencial de crecimiento.
	Proporciona la información necesaria para permitir que los individuos/la familia desarrollen nuevos objetivos, capaces de relacionar a los individuos con el sistema familiar completo, y métodos para conseguir tales objetivos.
	Facilita el desarrollo de nuevos métodos para la obtención de objetivos y la autorrealización.
	La mayoría de las familias pueden ser consideradas sanas, pero con necesidad de soporte temporal. Las intervenciones destinadas a promocionar la competencia familiar proporcionan soporte temporal.
Desarrollar una base de soporte más amplia evidenciado por lo siguiente:	
Verbaliza interés por contactar con otras personas que experimenten una situación similar	Identifica la preparación del paciente y la familia para aceptar el soporte proveniente de fuentes adicionales.
Contacta con personas/grupos adicionales cuando se le da posibilidad	Envía al paciente y la familia para que reciban los recursos apropiados.
Desarrolla relaciones adicionales que proporcionan soporte durante la crisis	Inicia el contacto, si es necesario.

continúa

Afrontamiento familiar, potencial de desarrollo (cont.)

OBJETIVOS DEL PACIENTE/ RESULTADOS ESPERADOS	INTERVENCIONES DE ENFERMERÍA/ *BASE RACIONAL CIENTÍFICA*
Mantiene contactos con fuentes adicionales	Vigila para asegurar el contacto mantenido y el carácter apropiado de la asistencia. *El individuo y la familia deben ser ayudados para desarrollar una base de soporte más amplia, lo que maximizará el potencial de crecimiento.*

Referencias: 63, 98, 265, 323, 334.

Afrontamiento individual ineficaz

Factor relacionado: Repertorio de respuestas inadecuado*

Evelyn L. Wasli y Gertrude K. McFarland

OBJETIVOS DEL PACIENTE/ RESULTADOS ESPERADOS	INTERVENCIONES DE ENFERMERÍA/ *BASE RACIONAL CIENTÍFICA*
Desarrollar un repertorio de respuestas adecuado evidenciado por lo siguiente:	
Verbaliza o demuestra el conocimiento cognoscitivo aprendido, la capacidad obtenida y el nuevo comportamiento adquirido Usa los nuevos conocimientos, comportamientos y capacidades en las actividades de la vida diaria	Ayuda al paciente a identificar la necesidad que desea cubrir o el objetivo que desea obtener *para potenciar la participación en el proceso de afrontamiento.* Apoya el conocimiento de sentimientos, voluntades, deseos, miedos, «malos hábitos» e impulsos que requieren control. Discute las consecuencias de los sentimientos de rechazo, aislamiento social y otros pensamientos y sentimientos. Ayuda a buscar formas de cambiar los pensamientos y sentimientos en una fuerza motivacional, para que el paciente consiga objetivos o cubra necesidades. Identifica el repertorio de respuestas básicas necesario (p. ej., control del estrés; control de la salud; capacidades de afrontamiento, como las básicas de la vida, comunicación, afirmación, control del ocio, solución de problemas, liderazgo y funcionamiento cognoscitivo; entrenamiento educacional y laboral, y mantenimiento del apoyo social).

*Para el paciente con esquizofrenia indiferenciada.

continúa

Afrontamiento individual ineficaz (cont.)

OBJETIVOS DEL PACIENTE/ RESULTADOS ESPERADOS	INTERVENCIONES DE ENFERMERÍA/ *BASE RACIONAL CIENTÍFICA*
	Proporciona aprendizaje apropiado o envía al paciente para que lo reciba (p. ej., en pacientes con esquizofrenia indiferenciada que experimentan un déficit de habilidades sociales, proporcionar entrenamiento en habilidades sociales). Vigila déficit de habilidades sociales del modo más específico posible (p. ej., falta de afirmación, contacto ocular pobre, respuestas inexpresivas, tono de voz inapropiado, incapacidad para conversar con otros, dificultad para las interacciones de la vida diaria, falta de capacidades para solucionar problemas o trastornos de la atención). En colaboración con el paciente, especifica los problemas interpersonales que ha experimentado en la interacción social (p. ej., capacidades de comunicación). Hace que el paciente interprete un papel en una situación interpersonal. Evalúa las capacidades receptoras del paciente (p. ej., ¿qué indicios se están atendiendo? ¿Se perciben los diferentes aspectos de la situación? ¿Existe percepción de los aspectos relacionales de la interacción?) Identifica en colaboración con el paciente nuevos comportamientos que deban ser aprendidos. Anima al paciente a interpretar un papel en las interacciones causantes de problemas.

Afrontamiento individual ineficaz (cont.)

OBJETIVOS DEL PACIENTE/ RESULTADOS ESPERADOS	**INTERVENCIONES DE ENFERMERÍA/** ***BASE RACIONAL CIENTÍFICA***
	Usa una variedad de técnicas para modificar cada componente del comportamiento (p. ej., expresión facial, contenido de la voz).
	Proporciona retroalimentación positiva conforme el paciente aprende nuevas capacidades o comportamientos. Designa tareas específicas a completar en un contexto de la vida real, y proporciona retroalimentación sobre progreso.
	Evalúa con regularidad el progreso en el desarrollo de habilidades sociales para hacer frente a crisis.

Referencias 74, 89, 121, 208, 330, 350, 464, 456, 596.

Aislamiento social

Factor relacionado: Incapacidad para participar en relaciones personales satisfactorias

Jane Lancour y Audrey M. McLane

OBJETIVOS DEL PACIENTE/ RESULTADOS ESPERADOS	**INTERVENCIONES DE ENFERMERÍA/** ***BASE RACIONAL CIENTÍFICA***
Desarrollar una relación de confianza evidenciado por lo siguiente:	
Demuestra una relación confiada expresando sentimientos de soledad, disgusto y sentido del yo	Facilita y averigua las expresiones de sentimientos. Examina la dinámica de relaciones pasadas: proceso y resultado. Se compromete a escuchar activamente. Alerta al paciente sobre hablar consigo mismo de forma negativa, y discute las inexactitudes de percepción. Completa medición de soledad e inventario de autoconcepto. Completa lista de comprobación de actividades sociales. Proporciona al paciente un resumen de áreas clave que necesita mejorar. Ayuda al paciente a reconocer reacciones corporales frente a funciones cognoscitivas. *La percepción es un primer paso para obtener control sobre pensamientos, sentimientos y comportamientos.*
Reducir el grado de aislamiento social evidenciado por lo siguiente:	
Pasa un período por semana en terapia de grupo Invita a una persona a visitar el hogar dentro de un período de dos meses Selecciona y participa en una actividad de grupo recreativa cada 2 semanas	Proporciona información sobre terapia de grupo pertinente disponible (p. ej., adiestramiento sobre destrezas sociales, reevaluación cognoscitiva, apoyo social). Desarrolla un plan de acción con el paciente.

Aislamiento social (cont.)

OBJETIVOS DEL PACIENTE/ RESULTADOS ESPERADOS	**INTERVENCIONES DE ENFERMERÍA/** ***BASE RACIONAL CIENTÍFICA***
	Proporciona refuerzo positivo para incluso la más ligera mejoría fuera del patrón de aislamiento social. Estructura con el paciente un programa de automodificación usando estrategias autoseleccionadas.
Desarrollar una o dos relaciones significativas evidenciado por lo siguiente: Identifica dos individuos importantes y por qué son importantes Interacciona con esos individuos sobre una base regular	Identifica barreras para formar relaciones significativas. Comenta la relación de responsabilidad personal y aislamiento social. Comenta y analiza en cada visita los aspectos positivos y negativos de las interacciones interpersonales ocurridas en la semana previa. Discute la realidad y la relación riesgos/beneficios de abrirse a sí mismo a los demás.
Desarrollar interés en ayudar voluntariamente a alguien o participar en una organización evidenciado por lo siguiente: Hace una llamada telefónica semanal durante 3 semanas, preguntando sobre servicios voluntarios	Comenta la satisfacción que se puede obtener al ayudar a otros. Proporciona al paciente información sobre posibilidad de trabajo voluntario en la vecindad inmediata. *La participación en actividades voluntarias proporciona reconocimiento y permite al paciente experimentar relaciones personales satisfactorias.*

continúa

Aislamiento social (cont.)

OBJETIVOS DEL PACIENTE/ RESULTADOS ESPERADOS	INTERVENCIONES DE ENFERMERÍA/ *BASE RACIONAL CIENTÍFICA*
	Pide al paciente que haga una llamada telefónica semanal para obtener información sobre servicios voluntarios e interroga sobre sentimientos relacionados con esa llamada telefónica en la sesión siguiente.
Expandir y adquirir nuevos intereses evidenciado por lo siguiente:	
Participa en una actividad recreativa satisfactoria apropiada para el estadio del desarrollo con otros individuos sobre una base regular	Negocia con él para completar una evaluación de actividades recreativas. Explora con el paciente obstáculos para participar en una actividad recreativa identificada como interesante. Ayuda al paciente a participar en estrategias para superar obstáculos.

Referencias 162, 294, 449, 454, 510, 515, 578.

Ajuste, alteración de la capacidad de

Factores relacionados: Incapacidad que requiere un cambio en el estilo de vida; posición de control alterado*

Elizabeth Kelchner Gerety y Gertrude K. McFarland

OBJETIVOS DEL PACIENTE/ RESULTADOS ESPERADOS	INTERVENCIONES DE ENFERMERÍA/ *BASE RACIONAL CIENTÍFICA*
Modificar el estilo de vida para disminuir la incapacidad y experimentar control e independencia máximos dentro de los límites impuestos por el cambio de estado de salud evidenciado por lo siguiente:	
Reconoce que la elección de las prácticas de autocuidado puede influenciar el ajuste a la invalidez	Proporciona oportunidad para expresar el miedo relacionado con el IM y las limitaciones físicas potenciales.
Demuestra prácticas de autocuidado que están dentro del régimen de tratamiento prescrito	Ayuda al paciente a controlar las respuestas emocionales relacionadas con el IM (p. ej., negación, ansiedad o depresión).
Hace planes futuros congruentes con el cambio de estado de salud	Fomenta la identificación de fuerzas personales y funciones intactos *para maximizar la sensación de capacidad de recuperar el control.*
Usa las fuerzas y potenciales para obtener un estilo de vida constructivo y con independencia máxima	Proporciona información sobre la enfermedad y las expectativas durante la hospitalización, basado en la evaluación de la preparación para el aprendizaje. *Tales estrategias refuerzan los resultados positivos psicológicos y sociales y reducen el miedo y la ansiedad asociados con la hospitalización.*
	Ayuda al paciente a seleccionar prácticas de autocuidado que potencien el ajuste a la invalidez (p. ej., mantener un régimen equilibrado entre ejercicio y reposo).

*Para el paciente después del infarto de miocardio.

continúa

Ajuste, alteración de la capacidad de (cont.)

OBJETIVOS DEL PACIENTE/ RESULTADOS ESPERADOS	INTERVENCIONES DE ENFERMERÍA/ *BASE RACIONAL CIENTÍFICA*
	Enseña al paciente y la familia a diferenciar entre negación de la existencia de un cambio del estado de salud, y negación de las posibles limitaciones. Genera esperanza para ayudar al paciente a identificar los comportamientos de afrontamiento previos y los sistemas de apoyo usados para resolver problemas anteriores. Colabora con el paciente y con otros profesionales sanitarios *para ayudar a determinar lo que ayudará a controlar el cambio del estado de salud del paciente.* Anima al paciente a usar estrategias de competencia centrada en el problema, permitiendo que el paciente discuta los problemas sanitarios propios con otros en una situación similar y proporciona información adecuada sobre la enfermedad. *Los pacientes que usan estrategia de afrontamiento centrada en el problema y autocontrol percibido parecen experimentar menos dificultad psicosocial para el ajuste después del IM.* Incluye activamente a la familia y las personas significativas en el proceso completo de rehabilitación cardíaca. *Las creencias percibidas de personas significativas son importantes para que el paciente cumpla el régimen médico.* Facilita el compromiso cuando los objetivos identificados por el paciente difieren de los objetivos desarrollados por los suministradores de cuidados sanitarios o de las expectaciones familiares.

Ajuste, alteración de la capacidad de (cont.)

OBJETIVOS DEL PACIENTE/ RESULTADOS ESPERADOS	INTERVENCIONES DE ENFERMERÍA/ *BASE RACIONAL CIENTIFICA*
	Anima al paciente a mantener una sensación de control (dentro de las limitaciones físicas), tomando decisiones relacionadas con aspectos específicos de cuidado, compartiendo las observaciones del estado físico y del progreso con los administradores de cuidados, y asumiendo responsabilidad sobre aspectos seleccionados con el cuidado.
	Evalúa la posible correlación entre voluntad de la familia para apoyar el cambio del estilo de vida del paciente y capacidad del paciente para adaptarse a la invalidez.
	Facilita la discusión por parte del paciente y la familia de temas no relacionados con la invalidez (p. ej., eventos actuales, actividades familiares, aficiones, intereses recreativos).
Asumir la responsabilidad de usar recursos sociales para ayudar en el control continuado de la salud evidenciado por lo siguiente:	
Usa los recursos disponibles del sistema de salud de la comunidad	Transmite consistentemente el valor del comportamiento autodirigido por parte del paciente.
	Anima al paciente y la familia a explorar recursos como Medicare, seguridad social y seguro de invalidez.
	Pone en contacto al paciente y la familia con recursos comunitarios, como grupos de soporte cardíaco o la Asociación del Corazón, para proporcionar información y ayuda según necesidades individuales, temas legales y avances actuales en el tratamiento y la investigación.

Referencias 45, 83, 93, 181, 278, 285, 314, 400, 564.

Alimentación infantil ineficaz, patrón de

Factor relacionado: Prematuridad

Emma B. Nemivant y Mi Ja Kim

OBJETIVOS DEL PACIENTE/ RESULTADOS ESPERADOS	INTERVENCIONES DE ENFERMERÍA/ *BASE RACIONAL CIENTÍFICA*
Reconocer por la madre, los métodos para el suministro de leche materna exprimida (LME) al lactante prematuro de alto riesgo evidenciado por lo siguiente:	
Sabe por qué se debe usar el método de alimentación con sonda Conoce los tipos de alimentación con sonda	Informa a la madre de que los lactantes prematuros más pequeños no pueden mamar directamente. Por tanto, reciben LME mediante alimentación artificial, como la infusión con sonda, hasta que desarrollan capacidad demostrada para alimentarse oralmente. *El desarrollo de la capacidad del lactante prematuro para coordinar la succión, la deglución y la respiración varía entre las 32 y las 36 semanas de edad gestacional, dependiendo del método de alimentación.*
Conseguir para el lactante un estado nutricional adecuado evidenciado por lo siguiente: Gana peso Crece dentro de los límites esperados	Comenta las posibles respuestas adversas, a corto plazo, fisiológicas y bioquímicas, a la alimentación mediante sonda con bolo intermitente, como apnea, bradicardia e hipoxemia, *para determinar si se usará la alimentación mediante sonda continua o intermitente.*

Alimentación infantil ineficaz, patrón de (cont.)

OBJETIVOS DEL PACIENTE/ RESULTADOS ESPERADOS	**INTERVENCIONES DE ENFERMERÍA/** ***BASE RACIONAL CIENTÍFICA***
	Usa la infusión bolo intermitente de LME a velocidad lenta para todos los lactantes prematuros siempre que es posible, *para minimizar o evitar las secuelas adversas del llenado gástrico rápido.* Administra LME mediante infusión nasogástrica continua (INGC), si es necesario, usando las medidas de seguridad siguientes: Realiza vigilancia bacteriológica rutinaria de la LME *para comprobar que sólo contiene flora cutánea en concentración no superior a 10^3 unidades formadoras de colonias (ufc) por mililitro.* Infunde la LME con la mayor rapidez posible segura para el lactante, *a fin de minimizar el crecimiento bacteriano y la pérdida de nutrientes.* Usa una bomba de jeringuilla colocada en ángulo de 45° y un tubo para infusión de luz pequeña *para minimizar la pérdida de nutrientes.* Mide el contenido de lípidos de la LME mediante crematocrito en el extremo distal del sistema de infusión. *Si los lípidos se adhieren a la jeringuilla de infusión y al tubo, el lactante puede recibir una leche más diluida, pobre en calorías, y mostrar en consecuencia crecimiento subóptimo.* Cambia la jeringuilla y el tubo cada 4 horas *para minimizar el crecimiento bacteriano.*

Referencias 70, 109, 240, 365, 381, 382, 384, 385, 386.

Alteraciones sensoriales/perceptuales (auditivas)

Factor relacionado: Eventos emocionales traumáticos*

Evelyn L. Wasli y Gertrude K. McFarland

OBJETIVOS DEL PACIENTE/ RESULTADOS ESPERADOS	INTERVENCIONES DE ENFERMERÍA/ *BASE RACIONAL CIENTÍFICA*
Experimentar reducción de las alucinaciones evidenciado por lo siguiente:	
Reconoce que las alucinaciones son una parte de la experiencia del paciente y que es posible hacerles frente Desarrolla estrategias psicosociales para aliviar el estrés o controlar los comportamientos y/o sentimientos originados por la experiencia de alucinaciones	Desarrolla un medio ambiente de soporte y una relación personal de enfermería-paciente terapéutica *para aumentar el nivel de confort y reducir la ansiedad del paciente.* Está a disposición del paciente para atender situaciones de la vida diaria, a fin de que pueda explorar experiencias. Evita sugerir que realmente se oye una voz. Ayuda a identificar qué, quién, cuándo, dónde y cómo se producen las alucinaciones auditivas. Ayuda al paciente a desarrollar un entramado de referencia para comprender las voces, *a fin de favorecer la capacidad de hacer frente a la situación y reducir las alucinaciones.* Proporciona información al paciente sobre la naturaleza de las alucinaciones, su relación con eventos emocionales traumáticos y estresantes, el tratamiento y la forma de hacerles frente, para ayudar al paciente a comprenderlas. Enseña al paciente estrategias para disminuir el estrés, *a fin de reducir la aparición de alucinaciones.* Enseña al paciente estrategias para enfrentarse a otros contextos sociales en los que se experimentan alucinaciones.

*Para el paciente con esquizofrenia que experimenta alucinaciones auditivas.

Alteraciones sensoriales/perceptuales (auditivas) (cont.)

OBJETIVOS DEL PACIENTE/ RESULTADOS ESPERADOS	**INTERVENCIONES DE ENFERMERÍA/** ***BASE RACIONAL CIENTÍFICA***
	Enseña el uso de actividades recreativas (p. ej., cintas de música, acontecimientos agradables). Proporciona al paciente la oportunidad de intercambiar experiencias con otros.

Referencias 280, 282, 373, 422, 501.

Ansiedad

Factor relacionado: Necesidades no cubiertas

Gertrude K. McFarland y Thelma I. Bates

OBJETIVOS DEL PACIENTE/ RESULTADOS ESPERADOS	**INTERVENCIONES DE ENFERMERÍA/** ***BASE RACIONAL CIENTÍFICA***
Reducir ansiedad evidenciado por lo siguiente: Demuestra menor tensión, aprensión, transpiración, insomnio, inquietud, temblores de manos, voz quebrada, distorsiones perceptuales y deseo de hacerse daño a sí mismo.	Vigila el nivel de ansiedad a través de observación del estado de alerta del paciente, la capacidad de comprender, la capacidad de resolver problemas, y de ser redirigido, la reducción del campo perceptual, la atención enfocada o dispersa, el nivel de funcionamiento intelectual, la capacidad para hacer frente a las actividades de la vida diaria y el carácter apropiado de la respuesta a la situación. Mantiene un medio ambiente calmado y seguro mediante la disminución de los estímulos, hablar y tranquilizar al paciente, y eliminación de objetos peligrosos si es necesario. *La estructuración del medio ambiente puede ayudar a disminuir el nivel de ansiedad del paciente.* Anima la participación en actividades, dependiendo del nivel de ansiedad. Guía la participación en el cuidado del propio paciente. Ayuda al paciente a identificar posibles fuentes de estrés, junto con uso de alcohol, cafeína, nicotina y otros fármacos. *Las sustancias químicas pueden influir en el nivel de ansiedad.*

Ansiedad (cont.)

OBJETIVOS DEL PACIENTE/ RESULTADOS ESPERADOS	**INTERVENCIONES DE ENFERMERÍA/** ***BASE RACIONAL CIENTÍFICA***
Demuestra capacidad aumentada para discutir y vigilar el comportamiento propio, identifica factores estresantes y participa más en actividades e interacciones con compañeros.	Ayuda al paciente a conectar el comportamiento con los sentimientos, animándole para que discuta los sentimientos, obteniendo la percepción por parte del paciente de la ansiedad experimentada, ayudándole a identificar cómo se manifiesta la ansiedad a través del comportamiento y explorando con el paciente la forma de anticipar la ansiedad. *Ayuda al paciente a percibir y comprender la relación entre nivel de ansiedad y comportamiento, y a participar en el manejo del cuidado propio.*
Demostrar capacidades de afrontamiento eficaces evidenciado por lo siguiente: Capaz de resolver problemas Demuestra técnicas de relajación Capaz de cubrir las necesidades de cuidado propio Capaz de construir relaciones interpersonales	Explora mecanismos de afrontamiento con el paciente; ayuda al paciente a identificar los mecanismos de afrontamiento que tuvieron éxito para disminuir la ansiedad. Ayuda al paciente a identificar mecanismos de afrontamiento adaptados a las expectativas culturales propias. Discute la importancia del programa de ejercicio regular. Revisa el proceso de solución de problemas (p. ej., organiza, concede prioridades, aplica, evalúa y enseña técnicas de relajación). Instruye sobre respiración profunda. Instruye al paciente para que haga inspiraciones profundas lentas (con los ojos abiertos o cerrados). Repite y demuestra según sea necesario.

continúa

Ansiedad (cont.)

OBJETIVOS DEL PACIENTE/ RESULTADOS ESPERADOS	**INTERVENCIONES DE ENFERMERÍA/** ***BASE RACIONAL CIENTÍFICA***
	Enseña el uso de relajación progresiva para *evitar o reducir el nivel de ansiedad existente.* Enseña al paciente a sentarse o tenderse en posición cómoda y en un área tranquila (el paciente debe cerrar los ojos, a menos que se sienta incómodo al hacerlo). A intervalos durante el ejercicio, pide al paciente que se siente mientras realiza las respiraciones (lentas y profundas). Para comenzar el ejercicio, instruye al paciente a fin de que se coloque en posición cómoda y se imagine en un lugar tranquilo y cómodo (p. ej., una playa, escuchando la lluvia suave). Después instruye al paciente para que se ponga tenso con suavidad (durante 5 segundos y sin molestia) y después relaje cada grupo muscular (10 a 15 segundos). Comenzar con los dedos de los pies y los pies, y avanzar progresivamente hacia arriba: pantorrilla, muslo, nalga, región lumbar, manos (cerrar el puño), antebrazo, brazo, hombros, cuello y terminar con la cara (gestos). Después de relajar la cara, el paciente debe permanecer quieto durante 15 minutos (o lo que sea capaz de tolerar), concentrándose en la respiración tranquila y suave. Instruir al paciente para que use el ejercicio completo o sólo para las áreas de tensión.

Referencias 141, 178, 283, 453, 542, 562, 622.

Asfixia, alto riesgo de

Factores de riesgo: Vómitos periódicos después de episodios de bebida excesiva/ingestión de comidas grandes; fuma en la cama

Audrey M. McLane

OBJETIVOS DEL PACIENTE/ RESULTADOS ESPERADOS	INTERVENCIONES DE ENFERMERÍA/ *BASE RACIONAL CIENTÍFICA*
Reconocer riesgo aumentado de asfixia evidenciado por lo siguiente:	
Elimina permanentemente todos los artículos de fumador de la cabecera de la cama	Enseña al paciente los peligros de fumar en la cama.
Establece un área separada en el hogar para fumar	Usa dibujos anatómicos para enseñar al paciente/cónyuge el peligro de aspirar el contenido gástrico expulsado.
Dice comprender los peligros	
El cónyuge enseña la posición de decúbito lateral y usa el apoyo para mantener en esa posición a su esposo	Enseña al cónyuge a colocar al paciente de lado para evitar la aspiración del vómito. *El conocimiento de medidas de control ayudará al cónyuge a reducir el riesgo de asfixia.*
Participar en programa de rehabilitación contra el alcoholismo evidenciado por lo siguiente:	
Reconoce el problema de la bebida	Ofrece al paciente y al cónyuge oportunidad para discutir sus percepciones sobre el comportamiento con la bebida del paciente.
Dice conocer los efectos adversos de la bebida	Ayuda al paciente a examinar las consecuencias del comportamiento con la bebida.
El cónyuge se une a Alcohólicos Anónimos	Proporciona al paciente y al cónyuge una lista de programas de tratamiento contra el alcoholismo.
El paciente entra en un programa de tratamiento contra el alcoholismo	

Referencias 166, 175, 519, 577.

Aspiración, alto riesgo de

Factor de riesgo: Alimentación enteral a través de sonda nasogástrica/nasointestinal*

Kathryn Hennessy y Mi Ja Kim

OBJETIVOS DEL PACIENTE/ RESULTADOS ESPERADOS	INTERVENCIONES DE ENFERMERÍA/ ***BASE RACIONAL CIENTÍFICA***
Conseguir que no experimente aspiración evidenciado por lo siguiente:	
No distensión gástrica; sonidos intestinales normales No quejas de náuseas o vómitos Signos vitales dentro de los límites normales para el paciente	Orienta al paciente y enseña a la persona significativa sobre el procedimiento esperado para alimentación enteral a través de la sonda nasogástrica. Confirma la colocación del tubo después de la inserción y a intervalos regulares, por lo menos cada 4 horas en caso de alimentación continua o antes de cada alimentación intermitente. Confirma la colocación inicial del tubo mediante radiografía de tórax en colaboración con el médico. Aspira el contenido gástrico. Si es necesario, determina en el aspirado el pH para confirmar la colocación inicial del tubo. *Un pH ácido indica que la sonda nasogástrica está en el estómago.* Si el tubo se sale después de iniciar la alimentación, comprobar la presencia de glucosa. *La presencia de glucosa en las secreciones refleja la presencia de la fórmula de alimentación en el estómago. La glucosa no existe en las secreciones traqueales o pulmonares.*

*Para el paciente con nivel disminuido de consciencia a consecuencia de traumatismo grave.

Aspiración, alto riesgo de (cont.)

OBJETIVOS DEL PACIENTE/ RESULTADOS ESPERADOS	INTERVENCIONES DE ENFERMERÍA/ *BASE RACIONAL CIENTÍFICA*
	Si la aspiración del contenido del estómago es difícil, la obtención de 10 cc de aire antes de la aspiración puede evitar que el tubo se colapse durante la aspiración. *El colocar al paciente sobre el costado derecho ayuda a mezclar las secreciones, facilitando la obtención del contenido gástrico cuando se aspira a través de una sonda de calibre pequeño.* Vigila otros factores de riesgo potenciales, como disminución del nivel de consciencia y estado de sedación. Tiene en cuenta que la tos, el vómito y la aspiración pueden hacer salir la sonda de alimentación. Fija con seguridad la sonda de alimentación mediante cinta adhesiva, y vigila las marcas del tubo para posible migración cada 4 horas y antes de cada alimentación. Evalúa para retención gástrica cada 4 horas a través de los procedimientos siguientes: Comprueba residuo gástrico. Si el residuo es un 50% mayor que el volumen prescrito, detiene la alimentación por sonda y vuelve a comprobar el residuo al cabo de una hora; notifica al médico si esto sucede durante más de 2 mediciones consecutivas de los residuos (quizá sea necesario interrumpir la alimentación por sonda).

continúa

Aspiración, alto riesgo de (cont.)

OBJETIVOS DEL PACIENTE/ RESULTADOS ESPERADOS	INTERVENCIONES DE ENFERMERÍA/ *BASE RACIONAL CIENTÍFICA*
	Comprueba el diámetro abdominal de forma seriada. Mide desde una cresta ilíaca anterior hasta la otra. Un aumento de 8 a 10 cm por encima de la línea basal se debe considerar significativo, por lo que se interrumpirá la alimentación por sonda y se notificará al médico. Evalúa la motilidad gástrica por lo menos cada 4 horas a través de los procedimientos siguientes: Ausculta los sonidos intestinales. Percute el abdomen para presencia de aire. Evalúa para náuseas/vómitos. Evalúa para diarrea/estreñimiento. Evalúa para distensión gástrica. Si no existen sonidos intestinales, existe distensión y/o existen náuseas/vómitos, interrumpe la alimentación por sonda y notifica al médico. *La ausencia de sonidos intestinales con distensión intestinal y náuseas/vómitos, puede indicar un íleo paralítico y, por tanto, contraindica la alimentación por sonda.* Mantiene una posición apropiada del paciente durante la alimentación con sonda mediante los procedimientos siguientes: Eleva la cabecera de la cama a 30-45° durante la alimentación para minimizar la cantidad de alimentos presentes en el estómago.

Aspiración, alto riesgo de (cont.)

OBJETIVOS DEL PACIENTE/ RESULTADOS ESPERADOS	**INTERVENCIONES DE ENFERMERÍA/** ***BASE RACIONAL CIENTÍFICA***
	Si no es posible elevar la cabecera de la cama, gira al paciente *hacia el lado derecho para facilitar el paso del contenido del estómago a través del píloro. El decúbito lateral impide también que el vómito salga por la boca en vez de ser aspirado hacia los pulmones.* (Cuando no es posible el decúbito lateral, considerar un método de alimentación alternativo.) Detener la alimentación por sonda 30 a 60 minutos antes de la actividad física y de procedimientos que requieran bajar la cabeza del paciente. Vigilar al paciente para signos de aspiración (cianosis, disnea, tos, sibilancias, taquicardia, fiebre, atelectasia masiva con edema pulmonar, hipoxemia, temperatura superior a 38 °C durante 24 horas). Comprobar los signos vitales y la temperatura cada 4 a 8 horas. Auscultar los sonidos respiratorios cada 4 a 8 horas. Observar y anotar el color y el carácter del esputo cada 8 horas (Añadir un colorante alimentario azul al alimento por sonda.) *La presencia del colorante alimentario azul en las secreciones pulmonares indica aspiración. El colorante alimentario azul puede causar resultado positivo falso de la determinación de sangre oculta en las heces.*

continúa

Aspiración, alto riesgo de (cont.)

OBJETIVOS DEL PACIENTE/ RESULTADOS ESPERADOS	**INTERVENCIONES DE ENFERMERÍA/** ***BASE RACIONAL CIENTÍFICA***
	Comprobar las secreciones pulmonares/traqueales para glucosa con tiritas de reactivo cada 4 a 8 horas (en pacientes de alto riesgo). *La glucosa positiva indica presencia de alimentos en las secreciones pulmonares (se puede producir un resultado positivo falso si las secreciones pulmonares contienen sangre).*

Referencias 36, 71, 303, 361, 392, 411, 499, 590.

Autoestima baja crónica

Factor relacionado: Relaciones interpersonales repetidas negativas y estresantes

Joan M. Caley y Gertrude K. McFarland

OBJETIVOS DEL PACIENTE/ RESULTADOS ESPERADOS	INTERVENCIONES DE ENFERMERÍA/ *BASE RACIONAL CIENTÍFICA*
Desarrollar autoevaluaciones más positivas evidenciado por lo siguiente:	
Disminuye el número de exposiciones negativas sobre sí mismo Se evalúa a sí mismo como capaz de hacer frente a los acontecimientos Participa en planes para evaluar, cambiar y mejorar la autovaloración	Explora con el paciente la naturaleza de los sentimientos sobre sí mismo, su extensión y el cambio a lo largo del tiempo *para comprender las asociaciones de las exposiciones interpersonales negativas repetidas y el estado actual de autoestima baja.* Ayuda al paciente a describir experiencias que le hagan considerarse con valor y mejoren el concepto de sí mismo. Demuestra empatía. Proporciona retroalimentación exacta y ofrece respuestas honestas a las preguntas. Se muestra verdaderamente interesado y preocupado por el paciente. Evita prejuicios. *Esas acciones crean un medio ambiente de apoyo basado en la realidad para solucionar problemas con eficacia y proporcionan retroalimentación.*
Participar en relaciones interpersonales constructivas evidenciado por lo siguiente:	
Demuestra comportamiento asertivo Participa en conversación significativa Desarrolla relaciones interpersonales positivas Se considera a sí mismo capaz de hacer frente a las relaciones interpersonales	Observa el patrón de interacción con otras personas. Ayuda al paciente a identificar problemas en la relación con los demás. Sugiere al paciente que lleve un diario para ayudar en la solución del problema y obtener retroalimentación.

continúa

Autoestima baja crónica (cont.)

OBJETIVOS DEL PACIENTE/ RESULTADOS ESPERADOS	**INTERVENCIONES DE ENFERMERÍA/** ***BASE RACIONAL CIENTÍFICA***
	Enseña al paciente estrategias para mejorar las relaciones interpersonales, como construir autoconfianza, desarrollar capacidades de comunicación, hacer uso constructivo de defensas, desarrollar aficiones e intereses y crear opiniones personales sobre temas, junto con capacidad para expresarse de forma positiva. Ayuda al paciente a establecer objetivos realistas para mejorar las relaciones interpersonales. Interpreta una variedad de encuentros interpersonales ordinarios. Desanima el maquinar sobre fracasos pasados. Anima la participación en grupos de soporte recomendados. *Esas acciones favorecen la autopercepción para potenciar la evaluación de sí mismo y animar el cuidado del propio paciente. Además, ayudan a que el paciente aprenda nuevas capacidades para establecer y mantener relaciones interpersonales constructivas.*

Autoestima baja crónica (cont.)

OBJETIVOS DEL PACIENTE/ RESULTADOS ESPERADOS	INTERVENCIONES DE ENFERMERÍA/ *BASE RACIONAL CIENTÍFICA*
Desarrollar un estilo de vida más saludable evidenciado por lo siguiente:	
No sufre accidentes ni lesiones	Evalúa el estado de salud física real del paciente.
Disminuye el riesgo de enfermedades	Enseña al paciente la relación entre salud física y sentimientos positivos sobre sí mismo.
Aumenta la capacidad para comprender la relación entre salud física y autoevaluación positiva	Ayuda al paciente a identificar formas para mejorar la salud y el bienestar.
Participa en la planificación para introducir cambios en el estilo de vida a fin de potenciar la salud física y el bienestar	Refuerza las prácticas beneficiosas para la salud, como ejercicio, relajación y actividad recreativa. *Esas acciones favorecen la percepción de una relación positiva entre autoestima y salud física.*

Referencias 25, 56, 80, 123, 131, 142, 209, 465, 554, 578.

Autoestima baja situacional

Factores relacionados: Inestabilidad de organización; pérdida de trabajo inminente

Gertrude K. McFarland y Joan M. Caley

OBJETIVOS DEL PACIENTE/ RESULTADOS ESPERADOS	INTERVENCIONES DE ENFERMERÍA/ *BASE RACIONAL CIENTÍFICA*
Recuperar la autoestima positiva previa evidenciado por lo siguiente:	
Disminuye los sentimientos negativos sobre sí mismo Aumenta la confianza para controlar la situación laboral Aumenta el uso de capacidades constructivas para la resolución del conflicto Aumenta la capacidad para resolver problemas, establecer objetivos y tomar medidas Aumenta la comprensión de factores situacionales y comportamientos propios con impacto sobre la situación actual	Ayuda al paciente a identificar cambios en los sentimientos sobre sí mismo. Ayuda al paciente a describir con claridad el estado previo de autoevaluación positiva. Explora con el paciente el medio ambiente laboral actual (p. ej., grado de inestabilidad de la organización, nivel de conflicto interpersonal, amenaza inminente para el trabajo actual). Ayuda al paciente a evaluar opciones realistas para sí mismo dentro de la organización real y otras posibles oportunidades de empleo, a corto y a largo plazo. Hace que el paciente participe en la solución del problema (p. ej., evaluar la situación, examinar las capacidades y fuerzas personales, identificar objetivos de progresión, desarrollar un plan de acción para cumplir objetivo). *Esas acciones favorecen la autopercepción de relación positiva entre autoestima y capacidad para solucionar el problema con efectividad.* Revisa con el paciente grupos comunitarios que podrían ayudarle a resolver el problema y tomar posiciones sobre la transición. Ofrece al paciente material de lectura que pudiera ayudarle a resolver el problema. Enseña al paciente a percibir los efectos peligrosos potenciales de hablar sobre sí mismo negativamente.

continúa

Autoestima baja situacional (cont.)

OBJETIVOS DEL PACIENTE/ RESULTADOS ESPERADOS	**INTERVENCIONES DE ENFERMERÍA/** ***BASE RACIONAL CIENTÍFICA***
	Enseña capacidades para resolver el conflicto. Enseña al paciente defensas contra el ataque de otras personas. Refiere a recursos disponibles para identificar las oportunidades de trabajo. *Esas acciones animan las capacidades de autocuidado del propio paciente para potenciar la autoestima.* Ayuda al paciente a describir el nivel real de rendimiento en el trabajo y cualquier impacto sobre otros aspectos de la vida diaria. Ayuda al paciente a identificar estrategias y fuerzas previas para la solución del problema, así como sus fuerzas, limitaciones y potenciales. Ofrece esperanza de que la situación puede controlarse, describiendo a otras personas que han superado inestabilidades laborales similares. Sugiere al paciente llevar un diario para ayudar a la solución del problema y obtener retroalimentación. Apoya los esfuerzos del paciente en la toma de decisiones. *Esas acciones crean un medio ambiente de soporte basado en la realidad, para resolver el problema con eficacia y obtener retroalimentación.*
Mantener la salud física evidenciado por lo siguiente:	
No experimenta accidentes ni lesiones Disminuye el riesgo de enfermedad Mejora el equilibrio entre salud física y mental Participa en los planes para introducir cambios en el estilo de vida a fin de aumentar la salud física y el bienestar	Evalúa el estado de salud física real del paciente. Enseña al paciente la relación entre salud física y sentimientos positivos respecto a uno mismo. Ayuda al paciente a identificar formas de aumentar la salud y el bienestar.

continúa

Autoestima baja situacional (cont.)

OBJETIVOS DEL PACIENTE/ RESULTADOS ESPERADOS	**INTERVENCIONES DE ENFERMERÍA/** ***BASE RACIONAL CIENTÍFICA***
	Refuerza las prácticas favorecedoras de la salud, como ejercicio, relajación y actividad recreativa. *Esas acciones favorecen la percepción de una relación positiva entre autoestima y salud física.*

Referencias 24, 25, 56, 80, 123, 131, 142, 199, 325, 578, 602.

Autoestima, trastorno de la

Factores relacionados: Enfermedad incapacitante; disminución de la capacidad de autocuidado del propio paciente*

Gertrude K. McFarland y Elizabeth Kelchner Gerety

OBJETIVOS DEL PACIENTE/ RESULTADOS ESPERADOS	**INTERVENCIONES DE ENFERMERÍA/** ***BASE RACIONAL CIENTÍFICA***
Experimentar y mantener la autoestima evidenciado por lo siguiente:	
Diferencia entre relaciones que refuerzan sentimientos positivos y relaciones que disminuyen sentimientos de valor propio Participa en actividades y grupos que promocionan los sentimientos de permanencia y aceptación Consigue objetivos dentro de la familia y el entorno social que reflejan la percepción de los talentos y limitaciones personales	Transmite respeto y aceptación sin prejuicio del paciente como persona. *La creación de una atmósfera de aceptación e interés es importante para que el paciente pueda comenzar a explorar los problemas presentes y el significado de las experiencias actuales.* Reconoce la experiencia o conocimientos del paciente. Ayuda al paciente a describir los efectos de la enfermedad en la autoevaluación, las actividades diarias, la familia y los amigos. *Las enfermedades acompañadas de incapacidades funcionales se pueden asociar con niveles bajos de autoestima.* Permite al paciente que hable sobre la enfermedad *para estimular la aceptación de la realidad de la enfermedad. El paciente que acepta la realidad de la enfermedad e integra esa realidad en el concepto de sí mismo, experimenta niveles más altos de autoestima.* Vigila la extensión en la que la familia del paciente influencia la percepción de sí mismo. Anima al paciente a identificar fuerzas y potenciales existentes *a fin de usar esas fuerzas y reforzar la autoestima.*

*Para el paciente anciano diagnosticado recientemente de artritis reumatoide.

continúa

Autoestima, trastorno de la (cont.)

OBJETIVOS DEL PACIENTE/ RESULTADOS ESPERADOS	**INTERVENCIONES DE ENFERMERÍA/** ***BASE RACIONAL CIENTÍFICA***
	Desanima el darle vueltas a problemas y fracasos pasados. Enseña a los miembros de la familia a reconocer la influencia de su estilo de interacción sobre las percepciones sobre sí mismo por parte del paciente. Estimula la toma de decisiones para planear y dirigir el cuidado propio. *El fortalecer una respuesta de competencia y disminuir la tendencia del paciente a evitar los problemas o los estresantes, puede potenciar la autoestima del paciente.* Estimula al paciente a iniciar actividades en las que se pueden anticipar éxitos, *debido a que el fracaso y la retroalimentación negativa por parte de otros pueden influenciar la confianza en sí mismo.* Enseña al paciente a crear relaciones que permitan una interacción social con éxito. Estimula la participación en modalidades de tratamiento que resaltan el apoyo, la aceptación y la pertenencia. Ayuda al paciente a establecer objetivos iniciales que puedan conseguirse dentro de un período corto. Inspira esperanza describiendo situaciones en las que otros pacientes han hecho frente a dificultades similares.

Autoestima, trastorno de la (cont.)

OBJETIVOS DEL PACIENTE/ RESULTADOS ESPERADOS	**INTERVENCIONES DE ENFERMERÍA/** ***BASE RACIONAL CIENTÍFICA***
	Ayuda al paciente a fortalecer las capacidades de afrontamiento y participar en acciones para cubrir objetivos dentro de la capacidad funcional del paciente. *El fortalecer una respuesta de afrontamiento, disminuyendo así la tendencia del paciente a evitar problemas o estresantes, puede aumentar la autoestima.*
	Enseña técnicas de meditación/relajación *para proporcionar al paciente la capacidad de hacer frente a los estresantes y mejorar su autoestima y las satisfacciones vitales.*
Desarrollar capacidades de cuidados del propio paciente necesarias para el funcionamiento en sociedad evidenciado por lo siguiente:	
Identifica los síntomas y los comunica con exactitud Responde apropiadamente a situaciones de emergencia Mantiene buenas prácticas de arreglo e higiene personal	Vigila los niveles de dolor y sigue las guías prescritas para tratamiento del dolor. Anima al paciente a participar en determinadas modalidades de tratamiento, como un grupo de ayuda mutua o un programa de rehabilitación ambulatoria que se centre en el aprendizaje o reaprendizaje para vivir independientemente en una comunidad y conseguir el nivel más alto de capacidad funcional. *El mantener un nivel óptimo de salud y funcionamiento ayuda a conservar la autoestima del paciente, así como un funcionamiento social óptimo.*
Participa en actividades diarias para cubrir las necesidades personales (p. ej., preparación de las comidas, mantenimiento del hogar, planear tiempo de recreo)	Resalta la salud y la higiene personal, el cuidado del hogar, la planificación y la preparación de la comida, la distribución del dinero y el tiempo de recreo.

Referencias 24, 43, 124, 371, 429, 430, 496, 575, 607.

Automutilación, alto riesgo de

Factor de riesgo: Personalidad límite

Gertrude K. McFarland y Charlotte E. Naschinski

OBJETIVOS DEL PACIENTE/ RESULTADOS ESPERADOS	INTERVENCIONES DE ENFERMERÍA/ *BASE RACIONAL CIENTÍFICA*
Experimentar menos episodios de automutilación evidenciado por lo siguiente:	
Identifica y controla la ansiedad Usa de forma constructiva los recursos para hacer frente a los estresantes Demuestra autodiferenciación Hace exposiciones positivas sobre sí mismo Exhibe interacciones familiares positivas	Desarrolla una relación de confianza con el paciente. Crea un medio ambiente no amenazante, *puesto que el aumento de los estresantes puede conducir a automutilación.* Ayuda al paciente a reconocer la ansiedad y las situaciones en las que desarrolla ansiedad. Este paso esencial es necesario antes de establecer planes para reducir la ansiedad. Explora con el paciente métodos para reducir la ansiedad (p. ej., música, actividad física). Ayuda al paciente a identificar estresantes percibidos. Explora con el paciente éxitos pasados en la reducción del estrés *para capitalizar el uso de las fuerzas del paciente.* Colabora con el paciente en el desarrollo de un plan para hacer frente a los estresantes. Pide al paciente que demuestre el uso de técnicas reductoras del estrés. Hace que el paciente participe en aclarar los valores, la autoevaluación y la identificación de ideales propios *para desarrollar un sentido más claro de la identidad propia.*

Automutilación, alto riesgo de (cont.)

OBJETIVOS DEL PACIENTE/ RESULTADOS ESPERADOS	**INTERVENCIONES DE ENFERMERÍA/** ***BASE RACIONAL CIENTÍFICA***
	Proporciona oportunidades en las que el paciente pueda aumentar el uso de sus fuerzas *para mejorar la autoestima.* Ofrece consideración positiva incondicional cuando interactúa con el paciente *para potenciar los sentimientos de autoestima.* Determina hasta qué punto la autopercepción del paciente es afectada por su familia disfuncional. Dialoga sobre estrategias alternativas con el paciente para aumentar la interacción familiar (p. ej., terapia de familia), *a fin de disminuir cualquier estrés o amenaza para sí mismo.*

Referencias 118, 168, 169, 173, 608.

Comportamientos de búsqueda de salud (control del estrés)

Factor contextual: Deseo de mejorar la calidad de vida

Jane Lancour y Audrey M. McLane

OBJETIVOS DEL PACIENTE/ RESULTADOS ESPERADOS	INTERVENCIONES DE ENFERMERÍA/ *BASE RACIONAL CIENTÍFICA*
Experimentar una relación de confianza evidenciado por lo siguiente:	
Identifica la presencia de bienestar y las áreas de estilo de vida que requieren atención	Presenta al cliente el test de Inventario de T. Wellness y el test de Intención de Vida de Maholick. Estimula el interés del paciente por completar el test de Inventario y de Vida. Ayuda al paciente a interpretar los hallazgos. Ayuda al cliente a identificar los factores que amenazan el bienestar personal y las medidas que pueden tomarse. Comenta con el cliente la relación interdependiente e interactiva del estado presente de bienestar con los comportamientos diarios, pensamientos, actitudes y creencias.
Identifica objetivos realistas y planes para potenciar la salud	Facilita la verbalización del deseo de cambio, miedos, excitación, prioridades, objetivos y posibles medidas.
Experimentar autopercepción aumentada evidenciado por lo siguiente:	
Verbaliza patrones actuales de respuesta al estrés y usa estrategias para hacerle frente	Ayuda al paciente a identificar los estresantes presentes: procesos internos y eventos externos. Ayuda al paciente a identificar respuestas conductuales frente al estrés. *El sistema inmune se debilita bajo condiciones de estrés crónico, aumentando la susceptibilidad a la enfermedad.*

Comportamientos de búsqueda de salud (control del estrés) (cont.)

OBJETIVOS DEL PACIENTE/ RESULTADOS ESPERADOS	**INTERVENCIONES DE ENFERMERÍA/** ***BASE RACIONAL CIENTÍFICA***
	Explora el uso por parte del paciente de estrategias de competencia y el grado de efectividad.
	Ayuda al paciente a evaluar la calidad de la ingesta dietética y el programa de actividad física. Comparte con el paciente la relación del estado nutricional, el ejercicio y el control del estrés.
	Examina con el paciente la posibilidad de usar la relajación consciente, como un medio de obtener control personal positivo. *El aprendizaje de técnicas de relajación orientadas internamente (p. ej., entrenamiento autogénico o meditación) ayuda a obtener/conservar una sensación de control*
Pone en práctica consistentemente un método de autoentrenamiento	Estimula el deseo y el interés del paciente por ampliar la autopercepción a través de programas de autoentrenamiento: autohipnosis, visualización creativa, meditación, terapia del sonido, etc.
Comunica los resultados de la participación en programas elegidos y modifica la actitud según lo deseado	Comparte con el paciente el proceso de integración de los programas seleccionados/deseados. Proporciona al paciente material de seguimiento.
	Resalta la importancia de la constancia, la paciencia y el trabajar dentro de la capacidad propia para realizar un programa de autoentrenamiento.

Referencias 133, 516, 589.

Comunicación verbal, deterioro de la

Factores relacionados: Barreras psicológicas

Gertrude K. McFarland y Charlotte E. Naschinski

OBJETIVOS DEL PACIENTE/ RESULTADOS ESPERADOS	**INTERVENCIONES DE ENFERMERÍA/** ***BASE RACIONAL CIENTÍFICA***
Transmitir mensajes claros, concisos y comprensibles evidenciado por lo siguiente:	
Selecciona y organiza palabras apropiadas para el receptor y el contexto Usa técnicas de comunicación eficaces Usa una cantidad apropiada de palabras Expresa apropiadamente los sentimientos	Usa técnicas que faciliten la comunicación al interaccionar con el paciente. Enseña y potencia el uso de técnicas de comunicación eficaces. Enseña y potencia el uso de destrezas de comunicación afirmativas. Anima la iniciación de conversaciones. Fomenta la expresión de sentimientos. *El uso de técnicas de comunicación eficaces –como reflexión, validación y aclaración– conduce a transmisión de mensajes comprensibles.*
Atender a los estímulos apropiados evidenciado por lo siguiente:	
Selecciona y responde a estímulos relevantes Percibe los estímulos con precisión Demuestra orientación respecto al tiempo, el lugar y las personas	Reduce los estímulos para que el paciente atienda a los apropiados, o aumenta los estímulos para motivar al paciente. Proporciona mensajes claros y simples, usando un lenguaje comprensible para el paciente. Enseña al paciente a identificar los estímulos relevantes y a centrarse en ellos. Ayuda a corregir la percepción defectuosa.

Comunicación verbal, deterioro de la (cont.)

OBJETIVOS DEL PACIENTE/ RESULTADOS ESPERADOS	**INTERVENCIONES DE ENFERMERÍA/** ***BASE RACIONAL CIENTÍFICA***
	A través de la manipulación del medio ambiente, la enseñanza y el modelo de función, el personal de enfermería facilita la percepción exacta del paciente y su respuesta a los estímulos.
Usar comunicación verbal y no verbal congruente evidenciado por lo siguiente:	
Demuestra comunicación verbal y no verbal congruente	Empareja la comunicación verbal y no verbal durante las interacciones personal de enfermería-paciente. Valida el significado de la comunicación no verbal.
Muestra comportamientos no verbales congruentes Equilibra el uso de comunicación verbal y no verbal	Señala discrepancias en la comunicación verbal y no verbal. Señala discrepancia entre el mensaje enviado y el contexto dentro del que se envía. Enseña y potencia el uso de técnicas para reducir el estrés. *El componente de mensajes de la comunicación se basa en la traducción de ideas, objetivos e intentos en comunicación verbal y no verbal congruente.*

continúa

Comunicación verbal, deterioro de la (cont.)

OBJETIVOS DEL PACIENTE/ RESULTADOS ESPERADOS	INTERVENCIONES DE ENFERMERÍA/ *BASE RACIONAL CIENTÍFICA*
Enviar y recibir retroalimentación evidenciado por lo siguiente:	
Escucha de forma activa Examina los efectos del comportamiento sobre otros Solicita y recibe retroalimentación Envía retroalimentación a otros Usa la retroalimentación en el proceso de comunicación	Fomenta la interacción con otros. Ayuda al paciente a comprender la dinámica de las relaciones. Aumenta la percepción por parte del paciente de las fuerzas y las limitaciones en la comunicación con otros. Describe, demuestra y potencia el uso de capacidades de escucha activa. Proporciona retroalimentación al paciente. Enseña al paciente a solicitar retroalimentación al comunicarse con otros. Ayuda al paciente a aceptar y enviar retroalimentación tanto positiva como negativa. Apoya los esfuerzos para usar la retroalimentación. *La comunicación es modificada o corregida a través del proceso regulador de retroalimentación.*
Experimentar gratificación con la comunicación evidenciado por lo siguiente:	
Envía y recibe confirmación al comunicarse Comunica o muestra voluntad para asumir la responsabilidad de la comunicación Expresa satisfacción con la comunicación	Proporciona respuestas confirmadoras al paciente. Enseña al paciente a evaluar la comunicación propia y la de otros. Enseña y apoya el uso de respuestas confirmadoras al comunicarse con otros. Demuestra y apoya la responsabilidad de la comunicación.

Comunicación verbal, deterioro de la (cont.)

OBJETIVOS DEL PACIENTE/ RESULTADOS ESPERADOS	**INTERVENCIONES DE ENFERMERÍA/** ***BASE RACIONAL CIENTÍFICA***
	La motivación para comunicarse guarda relación con la gratificación experimentada con la comunicación.

Referencias 132, 193, 369, 370, 418, 509.

Conflicto de función paterna

Factor relacionado: Cuidado domiciliario de un niño con necesidades técnicas especiales*

Donna M. Dixon, Karen Kavanaugh, Alice M. Tse y Mi Ja Kim

OBJETIVOS DEL PACIENTE/ RESULTADOS ESPERADOS	INTERVENCIONES DE ENFERMERÍA/ *BASE RACIONAL CIENTÍFICA*
Participar en cuidados relacionados con la tecnología evidenciado por lo siguiente	
Mantiene niveles deseados de participación con profesionales sanitarios	Vigila el nivel deseado de participación de los padres en el cuidado y la toma de decisiones. Proporciona contacto consistente con profesionales sanitarios para información y vigilancia.
Participa en actividades de cuidado rutinarias y complejas	Determina el estilo de relación parental con los profesionales sanitarios: contacto limitado, receptores de cuidado, monitores de cuidado y directores de cuidado, *debido a que la participación paterna difiere de acuerdo con el nivel de confianza en los profesionales, el estilo de recogida de información y los patrones de toma de decisiones.*
Toma decisiones independientes y seguras relacionadas con episodios agudos de la enfermedad, mal funcionamiento del equipo o necesidad de ayuda profesional	Vigila la base de conocimientos y la competencia en relación con el equipo y el cuidado requerido. Evalúa el nivel de ansiedad relacionado con la realización de actividades.
Adapta la información para el desarrollo de un estilo personal en la realización de las actividades	Enseña el funcionamiento del equipo, su mantenimiento, la seguridad y el respaldo necesario. Enseña RCP si es necesario. Proporciona oportunidad para dominar las capacidades de cuidado sanitario a domicilio necesarias cuando el niño está hospitalizado.

*Para la familia que cuida a niños que requieren ventiladores, traqueotomías, hiperalimentación intravenosa, catéteres venosos centrales, monitorización de la apnea y/o alimentación por gastrostomía.

Conflicto de función paterna (cont.)

OBJETIVOS DEL PACIENTE/ RESULTADOS ESPERADOS	**INTERVENCIONES DE ENFERMERÍA/** ***BASE RACIONAL CIENTÍFICA***
	Enseña factores que aumentan la frecuencia de complicaciones, como exposición a infección e inmovilidad. Revisa el control de los episodios agudos. Evalúa la comprensión por parte de los padres del cuidado especial y proporciona aclaraciones si es necesario. *El aprendizaje es un proceso complejo que requiere tiempo para integración en el estilo de vida actual de la familia. La evaluación continua de las barreras para el aprendizaje, la ansiedad y la competencia facilita el proceso.* Desarrolla planes para encargar suministros y ponerse en contacto con los proveedores.
Expresar sentimientos y preocupaciones sobre demandas de función paterna evidenciado por lo siguiente: Verbaliza sentimientos y percepciones de sí mismo, cambio de función, miedos y nivel de estrés Mantiene funciones de cuidador primario, educador, protector e inductor de disciplina	Vigila las percepciones por parte de los padres de la situación actual, en comparación con patrones de función parental previos. Ayuda a los padres a verbalizar miedos, expectativas para el futuro, sentimientos de aislamiento y sentimientos de responsabilidad insoportable. Determina las reacciones positivas y negativas de la familia y los amigos frente a la situación del niño. Ayuda a los padres a incluir al niño en autocuidados y responsabilidades domésticas apropiadas para la edad. Discute formas para mantener una relación padre-niño apropiada sin protección excesiva, culpabilidad ni ira.

continúa

Conflicto de función paterna (cont.)

OBJETIVOS DEL PACIENTE/ RESULTADOS ESPERADOS	INTERVENCIONES DE ENFERMERÍA/ *BASE RACIONAL CIENTÍFICA*
Tiene recursos financieros adecuados	Evalúa la situación financiera y las preocupaciones, y envía a recursos apropiados.
Tiene problemas sanitarios mínimos relacionados con el estrés	Aconseja a los padres a desarrollar estrategia, en relación con el futuro, a fin de facilitar la expresión de los sentimientos y preocupaciones.
Mantiene el nivel deseado de contacto con personas significativas para soporte emocional y de cuidado	Refiere a grupos de soporte y padres en situaciones similares, si se encuentran disponibles y lo desean los padres. Evalúa la participación en grupos religiosos comunitarios. Enseña a los pacientes estrategias específicas usadas por familias en situaciones difíciles, como adquisición de soporte social, reestructuración, búsqueda de ayuda espiritual, movilización de la familia para adquirir y aceptar soporte y evaluación pasiva. *Las familias de niños asistidos por tecnología carecen con frecuencia de recursos financieros, se sienten aisladas, reciben consejo no deseado de otros y gastan una cantidad tremenda de energía movilizando la asistencia y el soporte de la comunidad.*
Incorporar la tecnología en la vida familiar evidenciado por lo siguiente:	
Evalúa los límites, objetivos, patrones de interacción y valores familiares en relación con la salud del niño	Ayuda a la familia en la identificación de estresantes y tensiones relacionados con la incorporación de la tecnología, fuerzas específicas relacionadas con el estadio de desarrollo/cuidador, y recursos y capacidades relacionados con su estadio de desarrollo/cuidador. *Los efectos a largo plazo del cuidado domiciliario pediátrico varían a lo largo del tiempo y justifican evaluación continuada.*

Conflicto de función paterna (cont.)

OBJETIVOS DEL PACIENTE/ RESULTADOS ESPERADOS	**INTERVENCIONES DE ENFERMERÍA/** ***BASE RACIONAL CIENTÍFICA***
Desarrolla estrategias de ajuste y capacidades adaptativas para resolver problemas y hacer frente a la situación	Ayuda a la familia a determinar su acuerdo sobre competencia en cuanto a familia, como calidad de comunicación marital, orientación compartida respecto al cuidado de los niños, control de la enfermedad, y satisfacción con la calidad de vida. *La capacidad de adaptación es la capacidad de la familia para reconocer su estructura de poder, funciones y reglas. Los lazos emocionales, los límites, los soportes y el tiempo para el recreo influencian la cohesión familiar.*
Integra nuevos patrones de comportamiento y responsabilidad en las rutinas del individuo, la familia y el colegio	Ayuda a que los padres incorporen los cambios necesarios en el estilo de vida. Proporciona guía anticipada sobre escolarización y/o cuidado del niño. Ayuda a la familia a planificar y poner en práctica adaptaciones sociales y ambientales en el hogar y el colegio. Ayuda a los padres a incluir a los hermanos en el cuidado del niño y las responsabilidades domésticas. Ayuda a los padres a incluir al niño en el autocuidado y las responsabilidades domiciliarias de acuerdo con su edad. *Se desarrolla un estilo de control familiar cuando una familia incorpora el cuidado de un niño con enfermedad crónica.*

Referencias 18, 113, 196, 298, 299, 441, 458, 485, 518, 558, 566.

Conocimientos, déficit de (terapia IV domiciliaria)

Factores relacionados: Experiencia nueva; disposición para el aprendizaje retrasada

Jane Lancour y Audrey M. McLane

OBJETIVOS DEL PACIENTE/ RESULTADOS ESPERADOS	INTERVENCIONES DE ENFERMERÍA/ *BASE RACIONAL CIENTÍFICA*
Desarrollar relación de confianza/ayuda evidenciado por lo siguiente:	
Comenta con el cuidador los miedos y preocupaciones sobre estados de salud, experiencias previas con el suministro de cuidado sanitario y régimen terapéutico	Concede tiempo suficiente durante cada visita para interacción «persona a persona». Se sienta en silencio con el paciente y se dedica a escucha activa. Informa al paciente sobre el tiempo de cada visita diaria programada.
Llama al cuidador para hacerle preguntas Busca ayuda/dirección para inseguridades financieras	Instruye al paciente sobre disponibilidad de cuidador por teléfono, entre visitas, y tipos de preocupaciones/preguntas que puede comentar. Deja nombre de persona de contacto para que el paciente solicite información financiera. Documenta las llamadas telefónicas del paciente: hora, fecha, contenido y medida tomada. Aprovecha las oportunidades para felicitación y/o alabanza.
Desarrollar disposición para el aprendizaje evidenciado por lo siguiente:	
Identifica patrón pasado de aprendizaje eficaz	Determina la competencia y el potencial de comprensión para terapia IV domiciliaria.
Busca información a través de diálogo activo	Vigila la disposición para aprender en cada visita y determina los mejores métodos para enseñanza/aprendizaje. *Ciertos aspectos de la situación sanitaria real/previsible pueden alterar la capacidad del paciente para aprender/retener la información.*

OBJETIVOS DEL PACIENTE/ RESULTADOS ESPERADOS	INTERVENCIONES DE ENFERMERÍA/ *BASE RACIONAL CIENTÍFICA*
Usa ítems de información impresa como refuerzo para el aprendizaje	Proporciona instrucciones impresas específicas (incluyendo ilustraciones) para terapia IV domiciliaria. Establece el mejor método para la enseñanza: estructurada, no estructurada o ambas. Usa el esquema de flujo para enseñanza del paciente.
Aumentar el conocimiento y la capacidad de la terapia IV básica evidenciado por lo siguiente:	
	Evalúa el contexto domiciliario para un área dedicada a guardar los suministros y preparar las soluciones.
Demuestra procedimiento de lavado de manos y uso de técnica aséptica	Demuestra y pide al paciente que demuestre a su vez la técnica de lavado de manos y la técnica aséptica. Inspecciona el lugar de la punción IV en cada visita.
Demuestra preparación correcta de fluidos IV (p. ej., etiquetado de la bolsa, conexión del tubo y limpieza de la línea)	Etiqueta el dispositivo de aguja con fecha, hora, tamaño y longitud del catéter. Cambia el tubo cada 48 horas. Completa el cuidado del sitio cada 48 horas. Demuestra y pide al paciente que demuestre a su vez cómo añadir solución IV. Demuestra y pide al paciente que demuestre a su vez el uso de la bomba de infusión.
Demuestra la forma correcta para interrumpir el fluido IV Demuestra el método correcto para tapar la línea	Demuestra y pide al paciente que demuestre a su vez cómo se interrumpe la solución IV y se tapa la línea.
Desecha el equipo según lo demostrado	Evalúa la forma en la que desecha el paciente el equipo IV. Demuestra cómo se desecha el equipo IV en el contexto domiciliario.
Demuestra el registro correcto en la hoja de terapia IV	Demuestra el método para llevar un registro de la terapia IV.

continúa

Conocimientos, déficit de (terapia IV domiciliaria) (cont.)

OBJETIVOS DEL PACIENTE/ RESULTADOS ESPERADOS	INTERVENCIONES DE ENFERMERÍA/ *BASE RACIONAL CIENTÍFICA*
	Evalúa las anotaciones hechas por el paciente en el registro de terapia IV. *La efectividad de la enseñanza/aprendizaje aumenta cuando el paciente participa activamente en el proceso de aprendizaje.*
Controlar complicaciones potenciales evidenciado por lo siguiente:	
Identifica signos y síntomas de infiltración y flebitis	Describe signos y síntomas de infiltración y cómo se produce. Describe signos y síntomas de flebitis y cómo se produce.
Verbaliza medidas a tomar si aparecen signos de infiltración o flebitis	Instruye sobre medidas a tomar en caso de infiltración o flebitis.
Comprueba el lugar de infusión IV y la tasa de flujo cada 2 horas durante la infusión	Instruye al paciente para que compruebe el sitio de la infusión IV y la tasa de flujo cada 2 horas.
Verbaliza la base racional para regular el flujo	
Verbaliza medidas a tomar en caso de incertidumbre sobre los eventos	

Referencias 80a, 108, 192, 192a, 479, 485, 488.

Crecimiento y desarrollo, alteración del

Factores relacionados: Cuidado materno inadecuado; deficiencias ambientales y de estimulación*

Carol Kupperberg y Gertrude K. McFarland

OBJETIVOS DEL PACIENTE/ RESULTADOS ESPERADOS	INTERVENCIONES DE ENFERMERÍA/ *BASE RACIONAL CIENTÍFICA*
Alcanzar el potencial máximo en el desarrollo mental y físico evidenciado por lo siguiente:	
Cubre las necesidades físicas y emocionales	Vigila el desarrollo cognoscitivo, social y psicomotor del niño. Vigila la altura y el peso a intervalos regulares. *El diagnóstico de síndrome de alcoholismo fetal (SAF) requiere manifestaciones en tres categorías: 1) retraso del crecimiento prenatal o posnatal (por debajo del décimo percentil para edad gestacional), 2) disfunción del SNC (trastorno neurológico; retraso cognoscitivo o del desarrollo) y 3) presencia de por lo menos dos características faciales dismórficas.* Ayuda a la madre a proporcionar cuidado adecuado y la apoya con alabanzas por cada logro. *El apoyo a la madre aumenta la autoestima y favorece la maduración del lactante.* Facilita acceso a cuidado de niño sano. Evalúa el hogar para peligros de seguridad. Vigila el cumplimiento. *Debido a las necesidades complejas del niño con SAF y de su familia, se pueden pasar por alto con facilidad temas básicos de salud y seguridad.*

*Para el lactante con síndrome de alcoholismo fetal que experimenta trastornos motores y mentales.

continúa

Crecimiento y desarrollo, alteración del (cont.)

OBJETIVOS DEL PACIENTE/ RESULTADOS ESPERADOS	INTERVENCIONES DE ENFERMERÍA/ *BASE RACIONAL CIENTÍFICA*
	Proporciona soporte y refuerzo apropiado para las actividades paternas; sugiere formas para proporcionar un ambiente y estimulación apropiados sobre la base de los indicios del lactante. *Los lactantes con SAF muestran mayor incidencia de irritabilidad, anomalías del patrón de sueño, agitación, llanto aumentado y resistencia al acunamiento. Este comportamiento puede frustrar a los padres, hacer que se retraigan o conducir a falta de crecimiento o abuso.*
	Vigila el estado nutricional: evalúa las técnicas de alimentación de la madre, proporciona guía en relación con problemas de alimentación y ayuda/anima a la madre para seleccionar alimentos que proporcionen calorías y nutrición. *Aunque los lactantes con SAF tienen patrones normales de función motora oral, presentan retraso de la progresión normal del desarrollo de la alimentación oral. Muchos maman mal, presentan vómitos persistentes y dificultad para ajustarse a los alimentos sólidos y muestran poco interés en la comida.*

Crecimiento y desarrollo, alteración del (cont.)

OBJETIVOS DEL PACIENTE/ RESULTADOS ESPERADOS	**INTERVENCIONES DE ENFERMERÍA/** ***BASE RACIONAL CIENTÍFICA***
Conseguir adaptación de la familia evidenciado por lo siguiente:	
Obtiene y usa servicios de soporte apropiados	Establece citas apropiadas con consejero de AA para ayudar en el problema del alcohol, con asistente social para problemas económicos o de empleo, programa de intervención precoz/terapia física para apoyar el desarrollo motor y cognoscitivo, especialista en nutrición para asegurar ingesta calórica adecuada y agencia que proporcione cuidado diurno o cuidado temporal para niños con necesidades especiales. Vigila la adaptación de la familia. Colabora con los profesionales participantes. *El cuidado del niño con SAF es similar al de los niños con otros problemas crónicos; las necesidades son a largo plazo; los problemas neurológicos continúan durante toda la vida y pueden incluir: retrasos en los movimientos finos y gruesos, el funcionamiento cognoscitivo, el lenguaje de expresión y recepción; incapacidad de aprendizaje por déficit de visión; problemas psicosociales; dificultades para el funcionamiento adaptativo.*

continúa

Crecimiento y desarrollo, alteración del (cont.)

OBJETIVOS DEL PACIENTE/ RESULTADOS ESPERADOS	INTERVENCIONES DE ENFERMERÍA/ *BASE RACIONAL CIENTÍFICA*
Aumentar la comprensión por parte de la madre de los peligros del consumo de alcohol durante el embarazo evidenciado por lo siguiente:	
Previene el nacimiento de niños futuros con SAF	Proporciona información sobre efecto teratogénico del alcohol en el feto. *El SAF es una causa importante de retraso mental y puede prevenirse. No se ha determinado el nivel «seguro» de exposición del feto al alcohol. Por tanto, se recomienda la abstinencia total durante el embarazo.*

Referencias 183, 307, 437, 610.

Déficit de autocuidado (baño/higiene, vestido/arreglo, alimentación, evacuación)

Factores relacionados: Intolerancia a la actividad; fuerza y resistencia disminuidas

Jin Hee Kim, Rosemarie Suhayda y Mi Ja Kim

OBJETIVOS DEL PACIENTE/ RESULTADOS ESPERADOS	**INTERVENCIONES DE ENFERMERÍA/** ***BASE RACIONAL CIENTÍFICA***
Realizar actividades de autocuidado con consumo de energía y riesgo de lesión mínimos evidenciado por lo siguiente:	
Completa las actividades de autocuidado sin cambios significativos en los signos vitales basales ni amenaza para la seguridad	Ayuda al paciente con el autocuidado cuando es necesario. Determina las necesidades de energía de la actividad de autocuidado; identifica fuentes de consumo excesivo de energía (duración del tiempo y esfuerzo requerido para completar la actividad; grupos musculares participantes; condiciones del ambiente). Vigila la tolerancia a la actividad; *la frecuencia cardíaca puede ser un indicador más sensible de períodos de reposo mal espaciados que otras mediciones fisiológicas.* Mantiene los objetos necesarios a poca distancia.
Realiza baño e higiene de aseo apropiados; lava el cuerpo o las partes corporales	Ayuda al paciente en el posicionamiento para el baño, la comida, el arreglo, etc., para evitar posturas difíciles. Ayuda en aquellas actividades que el paciente no es capaz de realizar por sí mismo, como cepillarse los dientes, peinar y lavar el pelo, limpieza de uñas y lavado de la espalda, las piernas/los pies.
Se pone o quita las prendas de vestir necesarias	Proporciona prendas de vestir de un tamaño ligeramente mayor del normal con cierres modificados, por ejemplo de velcro, cremalleras, cinturilla elástica o cuello grande.

continúa

Déficit de autocuidado (baño/higiene, vestido/arreglo, alimentación, evacuación) (cont.)

OBJETIVOS DEL PACIENTE/ RESULTADOS ESPERADOS	INTERVENCIONES DE ENFERMERÍA/ *BASE RACIONAL CIENTÍFICA*
	Anima al paciente a vestirse por sí mismo con ayuda, quitándose las prendas desde las más próximas y poniéndoselas en orden apropiado.
	Da tiempo para realizar cada tarea del vestido y el arreglo; evita acelerar al paciente.
Lleva el alimento desde el receptáculo a la boca	Proporciona los tipos de alimentos que el paciente manipule mejor: alimentos para comer con los dedos, dieta blanda o líquida.
	Ayuda al paciente en la preparación de cada comida, como cortar el alimento en trozos pequeños, abrir los contenedores y envases, extender la mantequilla, verter los líquidos y abrir los paquetes de condimento.
	Ayuda al paciente a colocarse en una posición de comida normal adecuada para su capacidad física: sentado en una silla junto a la mesa, o en postura semi-incorporada en la cama.
	Proporciona utensilios de comida adaptados, como férulas para la mano.
	Proporciona una cantidad adecuada de espacio para realizar la tarea de comida, disponiendo adecuadamente los alimentos en la mesa.
Se sienta o levanta del aseo o del inodoro Se quita el vestido para ir al baño	Proporciona dispositivos de ayuda especializados, como asiento para transferencia a la bañera, barras de sujeción o asiento del inodoro elevado, *para potenciar la capacidad para moverse y realizar las actividades con facilidad.*
	Proporciona orinal o cuña.

Déficit de autocuidado (baño/higiene, vestido/arreglo, alimentación, evacuación) (cont.)

OBJETIVOS DEL PACIENTE/ RESULTADOS ESPERADOS	**INTERVENCIONES DE ENFERMERÍA/** ***BASE RACIONAL CIENTÍFICA***
	Vigila y toma precauciones para proteger contra peligros; deja libre el camino hasta el área de aseo; mantiene encendidas las luces del baño por la noche; asegura el fácil acceso al baño. Junto con el paciente desarrolla una pauta de actividad individualizada para conseguir objetivos, y vigila el progreso con retroalimentación frecuente para aumentar el cumplimiento. Incluye a personas significativas si es apropiado. Programa pausas o períodos de reposo cortos y frecuentes. Modifica la pauta para reducir la pérdida de energía. Dentro de los niveles de tolerancia, y a menos que esté contraindicado, comienza el programa de ejercicio graduado. *El ejercicio puede disminuir la sensación de fatiga.* Proporciona actividades diseñadas para estimular el proceso de pensamiento y la participación del paciente. Fomenta una independencia máxima. Enseña y anima al paciente para participar en las actividades de autocuidado. Vigila causas subyacentes de intolerancia a la actividad, como alteración prolongada en nutrición, reposo/sueño o trabajo/actividad; dolor; depresión; respuesta a fármacos; condición patológica.

continúa

Déficit de autocuidado (baño/higiene, vestido/arreglo, alimentación, evacuación) (cont.)

OBJETIVOS DEL PACIENTE/ RESULTADOS ESPERADOS	**INTERVENCIONES DE ENFERMERÍA/** ***BASE RACIONAL CIENTÍFICA***
	Anticipa intolerancia a la actividad en pacientes de alto riesgo, en sujetos que experimentan situación y desarrollo estresantes. Mantiene una ingesta adecuada de nutrientes. Proporciona comidas frecuentes y pequeñas. Proporciona un ambiente estético.

Referencias 98, 150, 161, 270, 547.

Deglución, trastorno de la

Factores relacionados: Disminución del reflejo nauseoso; fuerza disminuida de los músculos participantes en la masticación; sensibilidad oral disminuida*

Marilyn Harter, Linda K. Young, Marie Maguire y Audrey M. McLane

OBJETIVOS DEL PACIENTE/ RESULTADOS ESPERADOS	**INTERVENCIONES DE ENFERMERÍA/** ***BASE RACIONAL CIENTÍFICA***
Mantener un estado de nutrición/hidratación adecuado evidenciado por lo siguiente:	
Deglute con ayuda de estimulación verbal Requiere cada vez menos estimulación verbal para deglutir Comunica preferencias alimentarias (quizá necesite usar la pizarra de comunicación)	Proporciona cuidado oral antes y después de las comidas. Proporciona suplementos dietéticos. *El cuidado oral y la disponibilidad de suplementos aumentan la probabilidad de ingesta oral.* Colabora con el especialista en dietética/logopeda para desarrollar un plan destinado a la introducción y progresión de alimentos y líquidos. Introducción de líquidos: Administrar primero líquidos espesos. Añadir progresivamente líquidos poco densos comenzando con jugos de mayor sabor (cítricos) y más sensación (bebidas carbonatadas). Añadir en último lugar líquidos poco densos de escaso sabor (agua, té, café). Comenzar siempre con líquidos fríos y progresar a calientes. *Cuando está trastornada la deglución, los líquidos espesos se degluten con más facilidad que los poco densos.*

*Para el paciente con parálisis del lado izquierdo de la cara y la boca (4 días después de accidente cerebrovascular).

continúa

Deglución, trastorno de la (cont.)

OBJETIVOS DEL PACIENTE/ RESULTADOS ESPERADOS	INTERVENCIONES DE ENFERMERÍA/ *BASE RACIONAL CIENTÍFICA*
	Introducción de los alimentos: administrar primero alimentos con consistencia de puré. Añadir progresivamente alimentos triturados y después sólidos. Comenzar los alimentos sólidos con aquéllos que requieren menos masticación. Comenzar con menos de una cucharadita de alimento. *Los alimentos muy viscosos aumentan el peristaltismo en cada bocado.*
	Coloca los alimentos en el lado sano de la boca. *El paciente es capaz de controlar el bolo de alimento con más eficacia cuando se le coloca en este lado de la boca.*
	Utiliza estimulación verbal (nombrar cada trozo de alimento, dónde se coloca y cuándo se debe deglutir). *La estimulación proporciona una secuenciación para el paciente.*
	Determina las preferencias alimenticias del paciente preguntándole a él y a los familiares *para aumentar la probabilidad de ingesta nutricional.*
	Proporciona un suplemento nutricional rico en calorías 2 horas después de las comidas y al acostarse. *El suministro de un suplemento nutricional entre las comidas apoya el estado nutricional adecuado.*
	Vigila la ingesta (calorías estimadas, peso diario) y anota la ingesta y la excreción. *La vigilancia ayuda a determinar el estado de nutrición e hidratación.*

Deglución, trastorno de la (cont.)

OBJETIVOS DEL PACIENTE/ RESULTADOS ESPERADOS	INTERVENCIONES DE ENFERMERÍA/ *BASE RACIONAL CIENTÍFICA*
Mejorar la capacidad para deglutir alimentos y líquidos con seguridad evidenciado por lo siguiente:	
Deglute con seguridad, sin náuseas y sin aspiración Los comportamientos no verbales sugieren mayor confianza en la capacidad de deglución	Sigue las recomendaciones del logopeda para proporcionar una metodología consistente a fin de facilitar la deglución. Coloca al paciente sentado derecho con la cabeza ligeramente flexionada hacia adelante durante la comida. Mantiene esta posición durante media hora después de la comida. *Esa posición reduce el riesgo de aspiración.* Gira la cabeza hacia el lado afectado. *La rotación hace que el bolo se aleje en sentido contrario durante la deglución.* Proporciona períodos de reposo antes y durante la comida *para asegurar una participación máxima en la comida.* Minimiza los estimulos ambientales *para mantener al paciente enfocado en la secuencia de deglución.* Enseña y refuerza al paciente/familia sobre el hecho de que los problemas de deglución pueden ser temporales. *La información exacta puede ayudar a que el paciente/la familia haga frente al trastorno actual.* Alaba los pequeños progresos en la capacidad para deglutir. *El refuerzo positivo aumenta la confianza en la deglución.*

continúa

Deglución, trastorno de la (cont.)

OBJETIVOS DEL PACIENTE/ RESULTADOS ESPERADOS	INTERVENCIONES DE ENFERMERÍA/ *BASE RACIONAL CIENTÍFICA*
Los miembros de la familia participan en el cuidado evidenciado por lo siguiente:	
Los familiares ayudan al paciente en la alimentación con cada vez menos supervisión	Colabora con el logopeda para enseñar técnicas de deglución a los miembros de la familia.
Los familiares describen/demuestran la maniobra de Heimlich	Enseña la maniobra de Heimlich a miembros de la familia *con el fin de prepararlos para posibles situaciones de urgencia.*
	Tranquiliza a los miembros de la familia sobre las mejorías reales/potenciales en la deglución. *El progreso puede ser lento, por lo que es necesario resaltar a la familia los indicios que reflejan la mejoría.*
El paciente/los familiares hacen selecciones dietéticas nutritivas	Anima a los miembros de la familia para que ayuden al paciente en la selección de alimentos nutritivos.
Los miembros de la familia proporcionan ánimo y soporte durante las comidas	Establece/mantiene una atmósfera privada y relajada durante las comidas. *La ansiedad y la desesperación pueden contribuir al trastorno de la deglución.*

Referencias 32, 147, 149, 163, 255, 337, 343, 459, 544.

Desesperación

Factor relacionado: Aislamiento por restricción de actividades prolongada a causa de enfermedad*

Charlotte E. Naschinski y Gertrude K. McFarland

OBJETIVOS DEL PACIENTE/ RESULTADOS ESPERADOS	**INTERVENCIONES DE ENFERMERÍA/** ***BASE RACIONAL CIENTÍFICA***
Reducir el aislamiento en el ambiente evidenciado por lo siguiente:	
Mantiene relaciones con otros	Establece contacto y comunicación con el paciente.
Participa en actividades recreativas	Ayuda al paciente a identificar actividades recreativas agradables.
Establece una red de soporte	Proporciona oportunidades al paciente para que pase tiempo con otras personas; aumenta gradualmente la cantidad de tiempo y el número de personas. Habla con el paciente sobre las opciones para aumentar la canalización de ayuda.
Comunica satisfacción respecto a las relaciones con otros	Anima las visitas de otros. *La esperanza depende de la interacción con otros significativos y de la vida en una atmósfera de confianza.*
Expresar sentimientos evidenciado por lo siguiente:	
Identifica sentimientos Expresión de sentimientos tanto verbal como no verbal	Proporciona oportunidad para que el paciente exprese los sentimientos de forma tanto verbal como no verbal (p. ej., mediante escritura o dibujo). Facilita la expresión de sentimientos mediante escucha activa, preguntas abiertas y reflexión. Proporciona oportunidad para la expresión física de sentimientos (p. ej., golpeando una bolsa de arena o haciendo ejercicio), si es posible y dentro de las capacidades físicas. Expresa empatía mientras comunica la creencia de que el paciente puede actuar al contrario de como siente.

*Para el paciente con enfermedad pulmonar obstructiva crónica y depresión.

continúa

Desesperación (cont.)

OBJETIVOS DEL PACIENTE/ RESULTADOS ESPERADOS	INTERVENCIONES DE ENFERMERÍA/ *BASE RACIONAL CIENTÍFICA*
	Ofrece esperanza realista al comunicar la creencia de que el paciente puede aprender las destrezas necesarias para hacer frente a los problemas y las limitaciones físicas. Ayuda al paciente a identificar las personas con las que se siente cómodo al compartir los sentimientos.
Comunica ausencia de pensamientos suicidas	Observa signos de intentos de suicidio (p. ej., cambio súbito de comportamiento o humor, conversaciones sobre la futilidad de la vida). *La expresión de los sentimientos combate la desesperación.*
Aumentar la confianza en sí mismo evidenciado por lo siguiente:	
Comunica aumento de los sentimientos del valor propio Identifica fuerzas y capacidades Mantiene buenos hábitos de higiene y arreglo personales	Demuestra consideración positiva incondicional respecto al paciente. Ayuda al paciente a identificar las funciones que puede desempeñar con éxito consistente dentro de las limitaciones físicas. Ayuda al paciente a desarrollar habilidades de autocuidado que contribuyen a dominar el ambiente. Anima al paciente a identificar y participar en experiencias satisfactorias. Anima las exposiciones de autoestima por parte del paciente. Proporciona alabanza honesta de los logros del paciente. *El desarrollo de confianza en sí mismo depende las interacciones positivas repetidas y el dominio del ambiente.*

Desesperación (cont.)

OBJETIVOS DEL PACIENTE/ RESULTADOS ESPERADOS	**INTERVENCIONES DE ENFERMERÍA/** ***BASE RACIONAL CIENTÍFICA***
Controlar o influenciar a sí mismo y al ambiente evidenciado por lo siguiente:	
Verbaliza capacidad para controlar o ejercer influencia sobre sí mismo y el medio ámbiente	Anima el comportamiento independiente. Hace que el paciente participe en la toma de decisiones sobre AVD y cuidado sanitario. Enseña al paciente a distinguir entre eventos controlables e incontrolables.
Identifica objetivos realistas	Ayuda al paciente a establecer objetivos realistas.
Demuestra estrategias de competencia efectivas	Ayuda al paciente a identificar formas alternativas para hacer frente a la realidad. Ayuda al paciente a identificar las consecuencias de aplicar las alternativas identificadas. Enseña al paciente nuevas estrategias para hacer frente a la situación.
Usa técnicas de comunicación eficaces Demuestra capacidades para resolver problemas con eficacia Comunica encontrar significado a la vida	Demuestra y enseña técnicas de comunicación eficaces (p. ej., escucha activa). *La percepción del control sobre sí mismo y el medio ambiente se potencia ampliando la capacidad del paciente para hacer frente a la situación, resolver problemas y comunicarse.*

Referencias 78, 171, 355, 417, 563, 606.

Desuso, alto riesgo de síndrome de

Factor de riesgo: Inmovilización

Maureen E. Shekleton y Mi Ja Kim

OBJETIVOS DEL PACIENTE/ RESULTADOS ESPERADOS	INTERVENCIONES DE ENFERMERÍA/ *BASE RACIONAL CIENTÍFICA*
Mantener el movimiento articular, el tamaño y la fuerza de los músculos y la mineralización ósea evidenciado por lo siguiente:	
RDM (rango de movimiento) completo en articulaciones	Realiza ejercicios de RDM activos/pasivos *para mantener la integridad funcional de los músculos y las articulaciones a través del uso, evitar la atrofia muscular por desuso y prevenir el desarrollo de contracturas en los músculos y las articulaciones mediante estiramiento del tejido conectivo.*
Tamaño y fuerza de los músculos dentro de límites normales	Realiza ejercicios isométricos de fortalecimiento muscular *para mantener el tono muscular.* Mantiene la posición anatómica de los miembros *para conservar la integridad estructural de los músculos y las articulaciones, y prevenir el desarrollo de contracturas.* Mantiene las piernas colgando del borde de la cama, según tolerancia. Ayuda al paciente a sentarse en la silla, según tolerancia.
Capacidad para soportar peso sin molestias	Deambulación según tolerancia. *El soporte de peso evita la pérdida de calcio al aumentar el depósito óseo.*

Desuso, alto riesgo de síndrome de (cont.)

OBJETIVOS DEL PACIENTE/ RESULTADOS ESPERADOS	INTERVENCIONES DE ENFERMERÍA/ *BASE RACIONAL CIENTÍFICA*
Mantener la perfusión tisular sistémica y local adecuada evidenciado por lo siguiente:	
Presión arterial normal, sin quejas de mareo durante los cambios de posición	Realiza ejercicios en cama según tolerancia *para favorecer el retorno venoso y la capacidad de trabajo CV.*
Los pulsos periféricos permanecen intactos No formación de edema en zonas de declive No quejas de debilidad/fatiga con la actividad	Aplica medias antiembolismo *para prevenir el estasis venoso en las extremidades.* Realiza cambios de posición en relación con la gravedad, según tolerancia: decúbito supino, semi-incorporado y derecho *para evitar la disminución de la capacidad autoestática, potenciando el tono neurovascular.* Contrae activamente los músculos de las extremidades inferiores al asumir la postura erecta *para aumentar el bombeo muscular de la sangre estancada, y facilitar el retorno venoso y el mantenimiento del gasto cardíaco.*
Promocionar los sentimientos de independencia y control evidenciado por lo siguiente:	
No verbaliza sentimientos de impotencia o pérdida de control	Da oportunidad para tomar decisiones respecto al cuidado, *a fin de aumentar la sensación de control por parte del paciente en relación con la situación y el medio ambiente.*
Participa en el cuidado propio y las actividades de la vida diaria en la máxima extensión posible	Anima la participación en las actividades de la vida diaria según tolerancia.
El paciente y la familia/personas significativas expresan satisfacción por el progreso del paciente y el tratamiento	Anima la independencia en las actividades de autocuidado. Introduce y anima el uso de dispositivos de ayuda según necesidad.

continúa

Desuso, alto riesgo de síndrome de (cont.)

OBJETIVOS DEL PACIENTE/ RESULTADOS ESPERADOS	INTERVENCIONES DE ENFERMERÍA/ *BASE RACIONAL CIENTÍFICA*
Mantener la integridad normal de la piel y los tejidos evidenciado por lo siguiente:	
La piel permanece seca, rosada, templada e intacta, especialmente sobre las prominencias óseas y los puntos de presión Mantiene la turgencia, la elasticidad y la resistencia normales de los tejidos	Cambia de posición por lo menos cada 1 a 2 horas *para aliviar la presión y favorecer la perfusión tisular.* Anima la ingesta adecuada de líquidos y la dieta *para proporcionar hidratación tisular y suministro de nutrientes.* Proporciona proteínas suficientes en la dieta *para mantener un balance de nitrógeno positivo.* Inspecciona todos los puntos de presión por lo menos cada 2 h. Proporciona ropa de cama limpia, seca y sin arrugas. Usa dispositivos de ayuda para alivio a la presión según sea necesario (p. ej., colchones de espuma, almohadillas de flotación de gel, cama neumática).
Mantener los patrones normales de eliminación evidenciado por lo siguiente:	
Cantidad de orina dentro de límites normales La orina permanece clara, con color amarillo ligero y sin sedimento La densidad de la orina es de 1.010-1.025 Movimiento intestinal según un patrón regular Heces blandas y formadas Ausencia de molestias al orinar o defecar	Anima la ingesta adecuada de líquidos *para aumentar el volumen de orina y la cantidad de agua en las heces.* Lleva al paciente al baño o al inodoro según tolerancia. *La posición anatómica facilitará el vaciamiento de la vejiga y el intestino, ayudada por la gravedad y la contracción muscular.* Proporciona residuos adecuados (fibra, fruta, vegetales) en la dieta según tolerancia *para obtener volumen y estimular el peristaltismo.* Proporciona una dieta ácida *para mantener la acidez (pH más bajo) de la orina.* Proporciona ablandadores/laxantes según lo indicado.

Desuso, alto riesgo de síndrome de (cont.)

OBJETIVOS DEL PACIENTE/ RESULTADOS ESPERADOS	**INTERVENCIONES DE ENFERMERÍA/** ***BASE RACIONAL CIENTÍFICA***
	Proporciona intimidad durante la micción/defecación.
Mantener estímulos sensoriales apropiados y adecuados evidenciado por lo siguiente:	
Permanece orientado respecto al tiempo, las personas y el lugar	Proporciona acceso a reloj, radio, televisión y material de lectura. Anima las visitas de otros. Mantiene patrones de iluminación de día/noche normales. Evita los estímulos sensoriales monótonos.
Mantener un patrón de respiración eficaz y la permeabilidad de las vías aéreas evidenciado por lo siguiente:	
Expectora las secreciones Sonidos respiratorios limpios Volumen circulante, fuerza inspiratoria negativa (FIN) y capacidad vital dentro de límites normales	Realiza ejercicios de respiración profunda y tos cada hora *para favorecer la expansión de los músculos respiratorios y movilizar las secreciones.*
Expansión torácica completa e igual en ambos lados	Fomenta la ingesta adecuada de líquidos *para proporcionar hidratación, a fin de mantener las secreciones sueltas y húmedas.* Vigila los sonidos respiratorios.

Referencias 221, 309, 326, 442, 529, 583.

Diarrea

Factores relacionados: Preparación y conservación descuidada de los alimentos; lavado de manos infrecuente

Audrey M. McLane y Ruth E. McShane

OBJETIVOS DEL PACIENTE/ RESULTADOS ESPERADOS	INTERVENCIONES DE ENFERMERÍA/ *BASE RACIONAL CIENTÍFICA*
Establecer un patrón normal de movimientos intestinales evidenciado por lo siguiente:	
Disminuye el número de deposiciones a menos de 3 por día Las heces están formadas Ausencia de dolor abdominal	Obtiene heces para cultivo y antibiograma si la diarrea continúa. Evalúa el perfil de medicación para efectos secundarios gastrointestinales. Enseña al paciente el uso apropiado de medicamentos antidiarreicos. *Los fármacos antidiarreicos no se recomiendan para uso rutinario en la diarrea infecciosa aguda, debido a que pueden retrasar la erradicación natural de la infección.* Instruye al paciente/miembro de la familia para anotar el color, volumen, frecuencia y consistencia de las heces. *El volumen de líquido diarreico es un indicador importante del mecanismo de la diarrea. El volumen alto (>1 l/día) sugiere origen en el intestino delgado. El volumen pequeño sugiere origen en el colon.*
Aumentar el peso evidenciado por lo siguiente:	
Aumento del peso corporal 0,5 kg por semana	Envía al paciente para consultar con un médico si la diarrea persiste o se acompaña de pérdida de peso. Enseña al paciente/cónyuge cómo se lleva un diario de alimentación durante 48 horas. Evalúa la ingesta anotada para contenido nutricional. Anima las alimentaciones frecuentes y pequeñas (añade volumen gradualmente).

Diarrea (cont.)

OBJETIVOS DEL PACIENTE/ RESULTADOS ESPERADOS	**INTERVENCIONES DE ENFERMERÍA/** ***BASE RACIONAL CIENTÍFICA***
Vigilar/mejorar las prácticas sanitarias para identificar factores contribuyentes a la diarrea evidenciado por lo siguiente:	
Elimina alimentos irritantes de la dieta	Enseña al paciente a eliminar los alimentos formadores de gases y las especies de la dieta.
Elimina lactosa y otros ítems alimentarios sugeridos de la dieta	Sugiere prueba de eliminación de alimentos con lactosa.
Establece citas con el médico y las cumple	
Practica buena técnica de lavado de manos	Enseña/supervisa el perfeccionamiento alcanzado en la técnica del lavado de manos.
Demuestra perfeccionamiento en la práctica de preparación y conservación de alimentos	Demuestra/vigila las técnicas seguras para preparación/conservación de alimentos.

Referencias 106, 378, 484, 605.

Dificultad de decisión (sobre buscar consejo y solicitar pruebas genéticas prenatales)

Factores relacionados: Objetivos y valores no claros; expectativas no realistas

Annette M. O'Connor y Gertrude K. McFarland

OBJETIVOS DEL PACIENTE/ RESULTADOS ESPERADOS	**INTERVENCIONES DE ENFERMERÍA/** ***BASE RACIONAL CIENTÍFICA***
Hacer y aplicar una elección informada, consistente con los objetivos y valores personales, evidenciado por:	
Comprende lo que pueden conseguir el consejo y las pruebas de genética	Explora los objetivos del paciente y aclara las alternativas y sus consecuencias posibles. *La falta de información clara sobre esos ítems contribuye al conflicto en la toma de decisiones.*
Expresa consecuencias reales de hacer o no hacer las pruebas Valora las consecuencias como positivas y negativas	Rectifica las expectativas no realistas. *La distorsión de las expectativas aumenta con frecuencia el conflicto (p. ej., anticipación de una consecuencia negativa cuando la probabilidad es extremadamente baja) o el arrepentirse de la elección (p. ej., anticipar una consecuencia positiva cuando la probabilidad es extremadamente baja).*
Identifica la prioridad de las consecuencias anticipadas y los inconvenientes implícitos en el proceso de selección	Aclarar con el paciente el carácter deseable de las consecuencias posibles y su prioridad. *Los valores no claros contribuyen al conflicto en la toma de decisiones.* Sopesar los pros y los contras de una eventual decisión. *El ignorar la escala de valores puede aumentar el conflicto mientras que conocer la razón de la decisión ayuda a solventarlo.*
Selecciona el curso de acción consistente con los valores personales	Facilita la selección alternativa consistente con los valores personales. *La congruencia de valores aumenta la satisfacción con la decisión y la probabilidad de que el paciente se sienta satisfecho con la elección.*

Dificultad de decisión (sobre buscar consejo y solicitar pruebas genéticas prenatales) (cont.)

OBJETIVOS DEL PACIENTE/ RESULTADOS ESPERADOS	**INTERVENCIONES DE ENFERMERÍA/** ***BASE RACIONAL CIENTÍFICA***
Usa las capacidades de autoayuda para aplicar el curso de acción seleccionado Expresa satisfacción por la decisión tomada	Enseña y refuerza las capacidades de autoayuda necesarias para implementar la elección. *Los individuos tienen dificultad para aplicar decisiones realizadas sin los recursos necesarios para hacerlo.*

Referencias 273, 287, 450, 504, 540, 541.

Disfunción neurovascular periférica, alto riesgo de

Factor de riesgo: Compresión mecánica

Joyce Johnson y Mi Ja Kim

OBJETIVOS DEL PACIENTE/ RESULTADOS ESPERADOS	**INTERVENCIONES DE ENFERMERÍA/** ***BASE RACIONAL CIENTÍFICA***
Mantener la integridad neurovascular de la extremidad evidenciado por lo siguiente:	
Ausencia de dolor, palidez o cianosis, falta de pulso, parestesia y parálisis (dolor y cuatro «Pes») Progresa a través de la terapia con escayola, férula o tracción sin experimentar complicaciones Notifica al médico/personal de enfermería los signos y síntomas de compromiso neurovascular periférico, mientras está en el hospital y después del alta	Realiza evaluación neurovascular cada hora durante las primeras 24 horas; después cada 2 horas durante 8 horas; más tarde cada 4 horas. Continúa en tanto que persiste la compresión mecánica (escayola de extremidad, comprobar la parte distal de la extremidad afecta; corsé o escayola corporal, comprobar las 4 extremidades; escayola en halo, comprobar pares craneales). Observa llenado capilar después de compresión en las arterias de las extremidades. *La falta de retorno circulatorio de la extremidad al soltar la presión indica lesión arterial.* Palpa la temperatura de ambas extremidades. Observa el color de la piel. Observa para presencia y cantidad de edema (p. ej., inserta los dedos bajo la escayola o mide la circunferencia de las extremidades). *Al aumentar la tumefacción dentro del compartimiento muscular se produce compromiso neurovascular.* Palpa los pulsos. Vigila para evidencia de parestesias y disminución o ausencia de sensibilidad, incluyendo discriminación entre dos puntos. *La discriminación entre dos puntos es la mejor prueba de sensibilidad.*

Disfunción neurovascular periférica, alto riesgo de (cont.)

OBJETIVOS DEL PACIENTE/ RESULTADOS ESPERADOS	**INTERVENCIONES DE ENFERMERÍA/** ***BASE RACIONAL CIENTÍFICA***
	Evalúa movilidad (flexión, extensión, abducción y aducción) de los dedos de manos y pies. Une las puntas del pulgar y el índice para formar un círculo. *La maniobra de formación de un círculo es imposible si los nervios radial, cubital y mediano no están intactos.*
	Evalúa para dolor desproporcionado con la lesión. *La preocupación primaria en caso de disfunción neurovascular es el trastorno de los nervios y los vasos sanguíneos distales al área de escayola, férula o tracción. La detección precoz del compromiso neurovascular puede evitar daño irreversible y permanente.*
	Documenta e informa inmediatamente cualquier evidencia de compromiso neurovascular. *Se puede producir daño permanente e irreversible, con paresia, parálisis o amputación, incluso en un período de horas.*
	Eleva la extremidad al nivel del corazón hasta que se controla el edema.
	Evita elevar la extremidad por encima de la presión venosa central (PVC) de la persona; PVC normal = 6-13 cm H_2O.

continúa

Disfunción neurovascular periférica, alto riesgo de (cont.)

OBJETIVOS DEL PACIENTE/ RESULTADOS ESPERADOS	**INTERVENCIONES DE ENFERMERÍA/** ***BASE RACIONAL CIENTÍFICA***
	La elevación de la extremidad facilita el retorno venoso para disminuir el edema. La elevación de la extremidad por encima de la PVC impide el flujo arterial y aumenta el edema en vez de disminuirlo. Aplica bolsas de hielo a las superficies laterales de escayola o tracción durante 24 a 48 horas; evita colocar sobre áreas arteriales. *El frío disminuye el edema; la aplicación sobre arterias podría disminuir el flujo arterial.* Evitar la presión sobre el nervio peroneal. Observa para detectar la presencia de parestesia de la superficie anterior de la pierna afecta, el dorso del pie y el primer dedo del pie, e incapacidad para dorsiflexionar el pie/extender los dedos. *La presión sobre el nervio peroneo puede conducir a pie equino permanente.* Divide la escayola en uno o ambos lados y envuelve la escayola dividida con venda elástica si es necesario; quita la tracción/férula y la vuelve a aplicar más floja. *Se puede producir daño irreversible y permanente en 6 horas si no se disminuye la presión.* Instruye al paciente/persona significativa sobre los signos y síntomas de compromiso neurovascular periférico.

Disfunción neurovascular periférica, alto riesgo de (cont.)

OBJETIVOS DEL PACIENTE/ RESULTADOS ESPERADOS	**INTERVENCIONES DE ENFERMERÍA/** ***BASE RACIONAL CIENTÍFICA***
	Resalta la importancia de notificar inmediatamente al médico/personal de enfermería la aparición de entumecimiento u hormigueo, dolor aumentado, tumefacción aumentada o cambio de color. *Las complicaciones de la terapia con escayola, férula o tracción pueden ocurrir en cualquier momento. Los cambios de peso, la pérdida de edema y el agrandamiento de la escayola pueden crear cambios en la situación neurovascular.*
Evitar el síndrome de compartimiento y la fractura isquémica de Volkmann, debida a compresión o sección de una arteria, evidenciado por lo siguiente: Presión de compartimiento normal (<10 mm Hg) Perfusión tisular adecuada, evidenciado por relleno capilar rápido (<3 segundos) RDM normal en todas las extremidades	Evalúa para dolor progresivo con la movilización pasiva. *El dolor con la movilización pasiva es el signo más precoz y significativo de síndrome de compartimiento.* Evalúa para detectar evidencia de palidez o cianosis. *Se produce daño tisular cuando disminuye el oxígeno debido a falta de suministro de sangre; la hipoxia originada por atrapamiento de vasos o nervios puede conducir a contractura isquémica o miositis isquémica.* Inmoviliza la extremidad traumatizada. *El movimiento del brazo o la pierna puede aumentar la lesión de los nervios y los vasos sanguíneos.*

continúa

Disfunción neurovascular periférica, alto riesgo de (cont.)

OBJETIVOS DEL PACIENTE/ RESULTADOS ESPERADOS	**INTERVENCIONES DE ENFERMERÍA/** ***BASE RACIONAL CIENTÍFICA***
	Realiza y documenta lecturas de presión tisular. *La presión tisular normal es de 0 a 10 mm Hg. El aumento de la presión denota síndrome de compartimiento inminente.* Comunica inmediatamente lecturas de presión tisular de 30 mm Hg o más. *La presión de 30 mm Hg o superior puede conducir a daño irreversible si no se alivia antes de 6 horas; la cifra de 30 mm Hg es el límite usado para la descompresión quirúrgica. Si la presión en el compartimiento se hace igual a la presión arterial diastólica, cesa la microcirculación.*

Referencias 94, 167, 206, 246, 367, 409, 443, 448, 472.

Disfunción sexual

Factores relacionados: Mala información o conocimiento inadecuado; valores conflictivos

Gertrude K. McFarland y Karen V. Scipio-Skinner.

OBJETIVOS DEL PACIENTE/ RESULTADOS ESPERADOS	**INTERVENCIONES DE ENFERMERÍA/** ***BASE RACIONAL CIENTÍFICA***
Verbalizar conocimiento aumentado sobre preocupaciones sexuales evidenciado por lo siguiente:	
Identifica preocupaciones sexuales personales	Anima al paciente a describir interacciones sexuales y patrones de comportamiento reales (p. ej., compatibilidad con la pareja sexual; confort con las interacciones sexuales; frecuencia de interacciones sexuales). *Los pacientes necesitan tranquilizarse sobre la base de una fuente con autoridad, en el sentido de que es permisible pensar, leer, hablar y fantasear sobre el sexo.*
	Proporciona intimidad al discutir problemas sexuales. Proporciona clima en el que el paciente pueda discutir abiertamente sus preocupaciones. Usa una actitud sin prejuicios. *Esas medidas muestran respeto al paciente y favorecen la expresión de los sentimientos.*
	Reconoce los sentimientos de ansiedad del paciente respecto a hablar sobre temas sexuales *para establecer comunicación y crear un estado interno de confianza por parte del paciente.*
Verbalizar conocimientos sobre la sexualidad humana	
	Explora el déficit de conocimiento del paciente sobre la sexualidad (p. ej., ¿cómo aprendió el paciente sobre sexualidad? ¿Cómo concibe el paciente las funciones sexuales normales?).

continúa

Disfunción sexual (cont.)

OBJETIVOS DEL PACIENTE/ RESULTADOS ESPERADOS	INTERVENCIONES DE ENFERMERÍA/ *BASE RACIONAL CIENTÍFICA*
	Disipa los mitos o mala información del paciente sobre actividades sexuales (p. ej., que la masturbación produce locura). *Es necesario disipar los mitos del paciente y proporcionarle información exacta sobre el funcionamiento sexual.* Usa una terminología comprensible para el paciente (p. ej., ¿sabe el paciente lo que significan las palabras *coito* y *relación sexual*?). Aclara con el paciente cualquier incertidumbre sobre la terminología usada (las palabras de jerga pueden tener una variedad de significados). *Puesto que las mismas palabras pueden tener significados diferentes para distintas personas, el personal de enfermería debe estar preparada constantemente para definir el significado de una palabra o frase.*
Identificar y discutir creencias y valores personales sobre la sexualidad evidenciado por lo siguiente:	
Selecciona comportamientos socialmente aceptables de acuerdo con las creencias y valores personales	Explora con el paciente las creencias y valores respecto a la sexualidad (p. ej., ¿cómo afectan ciertos factores, como creencias de la niñez precoz, creencias religiosas y percepciones de las actitudes parentales hacia el sexo, las creencias y valores actuales del paciente?).

Disfunción sexual (cont.)

OBJETIVOS DEL PACIENTE/ RESULTADOS ESPERADOS	**INTERVENCIONES DE ENFERMERÍA/** ***BASE RACIONAL CIENTÍFICA***
	Dentro del ámbito propio de conocimiento y el nivel de confort, ofrece sugerencias al paciente sobre comportamientos o respuestas sexuales alternativos. Da al paciente la oportunidad de discutir la sugerencia. *Explica los hechos reales siempre que el paciente lo necesite o pregunte por ellos; esto proporciona confianza, orienta, permite la toma de decisiones y disminuye la ansiedad, frustración u otros sentimientos perjudiciales que dificultan una acción realista, lo que facilita que el paciente se centre en temas más profundos.*
	Proporciona hechos específicos relacionados con las necesidades expresadas
	Escucha lo que el paciente quiere decir, sin llegar a conclusiones precipitadas o interpretar prematuramente el comportamiento. *La escucha cuidadosa transmite respeto y favorece la autoestima, así como un sentimiento de seguridad y comodidad.*
	Atiende con atención a las señales verbales y no verbales que sugieren ansiedad o indican que un problema es más extenso de lo que parecía originalmente. Estimula la comunicación entre la pareja. Recomienda un programa de ayuda mutua o envía para consejo individual o de grupo, según sea apropiado. *El comportamiento no verbal transmite con frecuencia los sentimientos de forma más directa, y muchas veces proporciona la clave del mensaje.*

continúa

Disfunción sexual (cont.)

OBJETIVOS DEL PACIENTE/ RESULTADOS ESPERADOS	INTERVENCIONES DE ENFERMERÍA/ *BASE RACIONAL CIENTÍFICA*
	Ayuda al paciente a describir el comportamiento en vez de etiquetarlo (p. ej., «Tengo dificultad para experimentar excitación sexual» en lugar de «Soy impotente»). Ayudar al paciente a determinar si un comportamiento es útil para alcanzar objetivos, en lugar de etiquetar el comportamiento como bueno o malo. *Los pacientes necesitan ayuda para encontrar sus propias respuestas y determinar lo que es correcto o equivocado; no juzgar en lugar del paciente lo que es correcto o equivocado, normal o anormal. Los pacientes deben decidir lo que es normal para ellos.*
	Enseña al paciente capacidades de comunicación asertiva, de forma que el paciente pueda decir «no» o no hacer algo. *El entrenamiento en la aserción proporciona al paciente el repertorio de conductas necesario para interaccionar con otros y tener éxito en la interacción.*

Referencias 22, 84, 204, 250, 275, 333, 413.

Disreflexia

Factores relacionados: Distensión vesical; estímulos cutáneos por debajo de D7*

Catherine Ryan y Mi Ja Kim

OBJETIVOS DEL PACIENTE/ RESULTADOS ESPERADOS	INTERVENCIONES DE ENFERMERÍA/ ***BASE RACIONAL CIENTÍFICA***
Prevenir los episodios de disreflexia evidenciado por lo siguiente:	
Reconoce los síntomas y signos de disreflexia autonómica	Explica los signos y síntomas de disreflexia (p. ej., elevación de la presión arterial >20 mm Hg por encima de la línea basal del paciente, cefalea pulsátil, bradicardia, sudoración, piloerección y enrojecimiento facial).
Demuestra comprender el efecto de la distensión vesical por disreflexia	Enseña al paciente/personas significativas los métodos para prevenir la distensión vesical (p. ej., sonda de Foley, sondaje intermitente). *La distensión vesical es la causa más común de disreflexia autonómica.*
	Mantiene una ingesta adecuada de líquidos. *La ingesta adecuada de líquidos ayudará a prevenir la infección vesical.*
	Sigue el programa de entrenamiento intestinal. *La distensión intestinal puede estimular un episodio de disreflexia autonómica.*

*Para el paciente con lesión de médula espinal (D7 o por encima), en riesgo de episodios recurrentes de disreflexia autonómica.

continúa

Disreflexia (cont.)

OBJETIVOS DEL PACIENTE/ RESULTADOS ESPERADOS	INTERVENCIONES DE ENFERMERÍA/ *BASE RACIONAL CIENTÍFICA*
Recuperarse del episodio de disreflexia sin efectos residuales evidenciado por lo siguiente:	
Presión arterial y pulso dentro de límites normales para el paciente Piel seca y sin manchas rojas por encima del nivel de la lesión Ausencia de palidez por debajo de la lesión	Elimina estímulos para disreflexia: examina el sistema de drenaje urinario para obstrucción; elimina obstrucción o saca sonda. Evita realizar maniobra de Crede. Sondaje si se está aplicando un programa de catéter intermitente. Evalúa para signos y síntomas de infección del tracto urinario. Afloja las prendas apretadas o los dispositivos restrictivos. Aplica anestésico tópico alrededor del ano y el recto, y comprueba para eliminación manual de impactación fecal. Inspecciona la piel para evidencia de úlceras por presión o exantemas. *La estimulación simpática por debajo de D7 puede estimular una respuesta exagerada del sistema nervioso autónomo sin oposición. La respuesta es exagerada debido a que no puede cruzar el área lesionada de la médula y, por tanto, no se opone a ella el sistema nervioso parasimpático.* Eleva la cabecera de la cama o coloca al paciente en posición sentada. *La elevación de la cabecera crea elevación ortostática y desciende la presión arterial.* Vigila la presión arterial y el pulso cada 5 minutos durante el episodio agudo.

Referencias 174, 372.

Dolor (agudo)

Factores relacionados: Alivio del dolor inadecuado con analgésicos administrados a petición; resistencia a tomar medicación analgésica*

Audrey M. McLane

OBJETIVOS DEL PACIENTE/ RESULTADOS ESPERADOS	INTERVENCIONES DE ENFERMERÍA/ *BASE RACIONAL CIENTÍFICA*
Obtener alivio del dolor evidenciado por lo siguiente:	
Expresa confort y alivio del dolor después de administrar analgésicos Comunica 3 a 4 horas de sueño sin interrupciones durante la noche Alterna los períodos de actividad/reposo	Administra analgésicos narcóticos si es apropiado. Usa una hoja de control para vigilar el dolor en términos de calidad, intensidad, duración, efectos de los narcóticos y medidas de confort, *para determinar la adecuación de la medicación analgésica.* Colabora con el médico para establecer una pauta regular en la administración de narcóticos parenterales/orales. Colabora con el médico para proporcionar ajuste ascendente de la dosis cuando los narcóticos parenterales se sustituyen por orales. Enseña al paciente/persona significativa a continuar el uso de narcóticos programado en el domicilio, *a fin de maximizar el alivio del dolor.* Proporciona al paciente/persona significativa información verbal/escrita exacta sobre los analgésicos narcóticos. Enseña al paciente/persona significativa que el tomar medicación analgésica es apropiado. Ayuda al paciente/persona significativa en el ajuste descendente del narcótico (si está indicado) después del alta/completar la quimioterapia.

*Para el paciente 2 días después de una intervención quirúrgica por cáncer inoperable.

continúa

Dolor (agudo) (cont.)

OBJETIVOS DEL PACIENTE/ RESULTADOS ESPERADOS	INTERVENCIONES DE ENFERMERÍA/ *BASE RACIONAL CIENTÍFICA*
	La colaboración con el médico/persona significativa proporciona oportunidad para la evaluación conjunta del régimen analgésico.
Aumentar el alivio del dolor inducido por narcóticos evidenciado por lo siguiente:	
Usa cintas de música, TV y radio para distracción Aprende/usa relajación muscular progresiva Colabora con el personal de enfermería para probar/usar estrategias cognoscitivas seleccionadas y medidas físicas destinadas a incrementar el confort y el control del dolor	Proporciona información sobre diversas estrategias para aumentar el alivio del dolor (relajación, imaginación guiada, actividades recreativas, etc.). Enseña/vigila el uso por parte del paciente de estrategias seleccionadas para aumentar el alivio del dolor. Prueba/evalúa el uso de medidas físicas, masaje, calor, etc., para aumentar el confort del paciente. Enseña al paciente/persona significativa el uso de un diario de dolor y de actividades para determinar lo que precipita/alivia el dolor. *La distracción a través del uso de estímulos auditivos (p. ej., música), puede aumentar el alivio del dolor al liberar endorfinas.*
Mantener la calidad de vida, la esperanza y la fe evidenciado por lo siguiente:	
Aumenta la participación en las AVD gradualmente, planificando y regulando las actividades Hace menos exposiciones sobre el temor a la dependencia de fármacos	Enseña a los miembros de la familia la forma para ayudar en las AVD. Enseña al paciente/familia a planear/regular las AVD. Proporciona retroalimentación positiva para ganancias pequeñas de cuidados del propio paciente.

Dolor (agudo) (cont.)

OBJETIVOS DEL PACIENTE/ RESULTADOS ESPERADOS	**INTERVENCIONES DE ENFERMERÍA/** ***BASE RACIONAL CIENTÍFICA***
	Enseña a los miembros de la familia a usar el masaje de espalda y otras medidas inductoras de confort. *El empleo de medidas de confort (p. ej., masaje en la espalda, sábanas limpias) puede facilitar el sueño nocturno reparador y aumentar la capacidad para hacer frente al dolor.*
	Permite al paciente/familia que tome decisiones sobre la quimioterapia.
Hace planes con la familia/miembros del equipo sanitario para alta, vigilancia ambulatoria y cuidado a domicilio	Discute con el paciente/familia cuándo/cómo establecer contacto con el personal de enfermería/médico para ayudar en la solución de problemas después del alta.
	Ayuda al paciente a aclarar los valores y a establecer objetivos realistas.

Referencias 112, 391, 516, 559, 572, 595.

Dolor crónico

Factor relacionado: Conocimiento inadecuado del control del dolor*

Audrey M. McLane

OBJETIVOS DEL PACIENTE/ RESULTADOS ESPERADOS	**INTERVENCIONES DE ENFERMERÍA/** ***BASE RACIONAL CIENTÍFICA***
Adoptar un papel activo en el manejo del dolor evidenciado por lo siguiente:	
Identifica medidas que han ayudado a aliviar el dolor en el pasado	Despierta ideas del paciente sobre medidas para controlar el dolor.
Verbaliza deseo de obtener control sobre el dolor	Presta atención al lenguaje usado para describir el dolor y su gravedad. Enseña intervención precoz en la experiencia de dolor.
Anota los episodios de dolor, las medidas usadas para controlarlo y el alivio temporal	Enseña/vigila el uso del diario de dolor para anotar tipo de dolor, medidas empleadas para controlarlo y alivio obtenido. *El registro de las experiencias de dolor y de las medidas usadas para aliviarlo, aumenta la operación de control por parte del paciente.*
Usar una variedad de medidas para controlar el dolor evidenciado por lo siguiente:	
Expresa voluntad de ensayar nuevas estrategias para aumentar el alivio del dolor Anota las sesiones de práctica de relajación en el diario de dolor	Despierta el conocimiento del paciente de los analgésicos y los fármacos antiinflamatorios no esteroideos (AINE) usados para controlar el dolor. Enseña/dirige/vigila técnicas de relajación. Comenta la importancia de ensayar más de una vez cada técnica para controlar el dolor. *El alivio proporcionado por una medida para controlar el dolor puede variar de un día a otro; la medida quizá no resulte eficaz la primera vez que se usa.*

*Para pacientes con dolor de espalda crónico 2 meses después de la laminectomía.

Dolor crónico (cont.)

OBJETIVOS DEL PACIENTE/ RESULTADOS ESPERADOS	**INTERVENCIONES DE ENFERMERÍA/** ***BASE RACIONAL CIENTÍFICA***
Usa calor y reposo para aumentar el alivio del dolor	Instruye en uso seguro de manta eléctrica; usa calor húmedo. *El calor húmedo ayuda a aliviar el dolor y favorece la relajación/reposo.*

Referencias 57, 195, 269, 359, 388, 521, 620, 624.

Duelo anticipado

Factor relacionado: Pérdida potencial percibida del cónyuge*

Gertrude K. McFarland y Elizabeth Kelchner Gerety

OBJETIVOS DEL PACIENTE/ RESULTADOS ESPERADOS	INTERVENCIONES DE ENFERMERÍA/ *BASE RACIONAL CIENTÍFICA*
Ayudar a la esposa a participar en el trabajo de duelo anticipado constructivo evidenciado por lo siguiente:	
Discute pensamientos y sentimientos relacionados con pérdida potencial de cónyuge	Anima a la esposa para describir las percepciones de pérdida potencial, *a fin de identificar aspectos específicos del proceso de duelo experimentado por la esposa.*
	Anima la verbalización de miedo, preocupaciones y otras emociones. *Las verbalizaciones de ira no son ataques personales y facilitan el proceso de duelo.*
Usa recursos apropiados (p. ej., amigos, religiosos, grupos de apoyo, consultores legales, representantes de la seguridad social y profesionales de la salud mental)	Determina las fuentes actuales de apoyo social, como familia, amigos y religiosos, y los trastornos en el estilo de vida actual relacionados con pérdida potencial del cónyuge, como economía, disposición de vivienda y transporte. *El apoyo social es un recurso importante para ayudar al paciente/esposa durante esta crisis sanitaria.*
	Evalúa la necesidad de consulta con profesional de salud mental para la esposa y/o los hijos, envío a consejero escolar para los niños, representante de la seguridad social, consultor legal o grupos de apoyo para duelo.
	Asegura que el experimentar reacciones y sentimientos intensos y caóticos es normal, *para minimizar la preocupación de la esposa de que esté experimentando reacciones anormales.*

*Para la esposa del paciente con linfoma no Hodgkin y rechazo de injerto contra huésped.

Duelo anticipado (cont.)

OBJETIVOS DEL PACIENTE/ RESULTADOS ESPERADOS	**INTERVENCIONES DE ENFERMERÍA/** ***BASE RACIONAL CIENTÍFICA***
	Evita juzgar, defender o responder a las críticas de los administradores de cuidados. *La evaluación cuidadosa de las críticas es esencial para diferenciar entre críticas válidas y críticas generadas como resultado de ira desplazada en relación con la pérdida potencial del cónyuge.*
Cubre las necesidades de cuidado del propio paciente continuado	Anima a la esposa para cubrir sus necesidades de cuidado propio respecto a reposo, sueño, nutrición, actividades recreativas y tiempo alejada del paciente, *a fin de mantener su propia salud y poder seguir proporcionando apoyo al cónyuge.* Dialoga sobre los indicadores de cambio en el estado físico del marido, según sea apropiado. Proporciona a la esposa información continuada sobre el diagnóstico, el pronóstico, el progreso y el plan de cuidados del paciente *para ayudarle a participar de forma constructiva en el duelo anticipado.* Anima a la esposa para que describa los deseos y las necesidades de información respecto al cuidado del paciente. Facilita ayuda a la esposa para el cuidado físico del paciente. Lista la fuente de apoyo externo, como familia, amigos y religiosos. Facilita horas de visitas flexibles e incluye a los niños más pequeños, cuando apropiado. Ayuda a la esposa y al esposo a compartir miedos, preocupaciones, planes y esperanzas juntos.
Mantiene el funcionamiento constructivo de la familia como una unidad	Proporciona medidas de confort para el marido; anima a la esposa y a la persona significativa a ayudarle si lo desean.

continúa

Duelo anticipado (cont.)

OBJETIVOS DEL PACIENTE/ RESULTADOS ESPERADOS	**INTERVENCIONES DE ENFERMERÍA/** ***BASE RACIONAL CIENTÍFICA***
	Demuestra capacidad para cubrir las necesidades psicosociales y físicas del marido. Anima a la esposa y a las personas significativas a mantener comunicación verbal y contacto con el ser amado durante períodos en los que el paciente puede no ser capaz de responder. Proporciona la mayor intimidad posible para la esposa y las personas significativas, a fin de que permanezcan solos con el paciente *para compartir libremente.*

Referencias 8, 120, 135, 155, 230, 481, 482, 503, 569, 615.

Duelo disfuncional

Factores relacionados: Pérdida de salud; muerte del cónyuge*

Gertrude K. McFarland y Elizabeth Kelchner Gerety

OBJETIVOS DEL PACIENTE/ RESULTADOS ESPERADOS	INTERVENCIONES DE ENFERMERÍA/ *BASE RACIONAL CIENTÍFICA*
Experimentar ausencia de reacciones emocionales tardías evidenciado por lo siguiente:	
Reconoce la percepción de las pérdidas Verbaliza pensamientos y sentimientos relacionados con la muerte del cónyuge y la pérdida de salud	Vigila el nivel de humor del paciente, la energía, el apetito, eliminación y signos vitales *para determinar la respuesta al tratamiento del hipertiroidismo y para diferenciar de los signos y síntomas de duelo disfuncional.* Vigila la percepción por parte del paciente de la adaptación real a la pérdida del cónyuge y la pérdida de salud, y el grado de patrón de uso de capacidades para resolver problemas y del apoyo social disponible. *Esas intervenciones apoyan las fuerzas, refuerzan las capacidades adaptativas para hacer frente a la situación y aceleran la confianza en sí mismo del paciente. La percepción del apoyo social es un indicador positivo para la resolución del duelo.* Diferencia entre uso útil y mal adaptado de la negación *para evitar la confrontación innecesaria y el refuerzo de la negación mal adaptada.* Observa para detectar respuestas del personal sanitario que pueden estar reforzando la negativa mal adaptada del paciente. Señala la realidad de una forma no amenazante, sin argumentar con el paciente ni con la persona significativa.

*Para viuda anciana que experimenta pérdidas múltiples: hipertiroidismo y pérdida de cónyuge.

continúa

Duelo disfuncional (cont.)

OBJETIVOS DEL PACIENTE/ RESULTADOS ESPERADOS	INTERVENCIONES DE ENFERMERÍA/ *BASE RACIONAL CIENTÍFICA*
	Presenta gradualmente al paciente los hechos más significativos *para facilitar la percepción de las pérdidas y establecer la base para comportamientos adaptativos.* Aclara y ofrece información real sobre las pérdidas. Facilita trabajo constructivo a través de sentimientos mediante demostración de tolerancia para la expresión de sentimientos negativos, verbalizaciones de ambivalencia y el contacto con personas que pueden expresar abiertamente los sentimientos y ayudan al paciente a comprender las razones posibles de estos. *La labor a través de los sentimientos intensos facilita la resolución del duelo y permite la participación en la solución del problema.* Señala la universalidad de necesidad de duelo normal. Anima la descripción de expectativas de recuperación y objetivos. Ofrece esperanza realista para hacer frente de forma positiva al presente y al futuro.
Experimentar resolución de duelo disfuncional evidenciado por lo siguiente: Sigue el tratamiento prescrito para hipertiroidismo Desarrolla objetivos congruentes con los valores y las creeencias individuales Identifica planes alternativos para cubrir objetivos que eran significativos antes de la pérdida del cónyuge	Anima la descripción de problemas actuales y anticipados en relación con la pérdida de salud y la pérdida del cónyuge. Promociona el reconocimiento por parte del paciente de las fuerzas pasadas y presentes, que pueden usarse para hacer frente a la pérdida real.

Duelo disfuncional (cont.)

OBJETIVOS DEL PACIENTE/ RESULTADOS ESPERADOS	**INTERVENCIONES DE ENFERMERÍA/** ***BASE RACIONAL CIENTÍFICA***
	Favorece la descripción de varias estrategias para hacer frente a las pérdidas. Ayuda al paciente a desarrollar objetivos y cambios realistas del estilo de vida. Evalúa la necesidad de referir a recursos, como psicoterapia breve, soporte y consejo espiritual. Proporciona guía sobre recursos comunitarios disponibles. *El facilitar, animar y enseñar al paciente sobre el uso de los recursos del equipo sanitario, la familia y la comunidad, ayudará a que el paciente se ajuste a los cambios originados por la experiencia de pérdidas superpuestas.* Facilita el contacto con otras personas que se hayan adaptado a una pérdida similar. Anima a la familia y a los amigos para que ofrezcan soporte, visitando con frecuencia al paciente sobre una base regular.

Referencias 189, 244, 317, 397, 447, 467, 497, 557, 560, 633.

Estreñimiento

Factores relacionados: Ingesta inadecuada de líquido y fibra con la dieta; ingestión diaria de medicamentos que producen estreñimiento (astringentes)

Audrey M. McLane y Ruth E. McShane

OBJETIVOS DEL PACIENTE/ RESULTADOS ESPERADOS	INTERVENCIONES DE ENFERMERÍA/ *BASE RACIONAL CIENTÍFICA*
Experimentar menos estreñimiento evidenciado por lo siguiente:	
Obtiene alivio inmediato	Usa un dedo enguantado y lubricado para romper las masas grandes de heces duras. Sigue con enema de agua o inserta un supositorio de Dulcolax una hora después del desayuno *para aprovechar el reflejo gastrocólico.* Excluye los ácidos grasos del desayuno o de la comida desencadenadora. *Los ácidos grasos retrasan la estimulación refleja y enlentecen la digestión.*
Toma el suplemento de fibra una vez al día Comunica recuperación del patrón de eliminación usual: cada 1-2 días	Recomienda el uso de suplemento de fibra una vez al día mientras recibe medicación astringente, con aumento a dos veces al día si es necesario.
Dice comprender los efectos de ciertos medicamentos que favorecen el estreñimiento	Informa al paciente sobre los efectos astringentes de medicamentos como la codeína.
Aumentar la ingestión de líquidos y alimentos ricos en fibra evidenciado por lo siguiente:	
Ingiere diariamente pan o bollos con salvado	Enseña al paciente a llevar un registro de todo lo ingerido durante 48 horas. Analiza el patrón de comida con el paciente. Recomienda cambios de dieta para aumentar su volumen.
Come diariamente algún vegetal rico en fibra	
Dice que ha aumentado la ingesta de líquido a 8-10 vasos diarios	Recomienda la ingesta de 8 vasos de agua al día.

Referencias 376, 377, 378, 379, 380.

Estreñimiento colónico

Factores relacionados: Movilidad restringida que requiere el uso de equipo o dispositivos; preferencia por los alimentos con poca fibra

Audrey M. McLane y Ruth E. McShane

OBJETIVOS DEL PACIENTE/ RESULTADOS ESPERADOS	INTERVENCIONES DE ENFERMERÍA/ *BASE RACIONAL CIENTÍFICA*
Establecer un patrón regular de movimientos intestinales evidenciado por lo siguiente:	
Defecación por lo menos cada 3 días Evacuación fácil de las heces Experimenta sensación de eliminación completa de las heces Responde inmediatamente al deseo de defecar	Sugiere poner los supositorios de Dulcolax en lugar de los laxantes orales, dentro de la hora siguiente al desayuno o la comida, *que provocará el reflejo gastrocólico. Los reflejos son más fuertes cuando el estómago está vacío.* Establece la rutina de evaluación diaria. Enseña al paciente y la familia la importancia de responder inmediatamente al deseo de defecar. *Las heces se endurecerán en el recto si se produce distensión crónica.*
Modificar la ingesta dietética para cambiar la relación entre alimentos pobres y ricos en fibra evidenciado por lo siguiente:	
Ingiere diariamente salvado en alguna forma Come diariamente algún vegetal rico en fibras Sustituye el pan blanco por pan integral	Enseña al paciente y los cuidadores cómo se lleva un registro de la ingesta de 48 horas. Analiza el patrón de comida con el paciente y los cuidadores. Recomienda cambios de la dieta para aumentar su volumen, dentro de las limitaciones económicas. Recomienda el aumento gradual de fibra dietética, 6 a 10 g de fibra diarios. *El aumento lento de fibra ayuda a evitar los retortijones y el meteorismo.*

continúa

Estreñimiento colónico (cont.)

OBJETIVOS DEL PACIENTE/ RESULTADOS ESPERADOS	**INTERVENCIONES DE ENFERMERÍA/** ***BASE RACIONAL CIENTÍFICA***
Aumentar el nivel de actividad evidenciado por lo siguiente:	
Camina independientemente con bastón o andador	Anima a caminar fuera de casa (si el tiempo lo permite).
Aumenta la distancia caminada 4 m por semana	Aumenta la distancia de marcha desde 7 hasta 14 m, y después hasta el nivel de tolerancia.
Rango de movimiento (RDM) activo tres veces al día	Enseña RDM activo. *El ejercicio inadecuado es un contribuyente fundamental al cambio en la consistencia de las heces.*
Ejercita los músculos abdominales tres veces al día	Enseña ejercicios de fortalecimiento abdominal.

Referencias 377, 378, 379, 380, 466.

Estreñimiento percibido por el propio paciente

Factores relacionados: Creencias sanitarias culturales/familiares (espera defecar todos los días); uso excesivo de laxantes

Audrey M. McLane y Ruth E. McShane

OBJETIVOS DEL PACIENTE/ RESULTADOS ESPERADOS	INTERVENCIONES DE ENFERMERÍA/ ***BASE RACIONAL CIENTÍFICA***
Modificar las creencias sanitarias culturales/familiares en lo que respecta a la necesidad de una deposición diaria evidenciado por lo siguiente:	
Expresa aceptación de acudir al servicio cada 2 o 3 días	Explora y reconoce las creencias y convicciones sobre la salud. Combate las creencias sobre la salud que mantienen comportamientos disfuncionales. *La información anticuada conduce a evaluación defectuosa del patrón de eliminación y la necesidad de laxantes.*
Modificar las rutinas de eliminación evidenciado por lo siguiente:	
Bebe líquido caliente antes del desayuno	Prescribe zumo de limón y agua caliente cada mañana, para ensayo durante 1 semana. Enseña al paciente a reconocer y atender los comportamientos de estímulo (es decir, acciones/comportamientos que estimulan el deseo de defecar). *Los reflejos gastrocólicos son más fuertes cuando el estómago está vacío.*
Comunica uso de supositorios menos de una vez a la semana	Enseña al paciente el uso de supositorios para estimular la evacuación.

continúa

Estreñimiento percibido por el propio paciente (cont.)

OBJETIVOS DEL PACIENTE/ RESULTADOS ESPERADOS	INTERVENCIONES DE ENFERMERÍA/ *BASE RACIONAL CIENTÍFICA*
Disminuir el uso de laxantes evidenciado por lo siguiente:	
Sustituye los dulces y pastas por fruta fresca y palitos de vegetales	Proporciona instrucción sobre el uso de volumen y fibra en las comidas preparadas. Comenta sobre el uso temporal de Metamucil para suplementar la fibra natural en la dieta.
Aumenta gradualmente la distancia caminada hasta 1,5 km cuatro veces por semana	Enseña al paciente el papel del ejercicio para obtener y mantener un patrón aceptable de eliminación abdominal.

Referencias 377, 378, 379, 380.

Estrés por cambio de entorno, síndrome de

Factores relacionados: Cambio ambiental súbito; migración reciente*

Karen E. Inaba y Gertrude K. McFarland

OBJETIVOS DEL PACIENTE/ RESULTADOS ESPERADOS	**INTERVENCIONES DE ENFERMERÍA/** ***BASE RACIONAL CIENTÍFICA***
Tratar de adaptarse a los cambios en el medio ambiente evidenciado por lo siguiente:	
Demuestra niveles reducidos de ansiedad y duelo	Establece una relación de soporte con el paciente *para construir confianza y un sentido de seguridad.*
	Orienta al paciente en las nuevas rutinas y el nuevo ambiente *para disminuir la ansiedad y el sentido de alteración.*
	Evalúa el nivel actual de estresantes del paciente (p. ej., estrés de reasentamiento y nueva cultura, crisis de desarrollo, funciones familiares, impacto de estado de salud cambiado) *para determinar la percepción por parte del paciente de los acontecimientos y el nivel de vulnerabilidad.*
Identifica cambios y pérdidas asociados con el cambio de entorno (p. ej., pérdida de cultura, estado, función, red social)	Proporciona oportunidades para que el paciente exprese los cambios y pérdidas percibidos o reales, asociados con el cambio de entorno.
Mantiene sentido del valor propio e identidad personal positiva durante la transición al nuevo contexto	Atiende las preferencias culturales del paciente siempre que sea posible (p. ej., dieta, participación de la familia, patrones de comunicación) y los incorpora en el cuidado.
Hace exposiciones positivas sobre el nuevo medio ambiente	
Expresa aceptación del nuevo entorno y de la forma de vida	Usa consultores cuando sea necesario (p. ej., traductores, voluntarios de programas comunitarios específicos para la cultura) *para facilitar la comunicación con el paciente.*
	Protege la intimidad del paciente y anima la autonomía y participación en la toma de decisiones *para disminuir los sentimientos de impotencia y marginalidad.*

*Para un inmigrante indochino con fractura pélvica.

continúa

Estrés por cambio de entorno, síndrome de (cont.)

OBJETIVOS DEL PACIENTE/ RESULTADOS ESPERADOS	INTERVENCIONES DE ENFERMERÍA/ ***BASE RACIONAL CIENTÍFICA***
	Proporciona estructura y cuidadores consistentes siempre que sea posible *para minimizar nuevos cambios y favorecer la continuidad.* Evalúa fuentes de ayuda social para el paciente (p. ej., familia, amigos, comunidad étnica, organización religiosa) y facilita el contacto.
Usar ayuda de recursos apropiados durante períodos de ajuste al nuevo entorno evidenciado por lo siguiente: Inicia contacto con suministradores de cuidado sanitario y agencias de la comunidad Participa en grupos de apoyo dentro del contexto actual o la comunidad Establece relaciones personales de apoyo en la nueva localidad	Inicia alta precoz y planea vigilancia relevante desde el punto de vista cultural en la comunidad. Envía al paciente a grupos de ayuda mutua (p. ej., clases de reasentamiento, actividades religiosas) para reconstruir la red social alterada y *favorecer sentimientos de universalidad y apoyo durante el período de ajuste.* Inicia la enseñanza del paciente previa a la transferencia, trabajando con traductores y otros en el sistema de apoyo del paciente. Evalúa en busca de problemas de afrontamiento potenciales o red de soporte inadecuada y envía a equipo de salud mental.

Referencias 27, 176, 295, 296, 322, 324, 368, 371, 480, 555.

Excreción urinaria, alteración de la

Factor relacionado: Disminución del control del esfínter urinario*

Ruth E. McShane y Audrey M. McLane

OBJETIVOS DEL PACIENTE/ RESULTADOS ESPERADOS	INTERVENCIONES DE ENFERMERÍA/ *BASE RACIONAL CIENTÍFICA*
Establecer un patrón normal de eliminación urinaria evidenciado por los siguiente:	
Cumple la pauta de micción establecida	Enseña/vigila el uso de ejercicios del suelo pélvico (ESP).
Disminuye el número de episodios de incontinencia hasta sólo alguna pérdida ocasional	Proporciona instrucciones por escrito: Sentado o de pie sin tensar los músculos de piernas, nalgas o abdomen. Contraer y relajar los músculos perivaginales y los esfínteres urinario y anal durante 3 a 4 segundos, y repetir rápidamente. Hacer ESP 25 a 30 veces, tres veces al día. *Los ESP fortalecen los músculos perivaginales, el esfínter urinario y el esfínter anal externo.*
	Establece con el paciente una pauta de micción regular.
Bebe 5 o 6 vasos de agua al día	Aconseja una ingesta de líquidos de 1.400 ml al día.
	Sugiere al paciente beber 120 ml de zumo de arándanos al día.
Mantiene el área perineal limpia y seca	Enseña al paciente el cuidado protector de la piel.
Evita enrojecimiento o molestias en el área perineal	
Experimentar menos aislamiento social evidenciado por lo siguiente:	
Hace viajes cortos al hogar de los familiares	Anima las visitas cortas a los amigos y familiares.
Comunica un aumento de la confianza en sí mismo	Sugiere el uso regular de forro en las prendas interiores.
	Anima al paciente para que se ponga en contacto con su patrón y hable de la posibilidad de volver al trabajo.

*Para el paciente que usa una sonda de Foley permanente.

Referencias 172, 184, 215, 532, 549, 601.

Fatiga

Factores relacionados: Demandas de función; demandas metabólicas aumentadas*

Sarah Anne Badalamenti, Patricia A. Koller y Audrey M. McLane

OBJETIVOS DEL PACIENTE/ RESULTADOS ESPERADOS	**INTERVENCIONES DE ENFERMERÍA/** ***BASE RACIONAL CIENTÍFICA***
Establecer un patrón de reposo/actividad que permite cumplir las demandas de función evidenciado por lo siguiente:	
Negocia expectativas de un rol realistas	Ayuda a identificar las demandas excesivas de las diferentes obligaciones del rol. Instruye al paciente para llevar un diario de fatiga durante una semana.
Hace ejercicio dos o tres veces por semana dentro de tolerancia Realiza la actividad recreativa preferida 2-3 veces por semana Expresa una sensación disminuida de cansancio	Vigila el nivel de cansancio usando la Rhoden Fatigue Scale y la Fatigue Severity Scale. *El análisis de la relación entre actividades y niveles de fatiga ayudará a definir áreas en las que reducir las demandas de rol y las pérdidas de energía.* Formula con el paciente opciones para disminuir las demandas de trabajo (p. ej., reducción de las horas de trabajo, delegación de tareas seleccionadas). Ayuda al paciente a planificar una pauta diaria que incluye actividades recreativas, reposo y ejercicio.
Expresa sensación de descanso al levantarse	Vigila el patrón de sueño. Enseña al paciente a eliminar/reducir las actividades físicas una hora antes de acostarse. *Una función del sueño consiste en restaurar la energía tanto mental como física.*

*Para el paciente con cáncer de pulmón; es un ejecutivo ocupado.

Fatiga (cont.)

OBJETIVOS DEL PACIENTE/ RESULTADOS ESPERADOS	INTERVENCIONES DE ENFERMERÍA/ *BASE RACIONAL CIENTÍFICA*
Mejorar el estado nutricional evidenciado por lo siguiente:	
Estabiliza el peso corporal Consume una dieta bien equilibrada y rica en calorías, basada en las necesidades individuales	Enseña a usar un diario de alimentos para vigilar los hábitos de comida. Revisa el diario de alimentos/preferencias alimentarias. Ayuda al paciente a identificar alimentos ricos en proteínas e hidratos de carbono complejos. Proporciona información sobre uso de suplementos de alimentos ricos en calorías. Enseña al paciente/persona significativa métodos para planificar/preparar la comida. *Las demandas de rol y la necesidad de hacer frente a los efectos de la enfermedad, aumentan el consumo de energía y los requerimientos de nutrientes.*
Restaurar la energía mental evidenciado por lo siguiente:	
Usa una técnica de relajación por lo menos una vez al día Expresa una sensación aumentada de control	Enseña/vigila técnicas de relajación agradables para el paciente (p. ej., relajación muscular progresiva, imágenes creativas y música). Sugiere el uso de la meditación o el rezo. *El estrés agota la energía, lo que contribuye a la fatiga. Las técnicas de relajación pueden ser efectivas para controlar el estrés.*

Referencias 6, 52, 213, 236, 301, 398, 416, 468, 599.

Función, alteración del rendimiento de

Factores relacionados: Transición situacional; incapacidad física*

Gertrude K. McFarland y Karen E. Inaba

OBJETIVOS DEL PACIENTE/ RESULTADOS ESPERADOS	INTERVENCIONES DE ENFERMERÍA/ *BASE RACIONAL CIENTÍFICA*
Participar con buen rendimiento en el rol funcional evidenciado por lo siguiente:	
Especifica comportamientos necesarios para cumplir las expectativas de función cambiadas Discute las expectativas de función y el rendimiento del intercambio de roles con personas significativas Usa estrategias constructivas para hacer frente a la transición situacional Expresa satisfacción con el rendimiento en el rol adquirido recientemente Busca ayuda en fuentes apropiadas	Determina la naturaleza del trastorno de rendimiento de función –fracaso de función, pérdida de función, conflicto de función interpersonal o insuficiencia de función– *para evaluar las limitaciones y planear estrategias destinadas a enfrentarse a los cambios de función.* Determina la función del paciente dentro de la familia y la red social *para identificar expectativas.* Determina el ámbito y la naturaleza de la transición situacional experimentada *para evaluar grado de crisis creada por el cambio.* Detecta factores culturales que influencian las expectativas y el rendimiento de función. Determina las expectativas de los rendimientos de función y las recompensas percibidas por el paciente de los comportamientos de función, y aclara cualquier concepto erróneo sobre el cambio de función *para reforzar la realidad y disminuir la negación.* Anima al paciente para que exprese preocupaciones y sentimientos sobre la pérdida de salud física. Ayuda al paciente a identificar y aplicar estrategias para enfrentarse a la transición situacional. Enseña al paciente estrategias para hacer frente a la incapacidad física.

*Para el paciente con enfermedad pulmonar obstructiva crónica.

Función, alteración del rendimiento de (cont.)

OBJETIVOS DEL PACIENTE/ RESULTADOS ESPERADOS	**INTERVENCIONES DE ENFERMERÍA/** ***BASE RACIONAL CIENTÍFICA***
	Ayuda al paciente a identificar fuerzas y recursos incluyendo modelos de función positivos, *para aumentar el apoyo social y reforzar el rendimiento de función.* *Discute el impacto del cambio de función con la familia y las personas significativas para que comprendan y apoyen el rendimiento de la función del paciente.* Usa la interpretación de funciones *para enseñar nuevos comportamientos, proporcionar oportunidades para reevaluar función y reforzar el cambio.* Ofrece apoyo y alabanzas para iniciar y practicar nuevos comportamientos *para construir un concepto positivo sobre sí mismo.*

Referencias 21, 26, 73, 225, 278, 287a, 288, 431, 496, 526, 629.

Gasto cardíaco disminuido

Factores relacionados: Trastorno del ritmo electrofisiológico: bradiarritmias (frecuencia cardíaca <40/minuto) o taquiarritmias (frecuencia cardíaca >180/minuto)*

Margaret J. Stafford y Mi Ja Kim

OBJETIVOS DEL PACIENTE/ RESULTADOS ESPERADOS	**INTERVENCIONES DE ENFERMERÍA/** ***BASE RACIONAL CIENTÍFICA***
Recuperar el rango normal de gasto cardíaco (GC) evidenciado por lo siguiente:	
Presión sanguínea normal para el paciente Frecuencia y ritmo del corazón dentro de límites normales; ausencia de bradiarritmias y taquiarritmias sin medicación IV; con o sin medicación oral de mantenimiento; con o sin marcapaso; con o sin soporte de desfibrilador cardioversor interno automático (DCIA) Ausencia de alteraciones de la onda T y el espacio ST en el ECG Ausencia de dolor/molestia en el tórax, disnea, vahídos, palpitaciones y síncope	Estudia/documenta/evalúa la respuesta del paciente a las bradiarritmias o taquiarritmias y a los signos y síntomas asociados con la disminución del GC (p. ej., alteración mental, vahídos, hipotensión, palidez, diaforesis, disnea, anomalía de los sonidos respiratorios o cardíacos, sensación de ansiedad o alarma, fatiga, palpitaciones, dolor torácico y pérdida de consciencia). Determina la necesidad de monitorización continua en colaboración con el médico. Explica, si está indicado, el objetivo de la UCI o la unidad de vigilancia al paciente/otras personas significativas, y discute las ventajas de «tener el corazón continuamente vigilado».
Experimentar menos estrés, miedo y ansiedad evidenciado por lo siguiente: Dice comprender y aceptar la terapia: fármacos y otros tratamientos Expresa interacción social positiva	

*Para el paciente con infarto agudo de miocardio.

Gasto cardíaco disminuido (cont.)

OBJETIVOS DEL PACIENTE/ RESULTADOS ESPERADOS	INTERVENCIONES DE ENFERMERÍA/ *BASE RACIONAL CIENTÍFICA*
	Bradiarritmia sintomática, frecuencia cardíaca ≤40 latidos/minuto
	Evalúa la respuesta del paciente a la frecuencia lenta y los desórdenes hemodinámicos. La bradicardia (<40 latidos/minuto) causa síntomas de perfusión disminuida, ya que el GC se compromete debido a la frecuencia lenta (CO = VS × FC)
	Revisa la medicación actual del paciente para identificar fármacos que pudieran disminuir la frecuencia cardíaca (p. ej., sulfato de morfina, un agente vagomimético; verapamil, un bloqueante del calcio; propranolol, un betabloqueante, o digoxina, un glucósido cardíaco con efectos secundarios potenciales de bradicardia y bloqueo AV). Comenta con el médico la posibilidad de discontinuar o sustituir esos fármacos.
	Proporciona ventilación adecuada y administra oxígeno según lo indicado. Proporciona un solo impulso torácico (si apropiado) y anima la tos profunda para estimular la actividad cardíaca y mejorar el GC. Si el paciente tiene un episodio de síncope, le baja la cabeza y le eleva las piernas para facilitar la circulación cerebral. Notifica la situación al médico.

continúa

Gasto cardíaco disminuido (cont.)

OBJETIVOS DEL PACIENTE/ RESULTADOS ESPERADOS	**INTERVENCIONES DE ENFERMERÍA/** ***BASE RACIONAL CIENTÍFICA***
	Inicia una infusión IV y administra/titula los fármacos (de acuerdo con la política/protocolo del hospital; p. ej., un bolo de sulfato de atropina, 0,5 a 1,0 mg). Si no aumenta la frecuencia, repite dosis de 0,5 mg cada 5 minutos hasta un máximo de 2,0 mg. *La atropina* es un agente parasimpaticolítico que bloquea la acción del vago, aumentando la frecuencia cardíaca y potenciando la conducción auriculoventricular (AV).* Vigila para efectos secundarios (p. ej., retención urinaria, cefalea, vahídos y sequedad, distensión y dolor del abdomen, fotofobia/glaucoma y las extrasístoles ventriculares). Actúa con precaución, puesto que *el aumento excesivo de la frecuencia puede empeorar la isquemia miocárdica existente*; el clorhidrato de isoproterenol (Isuprel*) es un *fármaco simpaticomimético sintético con potentes acciones inotrópicas y cronotrópicas.* Se puede usar como medida temporal cuando persisten los problemas hemodinámicos, hasta que sea posible insertar un marcapaso temporal. Preparar 1 mg de Isuprel en 500 ml de dextrosa al 5% en agua estéril (2 μg/ml). Infundir 2 a 10 μg/ml, titulando de acuerdo con la respuesta de la frecuencia y el ritmo del corazón. Ayudar a la inserción de un marcapaso temporal transvenoso si está indicado, y explicar su propósito y el procedimiento al paciente. El marcapaso temporal

*En el paciente con IM, el Isuprel y la atropina pueden causar extensión del infarto: de hecho, la estimulación vagal puede ser beneficiosa para disminuir la vulnerabilidad ventricular.

Gasto cardíaco disminuido (cont.)

OBJETIVOS DEL PACIENTE/ RESULTADOS ESPERADOS	**INTERVENCIONES DE ENFERMERÍA/** ***BASE RACIONAL CIENTÍFICA***
	está indicado para el paciente con bradicardia grave, pero con pulso palpable, y para el paciente con bloqueo cardíaco de grado alto, cuyo latido conducido (intrínseco o generado por el marcapaso) origina un pulso palpable. Si los síntomas persisten, se considera un marcapaso permanente. Si se implanta un marcapaso permanente, proporcionar un plan de cuidado completo/holístico, incluyendo los factores siguientes: participación del paciente/otras personas significativas en el establecimiento de objetivos preoperatorios/postoperatorios y a largo plazo; explicar el objetivo y el funcionamiento del marcapaso implantado (p. ej., fisiológico, con respuesta a la frecuencia, único o doble); proporcionar un folleto de enseñanza específica sobre el marcapaso, revisando los conceptos con el paciente; tranquilizar/explicar los beneficios del marcapaso relacionados con el nivel de energía, y disipar los conceptos erróneos sobre restricciones, como actividad sexual y deportes sin contacto, pero revisar las precauciones apropiadas; tranquilizar al paciente sobre aspecto cosmético y autoimagen en general; introducir el concepto de transmisión telefónica del ECG y visitas a la clínica. Proporcionar consejo al paciente con miedos y preocupaciones persistentes. Revisar todos los medicamentos: objetivos, efectos secundarios, dieta y restricciones de actividad, si están indicadas, y favorecer una actitud y un comportamiento positivos.

continúa

Gasto cardíaco disminuido (cont.)

OBJETIVOS DEL PACIENTE/ RESULTADOS ESPERADOS	**INTERVENCIONES DE ENFERMERÍA/** ***BASE RACIONAL CIENTÍFICA***
	Taquiarritmias Frecuencia cardíaca ≥180 latidos/minuto
	Analiza el ritmo en cuanto a regularidad y morfología de los complejos. Determina el sitio de origen de la taquiarritmia en el sistema de conducción (arterial, funcional o ventricular).
	Las frecuencias cardíacas >180 que se originan por encima de los ventrículos, conocidas como taquicardias supraventriculares (TSV), no suponen un peligro inminente para la vida, pero pueden comprometer seriamente el GC. *Se acorta el tiempo de llenado diastólico, disminuye la precarga y el volumen sistólico y en último término desciende el GC (GC = VS × FC).*

Gasto cardíaco disminuido (cont.)

OBJETIVOS DEL PACIENTE/ RESULTADOS ESPERADOS	**INTERVENCIONES DE ENFERMERÍA/** ***BASE RACIONAL CIENTÍFICA***
	Evaluar lo siguiente en presencia de TSV ≥180 latidos/minuto.† 1) Evaluar la calidad de los pulsos periféricos y detectar los déficit de pulso. En caso de fibrilación auricular (y otros ritmos auriculares extremadamente rápidos y/o incoordinados) se pierde la contribución auricular al GC (el «empujón auricular») hasta en un 30%. 2) Monitorizar la presión arterial para detectar hipotensión y signos de perfusión disminuida, auscultar y detectar los sonidos cardíacos anormales, específicamente S3. Cuando el ventrículo izquierdo es insuficiente y no distensible, la deceleración súbita de la onda de llenado produce un tercer tono audible. 3) Monitorizar y evaluar el ECG de 12 derivaciones para cambios precipitados y signos de isquemia miocárdica (p. ej., depresión del segmento ST y cambios de la onda T). 4) Determinar y evaluar la presencia de dolor/molestia del tórax. *En caso de taquicardia sostenida existe el peligro de disminución de la perfusión cardíaca (por acortamiento del tiempo de llenado diastólico), disminución del aporte de oxígeno al miocardio y aumento de la carga de trabajo.* 5) Vigilar la situación pulmonar y los cambios de comportamiento adversos para émbolos potenciales como *resultado de la actividad auricular desorganizada.* 6) Si el paciente está siendo anticoagulado, vigilar los niveles de protrombina

†Los siguientes factores de evaluación e intervenciones generales guardan relación con todas las taquiarritmias >180 latidos/minuto originadas por encima de los ventrículos, a menos que se especifique otra cosa.

continúa

Gasto cardíaco disminuido (cont.)

OBJETIVOS DEL PACIENTE/ RESULTADOS ESPERADOS	INTERVENCIONES DE ENFERMERÍA/ *BASE RACIONAL CIENTÍFICA*
	y en caso contrario, comentar con el médico (si apropiado) la conveniencia de anticoagulación. Iniciar la administración de oxígeno, infusión IV y la monitorización hemodinámica, según lo indicado y ordenado. Notificar al médico los cambios significativos y las órdenes necesarias; iniciar maniobra de Valsalva y estimulación del seno carotídeo si está indicado (de acuerdo con el protocolo). *Esas acciones aumentan las respuestas parasimpáticas (vagales), produciendo un bloqueo en el nódulo AV y reduciendo la frecuencia ventricular.* Administrar y titular (de acuerdo con el protocolo) la medicación ordenada (p. ej., verapamil, *que interrumpe el circuito de reentrada y aumenta el retraso en el nódulo AV*; propranolol, *para disminuir la automaticidad y la velocidad de conducción, enlenteciendo la frecuencia cardíaca;* y/o digoxina, *para enlentecer la conducción AV, aumentando el grado de bloqueo cardíaco y disminuyendo la frecuencia ventricular*). Vigilar y comunicar las reacciones desfavorables.

Gasto cardíaco disminuido (cont.)

OBJETIVOS DEL PACIENTE/ RESULTADOS ESPERADOS	**INTERVENCIONES DE ENFERMERÍA/** ***BASE RACIONAL CIENTÍFICA***
	Preparar al paciente para la cardioversión eléctrica, si indicada y ordenada. *La cardioversión suministra una carga de corriente continua sincronizada al miocardio, haciendo que todas las células se despolaricen simultáneamente y permitiendo que el nódulo sinusal recupere el control. Ayudar según lo indicado a sincronizar la «carga» con el QRS del paciente, para evitar el período vulnerable del ciclo cardíaco y la posible fibrilación ventricular.* Explicar el procedimiento en términos exactos pero no amenazantes, asegurar que se ha obtenido el consentimiento informado por escrito y afirmar al paciente que recibirá una medicación antes del tratamiento para evitar el dolor y el sufrimiento.
	Si se ordena marcapaso con overdrive, explicar el tratamiento al paciente, asegurar que se ha obtenido el consentimiento informado y ayudar según lo indicado. *El marcapaso con overdrive suele ser eficaz para controlar la frecuencia rápida y puede convertir algunas TSV a ritmo sinusal normal.*
	La taquicardia ventricular (TV) no sólo causa disminución del GC según lo descrito para la TSV, sino que puede progresar con rapidez a la fibrilación ventricular y la muerte.

continúa

Gasto cardíaco disminuido (cont.)

OBJETIVOS DEL PACIENTE/ RESULTADOS ESPERADOS	INTERVENCIONES DE ENFERMERÍA/ *BASE RACIONAL CIENTÍFICA*
	Evaluar el nivel de consciencia y los pulsos periféricos. Si el paciente aparece sin respuesta, sin respiración y sin pulso, iniciar la RCP y alertar al equipo de RCP. Si se dispone inmediatamente de un desfibrilador, administrar contrashock no sincronizado; comenzar con 200 vatios y continuar con la RCP según lo indicado en las normas del hospital. Si el paciente se muestra consciente y hemodinámicamente estable, administrar un golpe en el tórax e indicarle que tosa, *en un intento de mantener la consciencia.* Golpear el pecho sólo si se dispone de un desfibrilador de respaldo, puesto que al hacerlo se puede precipitar la fibrilación ventricular. Iniciar el régimen farmacológico de acuerdo con las normas del hospital (p. ej., un bolo de 50 a 75 mg de lidocaína, seguido por una infusión IV del mismo fármaco). Preparar al paciente para marcapaso con overdrive, si está indicado. Hablar con el paciente durante los procedimientos, y explicarle con calma y de forma tranquilizadora el tratamiento. Explicar antes del alta las dosis y los efectos secundarios de los fármacos para mantenimiento (p. ej., procainamida, quinidina, bloqueantes del canal del calcio, betabloqueantes y otros, según lo prescrito); comentar las limitaciones relacionadas con ejercicio, dieta, modificación del estilo de vida y necesidad de vigilancia.

Gasto cardíaco disminuido (cont.)

OBJETIVOS DEL PACIENTE/ RESULTADOS ESPERADOS	**INTERVENCIONES DE ENFERMERÍA/** ***BASE RACIONAL CIENTÍFICA***
	Si se implanta un DCIA, el plan detallado de enseñanza al paciente y la familia debe incluir propósito, restricciones, funcionamiento, qué hacer y qué no hacer, RCP y citas específicas para vigilancia.

Referencias: 68, 99, 103, 115, 156, 188, 475, 552, 553.

Hipertermia

Factor relacionado: Exposición a medio ambiente cálido*

Kathryn Czurylo y Mi Ja Kim

OBJETIVOS DEL PACIENTE/ RESULTADOS ESPERADOS	INTERVENCIONES DE ENFERMERÍA/ *BASE RACIONAL CIENTÍFICA*
Mantener la normotermia evidenciado por lo siguiente:	
Ausencia de signos y síntomas de hipertermia, como taquicardia, hiperventilación, piel enrojecida y convulsiones Normotermia Respiración, pulso y presión arterial dentro de límites normales para el paciente	Vigila la temperatura y los signos vitales cada hora. Aplica medidas de enfriamiento internas/externas según lo apropiado, como baño con esponja fría o colchón de refrigeración. *Cuando usa el colchón refrigerador, desciende la temperatura gradualmente para evitar lo más posible los escalofríos, que aumentan el consumo de oxígeno.* Proporciona terapia con líquidos IV según lo ordenado. Proporciona líquidos (3.000 ml/24 horas) según lo ordenado. *Se puede producir deshidratación debido a pérdida de líquidos por diaforesis y ventilación aumentada.* Vigila la gasometría arterial y las pruebas de sangre y orina, y comunica las anomalías. Administra antipiréticos según lo ordenado. Proporciona ambiente cómodo y con temperatura controlada.

*Para el paciente con choque térmico.

Referencias 76, 260, 338, 341.

Hipotermia

Factor relacionado: Exposición a medio ambiente frío*

Kathryn Czurylo y Mi Ja Kim

OBJETIVOS DEL PACIENTE/ RESULTADOS ESPERADOS	**INTERVENCIONES DE ENFERMERÍA/** ***BASE RACIONAL CIENTÍFICA***
Mantener la normotermia evidenciado por lo siguiente:	
Ausencia y signos de hipotermia: escalofríos, piel fría, palidez Normotermia Pulso, respiración y presión arterial dentro de límites normales para el paciente	Recalienta lentamente el cuerpo con métodos internos/externos, según lo apropiado (p. ej., administra solución IV a temperatura ambiente o templada según lo ordenado; envuelve las extremidades con toallas para controlar los escalofríos).
Piel templada	Vigila la temperatura usando un termómetro de temperatura baja.
	Vigila los signos vitales cada hora; monitoriza continuamente el ECG; comunica arritmias como bradicardia, y trata según lo ordenado. *Durante la hipotermia disminuye el volumen circulante, con caída del gasto cardíaco, disminución consiguiente del suministro de oxígeno y posible desarrollo de arritmias.*
	Vigila los niveles de gases en sangre arterial. *Debido a la depresión respiratoria medular, se puede producir acidosis respiratoria.*
	Vigila los valores de laboratorio: electrólitos séricos, BUN, creatinina, glucosa y hemograma, y comunica anomalías. *Las funciones endocrina, hepática y renal disminuyen al caer la temperatura; las cifras de leucocitos y plaquetas pueden bajar por secuestro en el bazo, el hígado y los lechos vasculares.*

*Para el paciente con lesión por frío.

continúa

Hipotermia (cont.)

OBJETIVOS DEL PACIENTE/ RESULTADOS ESPERADOS	INTERVENCIONES DE ENFERMERÍA/ *BASE RACIONAL CIENTÍFICA*
	Inserta una sonda permanente si se ha ordenado y vigila la diuresis cada 30 minutos *para evaluar el balance corporal de líquidos y la función renal.* Proporciona ambiente confortable con temperatura controlada.

Referencias 30, 101, 145, 165, 238, 253, 264, 341, 349, 640.

Identidad personal, trastorno de la

Factores relacionados: Historia de experiencias interpersonales traumáticas graves; múltiples estresantes reales*

Gertrude K. McFarland y Karen E. Inaba

OBJETIVOS DEL PACIENTE/ RESULTADOS ESPERADOS	**INTERVENCIONES DE ENFERMERÍA/** ***BASE RACIONAL CIENTÍFICA***
Mantener un concepto positivo de identidad personal evidenciado por lo siguiente:	
Demuestra aceptación positiva e identificación del yo Identifica el yo con un sentido de continuidad a lo largo del tiempo	Desarrolla una relación de confianza con el paciente mediante el diálogo continuado sobre seguridad y confianza. Revisa los valores, creencias y objetivos del paciente *para evaluar el sentido del yo y percepción propia.* Anima al paciente a hablar sobre las reacciones y experiencias que han influenciado el concepto de sí mismo, *para determinar el impacto de experiencias interpersonales traumáticas graves pasadas y posibles fuentes de ansiedad o dolor.* Apoya las autodesignaciones positivas y las exposiciones de autoafirmación, *para reforzar la imagen de sí mismo y las competencias positivas.* Anima la toma de decisiones independientes proporcionando retroalimentación sin prejuicios. Usa interpretación de función e inversión de función para ensayar nuevos comportamientos, *a fin de disminuir la ansiedad y apoyar la capacidad de resolver problemas.* Moviliza soporte social por parte de personas significativas.

*Para el paciente con trastorno de personalidad límite.

continúa

Identidad personal, trastorno de la (cont.)

OBJETIVOS DEL PACIENTE/ RESULTADOS ESPERADOS	INTERVENCIONES DE ENFERMERÍA/ *BASE RACIONAL CIENTÍFICA*
Distinguir entre propio y no propio evidenciado por lo siguiente:	
Percibe y responde a los otros y los separa de sí mismo	Establece límites alrededor de las fronteras personales y aclara las expectativas sobre relación personal de enfermería/paciente *para disminuir la ambivalencia y la ansiedad.*
Integra pensamientos, emociones y comportamientos en un yo organizado	Modifica estresantes ambientales *para disminuir el sentimiento de amenaza y desorganización.*
	Apoya la independencia del paciente *para ayudar a reforzar la capacidad de separación y diferenciación.*
	Enseña al paciente técnicas para control del estrés.
	Vigila el estado mental *para identificar la presencia de causa orgánica de los síntomas y dificultades en la apreciación de la realidad.*

Referencias 28, 79, 97, 185, 191, 325, 356, 496, 513, 524.

Imagen corporal, trastorno de la

Factor relacionado: Dificultad para aceptar la imagen corporal*

Gertrude K. McFarland y Karen E. Inaba

OBJETIVOS DEL PACIENTE/ RESULTADOS ESPERADOS	**INTERVENCIONES DE ENFERMERÍA/** ***BASE RACIONAL CIENTÍFICA***
Aceptar el cambio corporal e incorporarlo en el concepto de sí mismo de forma que mantenga una imagen corporal positiva evidenciado por lo siguiente: Hace exposiciones positivas sobre imagen corporal Personaliza pérdida de la parte corporal Se mira y se toca la parte corporal afecta Expresa aceptación de la imagen corporal alterada Usa los recursos disponibles para información y soporte	Evalúa las percepciones y sentimientos actuales de la paciente sobre la mastectomía y el cambio resultante de la imagen corporal. Evalúa la percepción por parte de la paciente del impacto de la mastectomía sobre la relación con el cónyuge o la persona significativa *para identificar distorsiones.* Respeta la necesidad de la paciente de un período de retraimiento o negación *para minimizar el carácter intrusivo y la vulnerabilidad aumentada.* Ayuda a la paciente a expresar sentimientos sobre la pérdida, *a fin de apoyar el duelo normal.* Proporciona información sobre ayudas cosméticas y uso de estilos de vestido *para mejorar la autoimagen.* Fomenta la participación en servicios y grupos de ayuda de la comunidad *para conectar con pacientes similares a fines de información y validación.* Alaba la actitud positiva ante los problemas para mejorar el aspecto, *a fin de reforzar los comportamientos adaptativos.*

Referencias 69, 79, 272, 424, 432, 474, 492, 496, 520.

*Para la paciente con mastectomía.

Impotencia, sensación de

Factores relacionados: Controlando el autoritario ambiente de atención a la salud; estilo de vida de desesperanza

Gertrude K. McFarland y Mary E. Markert

OBJETIVOS DEL PACIENTE/ RESULTADOS ESPERADOS	INTERVENCIONES DE ENFERMERÍA/ ***BASE RACIONAL CIENTÍFICA***
Experimentar sensación aumentada de control sobre la situación vital y las actividades propias evidenciado por lo siguiente:	
Expresa sentimiento positivo sobre la capacidad propia para conseguir una sensación de potencia y control en el rendimiento de función, mientras está en un medio autoritario de cuidados sanitarios	Explora con el paciente las referencias, necesidades, valores y actitudes personales; ayuda al paciente alabando la preparación para iniciar y mantener comportamientos saludables. *La participación del paciente en los planes de cuidado aumenta el potencial para dominarlos.*
Expresa aceptación de las situaciones vitales sobre las que el paciente no tiene control	Proporciona oportunidades para que el paciente exprese sentimientos sobre sí mismo y la enfermedad; reconoce y acepta las expresiones de miedo, ira o falta de respuesta a la información o los eventos, como una manifestación del sufrimiento del paciente. *La verbalización/exploración de los sentimientos aumenta la comprensión de los mecanismos de defensa/afrontamiento del individuo.*
	Identifica comportamientos de afrontamiento pasados/presentes que sean positivos y refuerza su uso. *La percepción de éxitos pasados aumenta la confianza en sí mismo.*
	Anima al paciente a identificar cuándo comienzan/ocurren los sentimientos de impotencia/pérdida de control en medio autoritario de cuidados sanitarios. *La percepción aumenta la comprensión de los estresantes que desencadenan los sentimientos de impotencia.*

Impotencia, sensación de (cont.)

OBJETIVOS DEL PACIENTE/ RESULTADOS ESPERADOS	**INTERVENCIONES DE ENFERMERÍA/** ***BASE RACIONAL CIENTÍFICA***
	Anima al paciente a establecer una relación de compañerismo con el equipo de cuidado sanitario, y ayuda al paciente a comunicarse de forma eficaz con otros miembros del equipo sanitario. Estimula el interés y la curiosidad del paciente por diferentes aspectos del cuidado. Proporciona refuerzo positivo para la mejoría. Estimula la expresión de emociones positivas (esperanza, fe, deseo de vivir, sentido de objetivo). *El análisis de los temas de autoestima proporciona sentido de apreciación para la dignidad del paciente y el éxito realista.*
Recuperar el funcionamiento trastornado reversible y compensar la pérdida irreversible evidenciado por lo siguiente: Participa en comportamientos encaminados a la solución de problemas Identifica barreras para el cambio relacionado con la salud	Ajusta las prácticas de cuidado y modifica el plan de cuidado para apoyar el sentido de control y participación en la toma de decisiones por parte del paciente. Crea/modifica el medio ambiente para participación activa en el autocuidado. Cubre las necesidades de intimidad del paciente. Elimina lo impredecible informando al paciente de los procedimientos/pruebas programados. Ayuda a que el paciente anticipe experiencias sensoriales que acompañan a los procedimientos. Proporciona material de lectura relevante.

continúa

Impotencia, sensación de (cont.)

OBJETIVOS DEL PACIENTE/ RESULTADOS ESPERADOS	**INTERVENCIONES DE ENFERMERÍA/** ***BASE RACIONAL CIENTÍFICA***
	Apoya los esfuerzos del paciente para aumentar los recursos (p. ej., obteniendo datos sobre nuevas técnicas).
	Alivia el sufrimiento físico que disminuye la reserva de energía.
Establece objetivos y ensaya comportamientos adaptativos alternativos	Ofrece alternativas a las AVD rutinarias (p. ej., cambio de la pauta de AVD, actividades recreativas, horas de visita, tiempo de tratamiento).
	Anima la participación de otras personas significativas si el paciente lo desea.
Vigila por sí mismo las acciones relacionadas con la salud	Enseña la automonitorización.
	Proporciona consulta para grupos de ayuda mutua, religiosos y otros sistemas de soporte, según sea apropiado.

Referencias 83, 125, 151, 179, 308, 398, 568, 579.

Incontinencia de esfuerzo

Factores relacionados: Debilidad del esfínter, de los músculos pélvicos y de los soportes estructurales

Ruth E. McShane y Audrey M. McLane

OBJETIVOS DEL PACIENTE/ RESULTADOS ESPERADOS	**INTERVENCIONES DE ENFERMERÍA/** ***BASE RACIONAL CIENTÍFICA***
Aumentar el tono de la musculatura del suelo pélvico y la función esfinteriana evidenciado por lo siguiente:	
Realiza ejercicios del suelo pélvico (ESP) tres veces al día durante 6 meses	Enseña al paciente un método para hacer ESP y proporciona instrucciones escritas: Sentado o de pie sin tensar los músculos de las piernas, las nalgas o el abdomen. Contraer y relajar los músculos perivaginales y los esfínteres urinario y anal durante 3 o 4 segundos, y repetir de forma rápida. Hacer ESP 25 a 30 veces, tres veces al día. *Los ESP fortalecen los músculos perivaginales, el esfínter urinario y el esfínter anal externo.*
Reducir los episodios de incontinencia evidenciado por lo siguiente:	
Lleva un registro de micción	Enseña al paciente a llevar un registro de micción.
	Vigila el número y el patrón de episodios de incontinencia.
Usa un cronómetro para no olvidarse orinar cada 2 horas	Instruye al paciente para que orine a horas fijas, comenzando con intervalos de 2 horas.
	Instruye al paciente para que prolongue gradualmente el intervalo entre las micciones.
Bebe 6 a 8 vasos de agua al día	Ayuda al paciente a establecer el patrón de ingesta de líquidos, con el fin de mantener la hidratación (p. ej., 200 ml cada 2 horas durante el día).

continúa

Incontinencia de esfuerzo (cont.)

OBJETIVOS DEL PACIENTE/ RESULTADOS ESPERADOS	INTERVENCIONES DE ENFERMERÍA/ *BASE RACIONAL CIENTÍFICA*
Aumentar de la autoestima y el funcionamiento social evidenciado por lo siguiente:	
	Proporciona refuerzo positivo para los comportamientos deseados.
	Enseña el uso de ayudas para la continencia.
Participa con regularidad en actividades sociales/recreativas	Ayuda a desarrollar el plan de participación en actividades al aire libre.

Referencias 159, 215a, 349, 363, 549, 600.

Incontinencia de urgencia

Factores relacionados: Historia de infecciones vesicales recurrentes; ingesta alta de cafeína

Audrey M. McLane y Ruth E. McShane

OBJETIVOS DEL PACIENTE/ RESULTADOS ESPERADOS	**INTERVENCIONES DE ENFERMERÍA/** ***BASE RACIONAL CIENTÍFICA***
Modificar la dieta y la ingesta de líquido para mantener la acidez adecuada de la orina evidenciado por lo siguiente:	
Bebe diariamente zumo concentrado de arándano	Enseña al paciente a beber zumo concentrado de arándano y/o a tomar dosis suprafisiológicas de vitamina C. *A dosis muy altas, la vitamina C no es metabolizada y se excreta con la orina como ácido ascórbico. La acidez de la orina ayuda a prevenir el crecimiento bacteriano.*
Toma cantidades suprafisiológicas de vitamina C	
Bebe 250 ml de líquido con cada comida, entre comidas y al final de la tarde	Enseña al paciente a beber 250 ml de líquido con las comidas, entre las comidas y por la tarde.
Sustituye el té normal por té de hierbas.	Enseña al paciente a disminuir la ingesta de líquidos con cafeína.
Establecer/cumplir la rutina de evacuación evidenciado por lo siguiente:	
Intenta orinar cada 2 horas, con aumento gradual a cada 3 o 4 horas	Ayuda al paciente a desarrollar una rutina de evacuación. Enseña/vigila el uso del registro de micción.
Usa con regularidad ejercicios del suelo pélvico para fortalecer los músculos	Enseña ejercicios del suelo pélvico.
Usa el registro de micción para anotar los intentos de evacuación, practica los ejercicios del suelo pélvico y disminuye los episodios de incontinencia	Vigila/evalúa el cambio en el patrón de micción.
Orina antes de acostarse	

continúa

Incontinencia de urgencia (cont.)

OBJETIVOS DEL PACIENTE/ RESULTADOS ESPERADOS	**INTERVENCIONES DE ENFERMERÍA/** ***BASE RACIONAL CIENTÍFICA***
Alterar el patrón de respuesta a la necesidad de orinar evidenciado por lo siguiente:	
Evita el marchar corriendo al aseo Responde a la necesidad de orinar pausando y relajando los músculos abdominales, y continúa después a un ritmo normal	Enseña al paciente a modificar el patrón de respuesta a la urgencia de orinar, incluyendo no marcharse corriendo al aseo, responder a la urgencia controlando o relajando los músculos abdominales, y continuar después a ritmo normal. *La relajación de los músculos abdominales disminuye la sensación de urgencia y ayuda a mantener la continencia.*
Restablecer la continencia evidenciado por lo siguiente:	
Disminuyen los episodios de pérdida involuntaria de orina	Proporciona retroalimentación positiva para disminuciones pequeñas en los episodios de incontinencia.
Usa medidas para prevenir la recidiva de infecciones vesicales (p. ej., ingesta de líquido adecuada, dosis suprafisiológicas de vitamina C)	Enseña al paciente a continuar el uso de dosis suprafisiológicas de vitamina C y programa la ingesta de líquidos para prevenir la recidiva de la infección del tracto urinario.
Ausencia de infección del tracto urinario, confirmada por análisis de orina	Instruye al paciente para que tome antibióticos según lo prescrito. Enseña al paciente a obtener muestras de la mitad de la micción en cuanto reaparecen los síntomas.

Referencias 31, 88, 292, 363, 543, 549, 600.

Incontinencia funcional

Factores relacionados: Movilidad restringida que requiere el uso de equipo o dispositivo; tratamiento diurético; no régimen de evacuación establecido

Audrey M. McLane y Ruth E. McShane

OBJETIVOS DEL PACIENTE/ RESULTADOS ESPERADOS	INTERVENCIONES DE ENFERMERÍA/ *BASE RACIONAL CIENTÍFICA*
Conseguir la continencia evidenciado por lo siguiente:	
Disminución gradual del número de episodios de incontinencia	Enseña el uso progresivo de los ejercicios de Keger (543, p. 215).
Lleva un registro de los episodios de emisión involuntaria de orina	
Responde al refuerzo positivo	Proporciona retroalimentación positiva en conjunción con las comprobaciones de incontinencia.
Establecer/cumplir la rutina de evacuación evidenciado por lo siguiente:	
Intenta orinar cada hora y aumenta gradualmente hasta 3 o 4 horas.	Establece un programa de micción voluntaria cada hora, aumenta gradualmente a 3 o 4 horas, según tolerancia.
Orina antes de retirarse	
Usa el registro de orina para anotar los cambios en el patrón de micción	Enseña/vigila el uso del registro de orina para documentar los intentos de micción.
Modificar el medio ambiente para facilitar la continencia evidenciado por lo siguiente:	
Acepta el uso del inodoro	Proporciona al paciente una lista de recursos para alquilar/comprar un inodoro.
Designa un área privada para uso del inodoro	Ayuda al paciente a seleccionar y crear un área privada para el inodoro y los accesorios en el primer piso de la residencia. *El área privada para uso del inodoro facilitará los intentos de micción iniciados por el paciente.*
Mantiene cerca las ayudas para caminar y los accesorios necesarios	
Usa ayudas a la continencia para proteger la piel y los vestidos	
Usa ropa fácil de quitar para facilitar la evacuación	Aconseja colocar un teléfono supletorio cerca del inodoro.
Mantiene iluminados la escalera y el cuarto de baño durante la noche	

continúa

Incontinencia funcional (cont.)

OBJETIVOS DEL PACIENTE/ RESULTADOS ESPERADOS	INTERVENCIONES DE ENFERMERÍA/ *BASE RACIONAL CIENTÍFICA*
Establecer/cumplir una rutina para la ingesta de diuréticos y líquidos evidenciado por lo siguiente:	
Toma el diurético 4 o 5 horas antes de acostarse Bebe 250 ml de líquido con las comidas, entre las comidas y 2 a 3 horas antes de acostarse	Desarrolla con el paciente una pauta para tomar diuréticos y líquidos. Vigila la medicación respecto a fármacos con influencia sobre el tono de la vejiga y/o la producción de orina. Aconseja uso consistente de suplementos de K^+ y alimentos ricos en K^+. *El nivel bajo de K^+ disminuye el tono vesical.*
Restablecer contactos sociales con amigos y familia evidenciado por lo siguiente:	
Sale del hogar durante períodos de 1-2 horas para visitar a la familia y los amigos Vuelve gradualmente a las actividades sociales usuales	Planifica con el paciente y la familia viajes cortos fuera de la residencia. Demuestra sensibilidad a los sentimientos del paciente sobre episodios de incontinencia. Anima el uso de ayudas para continencia, a fin de proteger la ropa. *El uso de ayudas a la continencia fuera de casa aliviará la ansiedad del paciente y contribuirá a la continencia.*

Referencias 363, 433, 543, 592, 600.

Incontinencia intestinal

Factores relacionados: Inaccesibilidad de facilidades de aseo; daño del esfínter anal

Audrey M. McLane y Ruth E. McShane

OBJETIVOS DEL PACIENTE/ RESULTADOS ESPERADOS	INTERVENCIONES DE ENFERMERÍA/ *BASE RACIONAL CIENTÍFICA*
Establecer un patrón regular de eliminación intestinal evidenciado por lo siguiente:	
Acepta el uso del inodoro Usa la cuña después de las comidas	Colabora con el miembro de la familia y el paciente para establecer el área de uso de la cuña en el primer piso de la residencia. Proporciona intimidad para el uso del inodoro. Colabora con el miembro de la familia para desarrollar rutinas de poner la cuña después de las comidas. Instruye al miembro de la familia para que proporcione un desayuno a primera hora de la mañana a fin de estimular el reflejo gastrocólico.
Practica ejercicios del suelo pélvico bajo la dirección del personal de enfermería y/o un miembro de la familia Los episodios de incontinencia intestinal disminuyen de frecuencia gradualmente	Enseña al paciente ejercicios del suelo pélvico y dirige las sesiones de práctica durante cada visita. *Los ejercicios del suelo pélvico ayudan a fortalecer los esfínteres anales y pueden prevenir los episodios de incontinencia.* Instruye al paciente para mantener las contracciones durante 3 a 4 segundos, y después repetir sin tensar los músculos de las piernas, las nalgas o el abdomen. *Si las contracciones se mantienen durante un minuto, los esfínteres tienden a fatigarse y entrar en una fase refractaria.* Colabora con el miembro de la familia a fin de disponer ayuda sanitaria a domicilio y proporcionar ayuda para la rutina de eliminación intestinal del paciente. Enseña a la persona encargada de proporcionar ayuda domiciliaria a dirigir al paciente durante los ejercicios del suelo pélvico.

continúa

Incontinencia intestinal (cont.)

OBJETIVOS DEL PACIENTE/ RESULTADOS ESPERADOS	INTERVENCIONES DE ENFERMERÍA/ *BASE RACIONAL CIENTÍFICA*
Se evitan las fisuras de la piel evidenciado por lo siguiente:	
La piel perirrectal tiene un aspecto normal	Enseña a miembros de la familia a comprobar diariamente el área rectal para detectar signos de enrojecimiento. Proporciona al paciente/miembros de la familia, instrucciones escritas para el cuidado diario de la piel. Enseña al miembro de la familia a vigilar todos los medicamentos, incluyendo los no prescritos. Proporciona información sobre ayudas para la incontinencia.
Aumentar la actividad social evidenciado por lo siguiente:	
Usa ropa protectora Ausencia de olor fecal Participa en actividades sociales por lo menos dos veces a la semana	Planifica con el paciente/miembro de la familia salidas cortas fuera del hogar. Anima el uso de ayudas para la incontinencia. Muestra sensibilidad a los sentimientos del paciente sobre olor e incontinencia.

Referencias 9, 344, 349, 362, 378, 379.

Incontinencia refleja

Factor relacionado: Lesión de la médula espinal por encima del arco reflejo*

Audrey M. McLane y Ruth E. McShane

OBJETIVOS DEL PACIENTE/ RESULTADOS ESPERADOS	**INTERVENCIONES DE ENFERMERÍA/** ***BASE RACIONAL CIENTÍFICA***
Conseguir la continencia evidenciado por lo siguiente:	
Expresa voluntad de ensayar técnicas de evacuación manual	Ayuda a seleccionar, enseña y ensaya técnicas manuales para facilitar la evacuación (p. ej., estimulación del ano, golpecitos en la parte inferior del abdomen, hacer fuerza en el inodoro). *Se produce un reflejo de contracción vesical en respuesta a la estimulación del periné o el abdomen inferior.*
Participa en la selección de indicios/recuerdos para evacuar	Establece indicios/recuerdos para evacuar.
	Vigila la cantidad de orina residual.
El paciente/otro significativo participa en el aprendizaje del cateterismo intermitente limpio (CIC)	Demuestra y hace que el paciente/otro significativo demuestre la técnica de CIC. *El paciente/otro significativo debe aprender la técnica de CIC para vigilar la orina residual; el conocer la técnica de CIC proporciona al paciente mayor sensación de control.*
Los episodios de incontinencia se hacen raros	Determinar la necesidad de usar un dispositivo de contención urinaria por la noche.
	Establece una pauta de sondaje, habitualmente cada 4 a 6 horas.
	Aclara si el paciente comprende el papel de la medicación (inhibidores autonómicos o espasmolíticos) para mantener la continencia.
Conservar la función renal evidenciado por lo siguiente:	
El análisis de orina confirma la ausencia de infección	Enseña/vigila el uso de medidas de higiene apropiadas (p. ej., lavarse las manos y el periné antes del procedimiento).

*Para el paciente con ausencia de vías neurales hasta el cerebro, pero reflejos espinales sacros intactos.

continúa

Incontinencia refleja (cont.)

OBJETIVOS DEL PACIENTE/ RESULTADOS ESPERADOS	**INTERVENCIONES DE ENFERMERÍA/** ***BASE RACIONAL CIENTÍFICA***
	Enseña al paciente/otro significativo cómo limpiar y almacenar las sondas y demás dispositivos. Enseña al paciente/otro significativo los signos y síntomas de infección vesical o del tracto urinario. Vigila el color, la cantidad y el olor de la orina. Establece un plan escrito para la ingesta de líquidos (p. ej., 200 ml cada 2 horas). Enseña a usar el registro de la ingesta/excreción de líquidos.
Mantener la integridad de la piel evidenciado por lo siguiente:	
La piel permanece intacta	Proporciona un plan escrito para mantener la piel limpia y seca. Vigila la piel para signos de enrojecimiento, abrasiones, etc.
Obtiene/utiliza prendas protectoras fáciles de quitar	Proporciona información sobre prendas protectoras fáciles de quitar.

Referencias 181, 216, 363, 533, 549, 600.

Incontinencia total

Factor relacionado: Fístula anatómica*

Ruth E. McShane y Audrey M. McLane

OBJETIVOS DEL PACIENTE/ RESULTADOS ESPERADOS	INTERVENCIONES DE ENFERMERÍA/ *BASE RACIONAL CIENTÍFICA*
Conseguir una pauta de evacuación vesical completa y regular evidenciado por lo siguiente:	
Los episodios de incontinencia son controlados	Proporciona dispositivo de contención urinaria para uso inmediato, *debido a que la mayoría de las modalidades terapéuticas rutinarias son ineficaces.* Determina el origen de la pérdida urinaria (uretra, vagina, otras). Identifica las condiciones que aumentan o disminuyen la pérdida de orina.
Evitar complicaciones urológicas evidenciado por lo siguiente:	
Establece y cumple las citas con el urólogo	Envía al paciente para evaluación médica. Vigila el color, olor y cantidad de orina.
El paciente/cuidador hace demostración de sondaje intermitente	Demuestra/vigila el sondaje intermitente limpio *para prevenir la infección urinaria.* Establece/aplica plan escrito para ingesta de líquidos (p. ej., 200 ml cada 2 horas desde las 8 AM a las 6 PM).
Conservar la integridad de la piel evidenciado por lo siguiente:	
La piel permanece intacta	Desarrolla/aplica plan escrito para mantener la piel limpia/seca. Explora la piel para detectar eritemas, abrasiones, etc. Demuestra el uso de prendas protectoras. Proporciona información sobre prendas fáciles de quitar.

*Para el paciente después de traumatismo y cirugía con limitaciones en el cuidado propio, nivel funcional 3.

continúa

Incontinencia total (cont.)

OBJETIVOS DEL PACIENTE/ RESULTADOS ESPERADOS	INTERVENCIONES DE ENFERMERÍA/ *BASE RACIONAL CIENTÍFICA*
Conseguir el nivel deseado de independencia en el autocuidado evidenciado por lo siguiente:	
Vigila los patrones propios de ingesta de líquidos/micción y hace ajustes	Enseña a usar el registro de micción.
Establece objetivos para aumentar la capacidad de autocuidado	Establece un plan para obtener la independencia en el autocuidado propio, consistente con las limitaciones.
El paciente/cuidador identifica problemas reales/potenciales relacionados con el uso de dispositivos de contención urinaria.	Desarrolla con el paciente/cuidador estrategias para hacer frente al uso de dispositivos de contención urinaria.
Mantener la dignidad y los sentimientos de valor propio por parte del paciente/cuidador evidenciado por lo siguiente:	
Aumenta el número de exposiciones positivas sobre sí mismo	Vigila las interacciones personal de enfermería/paciente para exposiciones negativas sobre sí mismo. Enseña al paciente técnicas de detención del pensamiento y sustitución del pensamiento. Usa estrategias conductuales aceptables para el paciente y el cuidador.
El cuidador primario participa semanalmente en actividades recreativas/sociales	Evalúa la salud, la sensación de bienestar y los sentimientos de carga percibidos por el cuidador. Comenta con el paciente/cuidador la importancia de planificar la participación del cuidador en actividades recreativas/sociales deseadas.

Referencias 110, 198, 216, 363, 507, 533, 600.

Incumplimiento (régimen terapéutico)

Factores relacionados: Complejidad del régimen de ejercicio; efectos secundarios de la medicación*

Audrey M. McLane

OBJETIVOS DEL PACIENTE/ RESULTADOS ESPERADOS	INTERVENCIONES DE ENFERMERÍA/ *BASE RACIONAL CIENTÍFICA*
Integrar la prescripción de ejercicio en las AVD evidenciado por lo siguiente:	
Registra el tiempo/distancia caminada en diario de ejercicio	Colabora con el paciente/persona significativa en el desarrollo/aplicación de un plan de ejercicio (actividad/reposo) semanal. Enseña al paciente/persona significativa el uso del diario de ejercicio.
Anota el dolor articular en la escala de 1-10 antes/después del ejercicio y ajusta el tiempo/distancia caminada, aumentándola o disminuyéndola según lo apropiado Modifica las actividades que aumentan consistentemente el dolor	Enseña al paciente/persona significativa el uso de la escala analógica visual para anotar el dolor articular. *El llevar un diario de ejercicio y reposo puede aumentar el cumplimiento de la prescripción de actividad/reposo.*
Establecer/cumplir una pauta para tomar la medicación evidenciado por lo siguiente:	
Toma los fármacos antiinflamatorios no esteroideos (AINE) con alimento	Colabora con el paciente/persona significativa a desarrollar/aplicar un plan para la toma de medicación. *La participación activa en la toma de decisiones sobre el régimen terapéutico puede aumentar el cumplimiento.*

*Para el adulto mayor con artropatía degenerativa bajo régimen de ejercicio.

continúa

Incumplimiento (régimen terapéutico) (cont.)

OBJETIVOS DEL PACIENTE/ RESULTADOS ESPERADOS	INTERVENCIONES DE ENFERMERÍA/ *BASE RACIONAL CIENTÍFICA*
Establece citas con el médico en caso de efectos secundarios de la medicación	Revisa los efectos secundarios de la medicación (p. ej., irritación gastrointestinal por AINE).
Anota la medicación tomada/olvidada y cualquier efecto secundario	Desaconseja al paciente que suspenda la medicación sin consultar con el médico.
	Enseña al paciente/persona significativa a anotar otros medicamentos tomados/olvidados.
Establece citas y las cumple para evaluar el cumplimiento del régimen	Establece citas para entrevistar al paciente y realizar un «recuento de comprimidos», a fin de evaluar el cumplimiento del régimen de medicamentos. *La entrevista con el paciente proporciona el método más exacto para evaluar el cumplimiento.*

Referencias 119, 128, 470, 511, 512, 604, 618, 619.

Infección, alto riesgo de

Factor de riesgo: Sistema inmune deprimido*

Kathryn Czurylo y Mi Ja Kim

OBJETIVOS DEL PACIENTE/ RESULTADOS ESPERADOS	**INTERVENCIONES DE ENFERMERÍA/** ***BASE RACIONAL CIENTÍFICA***
Evitar la infección evidenciado por lo siguiente:	
Cultivo negativo Recuento de leucocitos dentro de límites normales para el paciente Ausencia de fiebre Otros signos vitales dentro de límites normales para el paciente El paciente/persona significativa expresa conocimiento de la prevención de infecciones	Vigila la temperatura cada 4 horas; comunica la elevación. Ausculta los pulmones diariamente; pide al paciente que comunique las molestias faríngeas o el disconfort perianal. *Los signos típicos de inflamación pueden estar ausentes en presencia de neutropenia.* Pesa al paciente diariamente. Comprueba los líquidos corporales para alteraciones del color, el olor o la consistencia. Enseña al paciente a elegir alimentos ricos en calorías, proteínas y vitaminas. *Esos alimentos favorecen la reparación y regeneración de los tejidos y ayudan a producir linfocitos.* Sigue los pasos para prevención de la pérdida de integridad cutánea. Limita el uso de aspirina/acetaminofén, *puesto que esos fármacos pueden enmascarar la fiebre.* Aconseja la ducha diaria y la buena higiene oral. Anima la ingesta de líquidos: 2.600 ml/día. Obtiene muestras para cultivo según lo ordenado y comunica las anomalías. Vigila los resultados del hemograma y comunica las anomalías de los leucocitos. *La neutropenia de 500-1.000 aumenta el riesgo de infección.* Se lava las manos antes de cada contacto con el paciente. Usa guantes cuando es necesario. Elimina las vías invasivas lo antes posible.

*Para el paciente con inmunosupresión inducida por quimioterapia antineoplásica.

continúa

Infección, alto riesgo de (cont.)

OBJETIVOS DEL PACIENTE/ RESULTADOS ESPERADOS	**INTERVENCIONES DE ENFERMERÍA/** ***BASE RACIONAL CIENTÍFICA***
	Evita procedimientos invasivos. Usa técnica aséptica estricta al realizar procedimientos invasivos. Evita la exposición del paciente a visitantes/personal sanitario con infecciones. Usa aislamiento inverso si está indicado. Enseña al paciente/persona significativa otras intervenciones, además de las anteriores, cuando está indicado.

Referencias 96, 114, 218, 223, 229, 257, 490, 495.

Integridad cutánea, alteración de la

Factores relacionados: Inmovilización física; circulación alterada*
Kathryn Czurylo y Mi Ja Kim

OBJETIVOS DEL PACIENTE/ RESULTADOS ESPERADOS	**INTERVENCIONES DE ENFERMERÍA/** ***BASE RACIONAL CIENTÍFICA***
Mantener la piel intacta en el área lesionada evidenciado por lo siguiente:	
La lesión cutánea está limpia y en proceso de cicatrización El paciente/persona significativa demuestra cuidado apropiado de la piel Presión disminuida sobre el tegumento La circulación del tegumento está mantenida Valores de laboratorio dentro de límites normales	Realiza evaluación de la herida (estadio 1-4) y la piel adyacente como punto de referencia inicial y documenta con regularidad. Mantiene la piel limpia y seca. Realiza los cambios de apósitos prescritos en el lugar de la lesión. Desbrida y limpia la herida según lo ordenado. Proporciona tratamiento de la herida (según lo ordenado; p. ej., pomadas, cubiertas de plástico, gasa, películas finas no absorbentes, apósitos gruesos absorbentes, geles absorbentes, agentes para desbridación enzimática, pulverización lubricante). Vigila de cerca al paciente para detectar signos y síntomas de infección: fiebre, exudado, dolor, anorexia. Instruye al paciente/persona significativa sobre lo siguiente y pide demostración de que lo ha comprendido. Inspección de la piel Cuidado de la herida según lo ordenado Mantener la piel limpia Lubricación cutánea Protección contra los agentes ambientales Masaje de la piel y cambios de posición

*Para el paciente con úlcera por presión.

continúa

Integridad cutánea, alteración de la (cont.)

OBJETIVOS DEL PACIENTE/ RESULTADOS ESPERADOS	INTERVENCIONES DE ENFERMERÍA/ *BASE RACIONAL CIENTÍFICA*
	Contactará con el médico cuando aparezcan: signos y síntomas de infección, empeoramiento del estado de la herida, aparición de nuevas lesiones. Mantiene la lesión libre de presión. Hace que el paciente camine si es posible. Cuando el paciente está encamado, cambia su posición cada 1 a 2 horas; usa los cuatro lados si es posible (lateral, prono, dorsal) evitando la posición sobre la lesión. Enseña al paciente a cambiar de posición si es posible. Coloca al paciente en colchón antiescara o en colchón de aire-fluido. Aplica masaje a las prominencias óseas con loción cada 2 horas. No aplica masaje a las áreas enrojecidas, *puesto que el roce puede causar traumatismo adicional.* Evita elevar la cabecera de la cama a más de 30° durante períodos largos. *Se generan fuerzas de cizallamiento en el sacro, causando estrés mecánico.* Evita el uso de aros y flotadores, *puesto que esos dispositivos aumentan la presión y el daño tisular.* Proporciona lo siguiente: Aumento de calorías y proteínas. *Los tejidos son más vulnerables a la necrosis por pequeñas cantidades de presión si la dieta es deficiente en esos alimentos.* Ingesta de líquidos adecuada para prevenir la deshidratación (2.600 ml/día si es posible).

Integridad cutánea, alteración de la (cont.)

OBJETIVOS DEL PACIENTE/ RESULTADOS ESPERADOS	**INTERVENCIONES DE ENFERMERÍA/** ***BASE RACIONAL CIENTÍFICA***
	Administra suplementos de hierro y vitamina C si es necesario. *La vitamina C es importante para la cicatrización de las heridas, favorece la síntesis de colágeno y la función capilar; el hierro mejora la capacidad de transporte de oxígeno de la sangre.* Vigila los valores de laboratorio que tienen influencia sobre la piel y comunica anomalías: Hematócrito/hemoglobina: *los niveles bajos comprometen el suministro de oxígeno a los tejidos.* Nitrógeno ureico sanguíneo; *los niveles elevados pueden indicar enfermedad renal con posible trastorno de la albúmina.* Albúmina: *las cantidades bajas causan edema intersticial que impide el intercambio de nutrientes y productos de desecho.* Bilirrubina; *los niveles elevados pueden indicar enfermedad hepática, con posible influencia sobre la albúmina.* Gases en sangre arterial: *indican el oxígeno disponible para los tejidos* Realiza RDM pasivo cada 2 horas, *lo que favorece la circulación hacia el área de lesión.*

Referencias 38, 54, 122, 136, 182, 210, 252, 341, 347, 414, 634.

Integridad cutánea, alto riesgo de alteración de la

Factor de riesgo: Reposo en cama prolongado*

Kathryn Czurylo y Mi Ja Kim

OBJETIVOS DEL PACIENTE/ RESULTADOS ESPERADOS	INTERVENCIONES DE ENFERMERÍA/ *BASE RACIONAL CIENTÍFICA*
Mantener intacto el tejido cutáneo evidenciado por lo siguiente:	
No presenta interrupciones de la piel	Mantiene la piel limpia y seca después de lavarla.
Experimentar menos presión del tegumento evidenciado por lo siguiente:	Evita los extremos de temperatura y humedad ambiental.
No áreas enrojecidas	Vigila al paciente en busca de los factores de riesgo siguientes: Incontinencia, Inmovilidad, Inactividad, Pobre nutrición, Pobre hidratación, Edema
Mantener circulación adecuada del tegumento evidenciado por lo siguiente:	
No áreas enrojecidas	
No cianosis	
El paciente/persona significativa demuestra cuidado cutáneo apropiado	Vigila los niveles sanguíneos de sustancias químicas con impacto sobre la piel y comunica las anomalías presentes:
	Hematócrito/hemoglobina; *los niveles bajos comprometen el suministro de oxígeno a los tejidos.*
	Nitrógeno ureico sanguíneo; *los niveles altos pueden indicar enfermedad renal con posible trastorno de la albúmina.*
	Albúmina; *las cifras bajas causan edema intersticial que impiden el intercambio de nutrientes y productos de desecho.*
	Bilirrubina; *los niveles elevados pueden indicar enfermedad hepática con posible trastorno de la albúmina.*
	Gases en sangre arterial; *indican el oxígeno disponible para los tejidos.*

*Para el paciente con ACV agudo.

Integridad cutánea, alto riesgo de alteración de la (cont.)

OBJETIVOS DEL PACIENTE/ RESULTADOS ESPERADOS	**INTERVENCIONES DE ENFERMERÍA/** ***BASE RACIONAL CIENTÍFICA***
	Instruye al paciente/persona significativa sobre lo siguiente y pide demostración de que lo ha comprendido: Inspección de la piel en busca de enrojecimiento, cianosis, ampollas, temperatura y pulsos Mantiene la piel limpia Lubricación cutánea Protección frente a agentes nocivos ambientales Masajes cutáneos y cambios posturales, (CP) Contacta con el médico cuando aparece: enrojecimiento cutáneo, rotura de la piel Evita la presión sobre las prominencias óseas y la piel Hace que el paciente camine si es posible. Cuando el paciente está encamado cambia su posición cada 1-2 horas; usa los cuatro lados (laterales, prono, dorsal) a menos que esté contraindicado. Enseña al paciente a cambiar de posición si es posible. Usa dispositivos estáticos (llenos de espuma o agua, aire o gel) según sea necesario. Aplica masaje a las prominencias óseas con loción cada 2 horas. No aplica masaje a las áreas enrojecidas, *puesto que el roce puede causar traumatismo adicional.* Evita la elevación de la cabecera de la cama en más de 30° durante períodos largos; *se generan fuerzas de cizallamiento sobre el sacro que causan estrés mecánico.*

continúa

Integridad cutánea, alto riesgo de alteración de la (cont.)

OBJETIVOS DEL PACIENTE/ RESULTADOS ESPERADOS	INTERVENCIONES DE ENFERMERÍA/ *BASE RACIONAL CIENTÍFICA*
	Evita el uso de aros y flotadores *puesto que esos dispositivos aumentan la presión y la lesión del tejido.* Proporciona nutrición adecuada, incluyendo lo siguiente: Calorías y proteínas suficientes. *Los tejidos son más vulnerables a la necrosis por cantidades pequeñas de presión si la dieta es insuficiente en calorías y proteínas.* Ingesta de líquidos adecuada para evitar la deshidratación (2.600 ml/día si es posible) Hace que el paciente realice RDM activo o hace RDM pasivo cada 2 horas *para favorecer la circulación de la piel y cambiar el área de peso y presión.* Eleva las piernas para prevenir el edema. *El edema enlentece la difusión de oxígeno y el transporte metabólico desde los capilares a las células.*

Referencias 49, 104, 117, 136, 348, 637.

Integridad tisular, alteración de la

Factor relacionado: Estasis venoso

Mary V. Hanley y Mi Ja Kim

OBJETIVOS DEL PACIENTE/ RESULTADOS ESPERADOS	**INTERVENCIONES DE ENFERMERÍA/** ***BASE RACIONAL CIENTÍFICA***
Lograr la cicatrización tisular evidenciado por lo siguiente:	
Disminuye el edema alrededor de la lesión	Evalúa la lesión para determinar la profundidad (grosor parcial o completo) y la fase de cicatrización (p. ej., granulación, epitelización). Elimina prendas constrictivas. Proporciona un ambiente fisiológico y aséptico para la lesión. Limpia la lesión con soluciones no irritantes.
La herida está libre de material purulento y necrótico	Elimina el drenaje purulento y el tejido necrótico.
Se logra que la temperatura y el color de la piel sean similares al de la extremidad no afectada.	Consulta con el médico sobre estrategias para desbridamiento.
La piel de la extremidad inferior está intacta	Enseña al paciente a realizar el cuidado de la herida y detectar síntomas y signos de infección o aumento de la inflamación. Enseña al paciente a evitar prendas constrictivas (p. ej., zapatos, medias, ropa interior apretada en la cintura).
Se realizan los ejercicios circulatorios y las maniobras posturales	Enseña y ayuda al paciente a realizar ejercicios de la extremidad inferior y de respiración profunda secuencial, y a potenciar la bomba muscular esquelética y la bomba respiratoria en posición tendida o de pie. Eleva la extremidad cuando el paciente está en posición sentada.

continúa

Integridad tisular, alteración de la (cont.)

OBJETIVOS DEL PACIENTE/ RESULTADOS ESPERADOS	**INTERVENCIONES DE ENFERMERÍA/** ***BASE RACIONAL CIENTÍFICA***
	Enseña al paciente a no cruzar las piernas. *La gravedad afecta al flujo venoso y linfático en las extremidades inferiores. El cruzar las piernas dificulta el retorno venoso y favorece el estasis venoso, lo que conduce a formación de edema y altera la perfusión tisular.* Desarrolla con el paciente una pauta de ejercicios que incluye una combinación cómoda de marcha y períodos de reposo, y evita permanecer de pie durante períodos prolongados. Consulta con el médico sobre medias elásticas o prendas neumáticas para caminar. *Si la insuficiencia venosa es grave, se puede usar la terapia con medias de compresión elásticas a largo plazo, para facilitar el retorno venoso, favorecer la cicatrización y/o prevenir las recidivas de la ulceración.*

Referencias 3, 9, 77, 146, 251, 289, 357, 508, 623, 639.

Interacción social, alteración de la

Factores relacionados: Déficit de conocimiento/capacidad sobre formas de aumentar el contacto mutuo; ausencia de otras personas significativas disponibles

Mary E. Markert y Gertrude K. McFarland

OBJETIVOS DEL PACIENTE/ RESULTADOS ESPERADOS	**INTERVENCIONES DE ENFERMERÍA/** ***BASE RACIONAL CIENTÍFICA***
Aumentar la competencia social evidenciado por lo siguiente:	
Aumenta la capacidad para hacer frente a los encuentros interpersonales y las situaciones sociales	Evalúa con el paciente los factores que contribuyen a la dificultad en las interacciones sociales. Observa el estilo de interacción del paciente.
Expresa sentimientos de una forma socialmente aceptable	Revisa los patrones de relación con los familiares/compañeros y las capacidades de afrontamiento. Anima al paciente a expresar sentimientos y percepciones sobre las capacidades sociales. *Esas acciones proporcionan información sobre capacidades de socialización, estilo de interacción y percepción de la adecuación social.* Emplea contactos breves a intervalos frecuentes. Habla sobre temas neutros en los que el paciente tenga interés. Proporciona oportunidades para realización de tareas significativas dentro del medio. Proporciona retroalimentación sobre interacciones observadas.
Expresa percepción de los sentimientos que conducen a relaciones sociales pobres	Ayuda al paciente a identificar los sentimientos que causan disconfort en las situaciones sociales. Ayuda al paciente a identificar situaciones en las que otras personas se sienten molestas por los comportamientos del paciente.

continúa

Interacción social, alteración de la (cont.)

OBJETIVOS DEL PACIENTE/ RESULTADOS ESPERADOS	**INTERVENCIONES DE ENFERMERÍA/** ***BASE RACIONAL CIENTÍFICA***
	El proporcionar modelo, estructuración y retroalimentación favorece la percepción de las acciones positivas y las áreas de problema.
Aumentar las interacciones con otras personas evidenciado por lo siguiente:	
Reanuda o aumenta las actividades de socialización	Facilita la conversación entre paciente y compañeros.
Expresa satisfacción con las relaciones interpersonales	Ayuda al paciente a identificar otras personas con las que se siente cómodo, estimulando las interacciones y actividades con ellas.
	Aconseja expresar preferencia por compañeros de cuarto o actividades.
	Estructura el entorno para favorecer la socialización (áreas pequeñas para lectura, juegos, recreo).
	Resalta la atención a las actividades rutinarias y el volver a las aficiones.
	Estimula las visitas de amigos y familiares.
	Esas acciones reducen el aislamiento y aumentan el potencial de experiencias de socialización con éxito.
	Usa habilidades y destrezas sociales aprendidas para ayudar al paciente a identificar estrategias y demostrar comportamientos más eficaces, obtener refuerzo social y practicar el comportamiento en una situación real.
	Ayuda al paciente a pasar de interacciones «uno a uno» a actividades en grupos pequeños.

Interacción social, alteración de la (cont.)

OBJETIVOS DEL PACIENTE/ RESULTADOS ESPERADOS	INTERVENCIONES DE ENFERMERÍA/ *BASE RACIONAL CIENTÍFICA*
	Mantiene grupos pequeños consistentes, de forma que se promuevan la confianza, la discusión abierta e identificación del rol. Usa actividades creativas para dar oportunidades a la autoexpresión y demostración de talento, así como interacción de grupo. Anima la iniciativa para identificar oportunidades de interacción social con amigos, familias y grupos comunitarios. *Esas acciones proporcionan oportunidad aumentada de retroalimentación y refuerzo social.* Proporciona refuerzo positivo para demostración de capacidades sociales más eficaces. *El refuerzo anima la repetición de los comportamientos deseados.*

Referencias 39, 151, 329, 350, 368, 573, 587.

Intercambio gaseoso alterado

Factores relacionados: Suministro de oxígeno alterado; hipoventilación alveolar

Mary V. Hanley y Mi Ja Kim

OBJETIVOS DEL PACIENTE/ RESULTADOS ESPERADOS	**INTERVENCIONES DE ENFERMERÍA/** ***BASE RACIONAL CIENTÍFICA***
Mantener suministro de oxígeno y ventilación alveolar adecuados evidenciado por lo siguiente:	
La hipoxemia se resuelve o mejora con o sin suplemento de oxígeno o ventilación mecánica	Mantiene la vía aérea permeable mientras el paciente está despierto y dormido.
Aplica técnicas que mejoran la relación entre ventilación y perfusión	Anima al paciente para que haga respiraciones profundas (v. Vía aérea, limpieza ineficaz de, pág. 340).
Eucapnia o niveles usuales compensados de Pa_{CO_2} y pH	Posiciona al paciente para facilitar una buena relación ventilación/perfusión («el lado bueno hacia abajo»). *La posición afecta la distribución de la circulación pulmonar y la ventilación. Colocar al paciente de forma que la mayor parte del área normal del pulmón quede pendiente.*
	Eliminar las secreciones mediante tos o aspiración (v. Vía aérea, limpieza ineficaz de, pág. 340).
	Consulta con el médico sobre oxígeno suplementario durante la actividad y/o el sueño. Si se ordena, selecciona dispositivos que permitan al paciente realizar las actividades de la vida diaria y le enseña a hacerlo.
	Informa al paciente con hipoxemia crónica para obtener una prescripción de oxígeno suplementario del médico antes de viajes en avión o estancia a gran altura.
	Si la hipoxemia persiste, consulta con el médico para posible asistencia mecánica de la ventilación.

Intercambio gaseoso alterado (cont.)

OBJETIVOS DEL PACIENTE/ RESULTADOS ESPERADOS	**INTERVENCIONES DE ENFERMERÍA/** ***BASE RACIONAL CIENTÍFICA***
	Si se ha prescrito ventilación mecánica, vigila los ajustes del respirador, la función del tubo endotraqueal y el funcionamiento del respirador y los circuitos respiratorios. Evalúa la capacidad del paciente para prescindir de la ventilación mecánica. Inicia la supresión de la ventilación mecánica y cubre los requerimientos de oxigenación según lo descrito más arriba. *La supresión de la ventilación mecánica se basa en los resultados de la intervención del respirador. La capacidad del paciente para prescindir de la ventilación mecánica depende de un número de variables fisiológicas y psicológicas (p. ej., control de la respiración, fuerza y resistencia de los músculos respiratorios, mecánica pulmonar, intercambio gaseoso y preparación psicológica del paciente para prescindir del respirador).*
	Si se usa ventilación mecánica a largo plazo, evalúa para control domiciliario por el paciente o por una persona significativa (v. Ventilación espontánea, incapacidad para mantener la, pág. 337).
Desaparecen o disminuyen el trastorno del estado mental y el desasosiego	Vigila el estado mental incluyendo desasosiego, coherencia y capacidad de alerta.

Referencias 12, 13, 15, 152, 202, 249, 300, 427, 434, 585, 593, 594, 617.

Intolerancia a la actividad

Factores relacionados: Control ineficaz del dolor; desequilibrio entre suministro y demanda de oxígeno*

Audrey M. McLane, Linda K. Young, Marie McGuire y Marilyn Harter

OBJETIVOS DEL PACIENTE/ RESULTADOS ESPERADOS	INTERVENCIONES DE ENFERMERÍA/ *BASE RACIONAL CIENTÍFICA*
Desarrollar un patrón de actividad/reposo consistente con limitaciones fisiológicas evidenciado por lo siguiente:	
El plan de ejercicios del paciente indica que mantiene un nivel de actividad de 4 mets o menos	Ayuda al paciente a identificar factores que disminuyen/aumentan la tolerancia a la actividad. *La evaluación exacta de los valores que disminuyen/aumentan la tolerancia a la actividad, proporciona el fundamento para un plan de cuidado eficaz.*
Monitoriza la respuesta fisiológica a la actividad Modifica la actividad que produce dolor	Desarrolla programas de actividad/ejercicio individualizados, incluyendo programa de ejercicio domiciliario. *Los programas individualizados de actividad física tienen efectos beneficiosos sobre el rendimiento cardíaco.*
Tolera actividades relacionadas con el trabajo sin dolor ni fatiga	Comenta la necesidad de regular las actividades. *El regular los niveles de actividad disminuye las demandas de carga de trabajo cardíaco.*
Desarrolla estrategia para tomar medicamentos de acuerdo con el plan Practica ejercicio regular (es decir, 4 mets o menos)	Colabora con el paciente para adaptar la toma de la medicación a las demandas de las actividades. *El tomar la medicación según lo prescrito puede aumentar la tolerancia de la actividad.* Enseña al paciente a monitorizar la respuesta fisiológica frente a la actividad (p. ej., frecuencia del pulso, dificultad para respirar). *La monitorización facilita la evaluación del nivel de la actividad para la vida diaria.* Enseña al paciente a eliminar/reducir las actividades que provocan dolor o fatiga.

*Paciente con infarto de miocardio (IM) próximo al alta del cuidado agudo.

Intolerancia a la actividad (cont.)

OBJETIVOS DEL PACIENTE/ RESULTADOS ESPERADOS	**INTERVENCIONES DE ENFERMERÍA/** ***BASE RACIONAL CIENTÍFICA***
	Enseña al paciente los signos de alarma de descompensación cardíaca.
	Enseña al paciente a usar el diario de ejercicio para anotar las actividades y respuestas (p. ej., pulso, disnea, ansiedad). *La anotación en el diario puede aumentar el cumplimiento.*
Establece cita con el médico para evaluación de la intolerancia a la actividad	Envía al médico para evaluación del régimen terapéutico.
Reconocer las influencias de las respuestas emocionales sobre la tolerancia al ejercicio evidenciado por lo siguiente:	
Aprende/practica técnicas de relajación El paciente/la persona significativa crea un lugar privado y tranquilo en el hogar para que el paciente practique técnicas de relajación	Enseña al paciente/persona significativa la influencia del miedo/ansiedad en relación con la tolerancia de la actividad. *El miedo y la ansiedad pueden aumentar la intolerancia a la actividad.*
La persona significativa comprende la razón y el uso de las estrategias cognoscitivas para hacer frente a la situación, empleadas por el paciente	Enseña estrategias cognoscitivas para hacer frente a la situación (p. ej., imágenes, relajación, respiración controlada). *Las respuestas emocionales frente a la intolerancia a la actividad se pueden controlar con eficacia a través del uso de estrategias cognoscitivas de afrontamiento de situaciones.*
	Anima a la persona significativa para que aprenda estrategias de afrontamiento y/o ayuda guiando la práctica de la respiración controlada.
	Enseña a la persona significativa a ayudar a desarrollar actividades. *El soporte social aumenta el cumplimiento.*
Usar la red de soporte social para mantener el estilo de vida deseado evidenciado por lo siguiente:	

continúa

Intolerancia de la actividad (cont.)

OBJETIVOS DEL PACIENTE/ RESULTADOS ESPERADOS	INTERVENCIONES DE ENFERMERÍA/ *BASE RACIONAL CIENTÍFICA*
La persona significativa ayuda en las actividades de la vida diaria (AVD) para evitar que el nivel de actividad supere los 4 mets	Colabora con el paciente/persona significativa para establecer un plan de actividades diarias de acuerdo al estilo de vida deseado que requiera menos de 4 mets. *La consecución y mantenimiento de una vida productiva y vital, al mismo tiempo que permanece dentro de la capacidad del corazón para responder al aumento de actividad y de estrés, se debe individualizar para cada paciente.*
Los amigos/vecinos ayudan a las actividades de mantenimiento del hogar (p. ej., cortar el césped, reforzar las ventanas en caso de tormenta)	Anima al paciente/persona significativa para que busque ayuda en las actividades de mantenimiento del hogar entre los amigos/vecinos. *El soporte social ayuda a potenciar la recuperación y mantener un estilo de vida deseado.*
El paciente/la persona significativa prepara una lista de prioridades de las actividades recreativas deseadas	Determina el interés del paciente/persona significativa por el consejo sexual. *La actividad sexual es con frecuencia un motivo de gran preocupación para los pacientes y sus parejas.*

Referencias 11, 102, 141, 177, 266, 412, 478, 551.

Intolerancia a la actividad, alto riesgo de

Factores de riesgo: Fatiga/debilidad; no cumple la prescripción de ejercicio; exceso de peso superior al 15%*

Audrey M. McLane, Linda K. Young, Marilyn Harter y Marie McGuire

OBJETIVOS DEL PACIENTE/ RESULTADOS ESPERADOS	**INTERVENCIONES DE ENFERMERÍA/** ***BASE RACIONAL CIENTÍFICA***
Participar en el programa de rehabilitación cardíaca evidenciado por lo siguiente:	
Acude a clases informales para todos los pacientes que han sufrido infarto de miocardio	Anima/negocia con el paciente la participación en el programa de rehabilitación cardíaca. *Los programas de rehabilitación cardíaca pueden facilitar la capacidad del paciente para conseguir y mantener una vida productiva y vital, y al mismo tiempo permanecer dentro de la capacidad del corazón para responder al aumento de actividad y estrés.*
Decide participar en el programa de rehabilitación cardíaca después del alta	Ayuda al paciente a verbalizar la ansiedad/miedo/preocupación sobre el ejercicio. *El reconocer el miedo y la ansiedad constituye el primer paso para controlarlos.*
El paciente/cónyuge aclara valores con ayuda del personal de enfermería	Ayuda a que el paciente aclare los valores. *El darse cuenta de los valores propios puede aumentar el cumplimiento del régimen prescrito.*
Verbaliza el temor a aumentar el nivel de actividad	Proporciona especificaciones por escrito de la duración, intensidad, frecuencia y nivel de meta de las AVD y las actividades recreacionales. *El especificar datos sobre tolerancia de las AVD y las actividades recreativas, favorece el funcionamiento seguro.*

*Para el paciente con infarto de miocardio (clasificación I de la NYHA). Clase I de la NYHA (New York Heart Association Functional Classification of Heart Disease): no limitaciones. La actividad física ordinaria no causa fatiga excesiva, disnea ni palpitaciones.

continúa

Intolerancia a la actividad, alto riesgo de (cont.)

OBJETIVOS DEL PACIENTE/ RESULTADOS ESPERADOS	INTERVENCIONES DE ENFERMERÍA/ *BASE RACIONAL CIENTÍFICA*
Integrar la prescripción de ejercicio en las AVD evidenciado por lo siguiente:	
Experimenta menos fatiga/debilidad después del régimen de ejercicio	Enseña al paciente/cónyuge los beneficios del régimen de ejercicio para disminuir la fatiga/debilidad.
Usa el diario de ejercicio para anotar la distancia caminada y los síntomas experimentados Usa lista escrita de actividades con niveles de mets para guiar las actividades Usa técnicas de conservación para las tareas domésticas a fin de disponer de energía para las actividades deseadas	Enseña al paciente/cónyuge el uso del diario de ejercicio para anotar las actividades, el tiempo, la duración, la intensidad y la respuesta fisiológica (p. ej., frecuencia del pulso, disnea, mareo). *La anotación en el diario puede aumentar el cumplimiento.* Enseña la automonitorización de la frecuencia cardíaca durante el ejercicio. *La automonitorización favorece el cuidado de sí mismo.* Enseña la autoevaluación de la respuesta a la actividad, incluyendo acciones para signos y síntomas específicos. Enseña al paciente el valor a largo plazo del uso de la actividad aumentada. *El resaltar los efectos positivos a largo plazo puede aumentar el cumplimiento.* Anima al cónyuge para que acompañe al paciente durante el paseo. *El soporte social puede aumentar la participación en esta actividad.*

Intolerancia a la actividad, alto riesgo de (cont.)

OBJETIVOS DEL PACIENTE/ RESULTADOS ESPERADOS	**INTERVENCIONES DE ENFERMERÍA/** ***BASE RACIONAL CIENTÍFICA***
Reducir gradualmente el peso corporal evidenciado por lo siguiente:	
Acepta consultar con la dietista para comenzar el programa de reducción de peso	Consigue que el paciente tome la decisión de perder peso. *La percepción y la motivación del paciente son factores que afectan a su participación en la reducción de peso.*
	Colabora con el dietista para proporcionar alimentos bajos en calorías y bebidas dietéticas. *Las comidas pobres en calorías predeterminadas ayudan a aumentar la probabilidad de ingesta calórica limitada.*
Prepara la lista de compra para alimentos bajos en calorías con el cónyuge	Ayuda al paciente/cónyuge a preparar la lista de compras para alimentos pobres en calorías.
Dispone de alimentos ricos en calorías junto a la cama	
Instruye al cónyuge para disponer alimentos de alta caloría en cajones del hogar	
Establece un objetivo realista de pérdida de peso semanal	Envía a la dietista para que facilite las instrucciones sobre la dieta y los requerimientos calóricos
Consigue el peso corporal deseado	Vigila el peso dos veces a la semana para *ayudar a que el paciente compruebe la pérdida y el aumento de peso, lo que puede reforzar el cambio de comportamiento.*

Referencias 102, 141, 177, 207, 266, 395, 451, 478, 551.

Intoxicación, alto riesgo de

Factores de riesgo: Gran cantidad de medicamentos almacenados en un lugar inapropiado; mala iluminación*

Audrey M. McLane

OBJETIVOS DEL PACIENTE/ RESULTADOS ESPERADOS	INTERVENCIONES DE ENFERMERÍA/ *BASE RACIONAL CIENTÍFICA*
Adaptar el medio doméstico para reducir el riesgo de intoxicación accidental evidenciado por lo siguiente:	
Selecciona un lugar apropiado para guardar los medicamentos	Colabora con el paciente para establecer un área de almacenamiento separada de las medicaciones.
Elimina permanentemente todos los artículos de limpieza del cuarto de baño Desecha los fármacos pasados de fecha Sustituye las lámparas de 25 y 60 vatios por otras más potentes cuando es apropiado Mantiene iluminado el recibidor y el baño durante la noche	Evalúa (con el paciente) el contenido del armario de medicinas y desecha los medicamentos pasados de fecha. Enseña al paciente a mantener un medio bien iluminado. Enseña al paciente a guardar una linterna cerca de la cama para caso de falta de corriente eléctrica. Coloca la lista de números de teléfonos de urgencia cerca del teléfono.
Establecer/cumplir un método seguro para tomar los medicamentos evidenciado por lo siguiente:	
Usa lupa para comprobar el contenido de cada frasco	Ayuda al paciente a desarrollar una forma para identificar con seguridad los medicamentos.
Prepara los medicamentos para un período de 24 horas en un área bien iluminada	
Demuestra método acordado para preparar los medicamentos	Comenta y demuestra la forma de preparar los medicamentos para 24 horas. *La preparación de los medicamentos para un período de 24 horas disminuye el riesgo de pasar por alto una dosis o tomar una dosis extra.*
Cuenta con el personal de enfermería la cantidad de medicación que queda en los envases	Vigila la toma de medicamentos.

*Para paciente con visión reducida por cataratas en ambos ojos.

Intoxicación, alto riesgo de (cont.)

OBJETIVOS DEL PACIENTE/ RESULTADOS ESPERADOS	INTERVENCIONES DE ENFERMERÍA/ *BASE RACIONAL CIENTÍFICA*
Solicitar evaluación médica de la pérdida de visión evidenciado por lo siguiente:	
Establece una cita para visitar al asistente social	Proporciona al paciente una lista de recursos médicos y financieros en la comunidad.
Establece/cumple una cita con el oftalmólogo	Ayuda al paciente a establecer citas.
Los miembros de la familia aceptan ayudar en el transporte para acudir a las citas	Desarrolla con el paciente y la familia un plan para evaluación médica.

Referencias 187, 421, 460, 577.

Lactancia natural eficaz

Factores relacionados: Conocimiento apropiado; fuentes de soporte

Pamela D. Hill y Mi Ja Kim

OBJETIVOS DEL PACIENTE/ RESULTADOS ESPERADOS	INTERVENCIONES DE ENFERMERÍA/ *BASE RACIONAL CIENTÍFICA*
Mantener la lactancia adecuada evidenciado por lo siguiente: El lactante demuestra aumento de peso adecuado para su edad La madre sigue dando el pecho el tiempo pretendido	Revisa el patrón rutinario de lactancia materna. *El conocimiento de la fisiología de la producción de leche es crucial para el control de la lactancia.* Refuerza el conocimiento previo sobre el proceso de alimentación natural. Sugiere períodos de reposo frecuentes. *El cansancio puede inhibir el reflejo de bajada de leche.* Aconseja una dieta nutritiva con aumento de calorías, proteínas y vitaminas. Instruye para evitar la pérdida de peso intencionada. *La nutrición apropiada es necesaria para mantener la salud de la madre y el lactante y conservar la lactancia adecuada.* Anima el mantenimiento de una ingesta adecuada de líquidos y el beber para satisfacer la sed; desaconseja la ingesta excesiva de líquidos. *El forzar los líquidos afecta negativamente la producción de leche.* Anima a la madre para que evite el uso de tabaco y anticonceptivos orales hasta que la lactancia esté bien establecida. *La nicotina puede disminuir los niveles de prolactina e inhibir el reflejo de bajada de leche. Las dosis altas de anticonceptivos orales pueden disminuir el volumen de leche al interferir con la lactancia.*

Lactancia natural eficaz (cont.)

OBJETIVOS DEL PACIENTE/ RESULTADOS ESPERADOS	INTERVENCIONES DE ENFERMERÍA/ *BASE RACIONAL CIENTÍFICA*
	Proporciona guía anticipatoria para los cambios de desarrollo del lactante que afectan a la lactancia (picos de crecimiento a las 2-3 semanas, 6 semanas y los 3 meses). *La madre puede pensar que el aporte de leche es inadecuado cuando la razón es que el lactante ha aumentado la toma.*
	Evita la introducción de alimentos sólidos, hasta que el lactante tiene 5-6 meses de edad. *Las recomendaciones actuales resaltan el retrasar la adición de sólidos; los sólidos pueden disminuir el suministro de leche.*
	Enseña la forma de exprimir las mamas o usar la bomba para extraer la leche y almacenarla correctamente. *La estimulación adecuada de las mamas es necesaria para mantener la lactancia cuando se produce separación de la madre y el lactante.*
	Ofrece alabanza y ánimo *para reforzar el comportamiento de lactancia materna positiva.*
	Habla con la madre de sus sentimientos sobre la lactancia materna fuera de casa.
Evitar las complicaciones de las mamas evidenciado por lo siguiente:	
La madre no desarrolla complicaciones en la mama ni en el pezón	Anima el uso de un sostén de soporte 24 horas al día.
	Aconseja sobre la elección del sostén adecuado y su tamaño. El sostén debe prestar soporte y no apretar.
	Evita los alambres y elásticos alrededor de las copas, *que pueden impedir el drenaje suficiente al oprimir los conductos galactóforos.*

continúa

Lactancia natural eficaz (cont.)

OBJETIVOS DEL PACIENTE/ RESULTADOS ESPERADOS	INTERVENCIONES DE ENFERMERÍA/ *BASE RACIONAL CIENTÍFICA*
	Resalta la importancia de evitar la ingurgitación. *La ingurgitación puede ser dolorosa para las mamas, predisponer al desarrollo de fisuras del pezón y abscesos mamarios y asociarse con fallo de la lactancia.* Anima a la madre para que use ambas mamas en cada toma. *El drenaje inadecuado de los senos galactóforos puede conducir a disminución de la producción de leche.* Anima a la madre para que dé el pecho por lo menos 10 minutos con cada mama antes de cambiar. Dar tiempo suficiente para que se produzca la bajada de la leche *a fin de asegurar que el lactante recibe la leche madura y no sólo la primera leche baja en calorías.* Demuestra cómo se da masaje a las mamas durante la alimentación. *El masaje mamario hace que la leche madura se desplace desde los alvéolos hacia los senos galactóforos, facilitando así la bajada de la leche y el vaciamiento de las mamas.* Anima a la madre para que alterne las posiciones de alimentación del lactante. *Los cambios de posición contribuyen a disminuir la presión de los pezones y a minimizar la irritación.* Enseña a evitar la presión externa sobre las mamas (p. ej., posiciones que aplican presión en un punto durante períodos prolongados). Demuestra la forma de vaciar manualmente las mamas o con una bomba si el lactante no la vacía. *Los conductos pueden taponarse y es posible que se desarrolle una mastitis si no se vacían las mamas.*

Lactancia natural eficaz (cont.)

OBJETIVOS DEL PACIENTE/ RESULTADOS ESPERADOS	**INTERVENCIONES DE ENFERMERÍA/** ***BASE RACIONAL CIENTÍFICA***
Mantener la adaptación de la familia al proceso de lactancia evidenciado por lo siguiente:	
Los miembros de la familia expresan comodidad con la alimentación al pecho materna	Proporciona literatura apropiada para la edad, sobre lactancia materna a los miembros de la familia. *El soporte y los ánimos del varón y la familia tienen influencia significativa sobre la duración de la lactancia y su mantenimiento.*
	Anima a la madre para que responda a las preguntas de sus otros hijos.
	Interpreta un papel con la madre sobre posibles situaciones relacionadas con preguntas de sus hijos.
Los patrones de sueño de la familia se mantienen con trastorno mínimo	Discute los trastornos del patrón de sueño que pueden ocurrir.
	Anima a las personas significativas para que demuestren su apoyo, ayudando en las responsabilidades domésticas.
	Proporciona alabanza y refuerzo positivo a los miembros de la familia.
No se impiden los viajes de la familia	Comenta la forma de planificar los viajes familiares teniendo en cuenta la lactancia.

Referencias 17, 29, 158, 200, 316, 328, 419, 425, 505, 632.

Lactancia natural ineficaz

Factores relacionados: Historia previa de fracaso de la lactancia; reflejo de succión pobre por parte del lactante

Michele C. Gattuso y Mi Ja Kim

OBJETIVOS DEL PACIENTE/ RESULTADOS ESPERADOS	**INTERVENCIONES DE ENFERMERÍA** ***BASE RACIONAL CIENTÍFICA***
Establecer la lactancia óptima evidenciado por lo siguiente:	
Verbaliza información exacta en relación con la lactancia materna	Revisa el conocimiento de la paciente sobre la lactancia eficaz.
Identifica el soporte personal y familiar para la lactancia	Anima a la paciente/otros significativos a expresar las actitudes emocionales sobre la lactancia.
Capaz de alimentar al niño con ayuda mínima	Observa la presencia de pezones planos o invertidos.
El lactante mama por lo menos cada 3 horas	Usa pezoneras. *El pezón sobresale a través de un orificio en el centro y la presión suave constante alrededor del pezón evita que se hernie.*
El lactante se muestra satisfecho entre las mamadas	Demuestra las técnicas para ayudar a que el lactante se coja correctamente. *La posición incorrecta de la boca del lactante lesiona el pezón causando fisuras.*
	Observa al lactante durante la alimentación en busca de un mecanismo de succión defectuoso.
	Demuestra la expresión de calostro para animar al lactante.
	Proporciona la posición apropiada para la alimentación: tendida de lado, en el regazo, sentada o a través del abdomen.
	Aconseja alimentación frecuente bajo demanda cada 2 o 3 horas de reloj.
	No restringe el tiempo de succión.
	Ofrece ambas mamas en cada alimentación; enseña a facilitar la expulsión del aire al cambiar de mama.
	Proporciona sugerencias para despertar al niño dormido.

Lactancia natural ineficaz (cont.)

OBJETIVOS DEL PACIENTE/ RESULTADOS ESPERADOS	INTERVENCIONES DE ENFERMERÍA/ *BASE RACIONAL CIENTÍFICA*
Mantener el proceso de alimentación al pecho evidenciado por lo siguiente:	
La madre expresa confianza en su capacidad para manejar situaciones futuras La madre identifica las fuentes para resolver problemas/obtener soluciones	Proporciona suplementos sólo cuando está prescrito. *Los biberones sustitutos pueden confundir al lactante.* Desaconseja el retraso o el saltarse mamadas. Observa y valora los signos de reflejo de bajada de leche adecuado. Proporciona períodos de reposo. Comenta sobre la dieta de la madre y aumento de proteínas, calcio y calorías. Informa sobre las implicaciones del uso de medicamentos durante la lactancia. *La difusión pasiva hace que los fármacos pasen desde el plasma hacia la leche.* Enseña el uso de dispositivos de ayuda para lactantes con reflejo de succión pobre. Proporciona soporte refuerzo positivo. Identifica recursos y grupos de soporte para la lactancia materna. Describe cómo puede saber la madre si el niño está obteniendo leche suficiente (p. ej., pesada diaria, nivel de irritabilidad). Proporciona guía anticipatoria para los cambios del desarrollo que afectan a la lactancia (p. ej., brotes de crecimiento). Comenta la importancia del papel del padre/otros significativos durante la lactancia materna. Discute los efectos de la lactancia sobre la sexualidad.

continúa

Lactancia natural ineficaz (cont.)

OBJETIVOS DEL PACIENTE/ RESULTADOS ESPERADOS	INTERVENCIONES DE ENFERMERÍA/ *BASE RACIONAL CIENTÍFICA*
Evitar las complicaciones de las mamas evidenciado por lo siguiente:	
Sin evidencia de traumatismos de las mamas ni los pezones Verbaliza molestias mínimas de las mamas y los pezones Verbaliza/demuestra técnicas de cuidado mamario Verbaliza satisfacción con la lactancia materna	Observa las mamas en busca de distensión, ingurgitación, calor, enrojecimiento de los pezones, fisuras de los pezones o anomalías. Anima las mamadas frecuentes con posición correcta. Aplica compresas húmedas templadas 10 a 15 minutos antes de la alimentación, o anima a la paciente para que tome una ducha caliente antes de la alimentación. Aplica masaje alrededor de las mamas, trabajando desde el margen externo hacia el pezón. Exprime a mano o con bomba la mama para ablandar la aréola y estimular el pezón. Expone los pezones al aire para que se sequen después de cada alimentación. Desanima el uso de jabones o lociones que contengan alcohol. Aplica pomada según lo prescrito después de cada alimentación. Anima a la paciente para comenzar la alimentación con la mama menos dañada. Enseña la técnica correcta para romper la succión del lactante. Varía la posición de la boca del lactante en la mama, cambiando la postura de sujeción en cada mamada. Proporciona analgésicos según lo prescrito. Anima el uso de un sostén de soporte 24 horas al día. Observa la demostración de las técnicas de cuidados mamarios apropiadas.

Referencias 143, 316, 328, 403, 407, 498, 539.

Lactancia natural interrumpida

Factor relacionado: Prematuridad

Emma B. Nemivant y Mi Ja Kim

OBJETIVOS DEL PACIENTE/ RESULTADOS ESPERADOS	INTERVENCIONES DE ENFERMERÍA/ *BASE RACIONAL CIENTÍFICA*
Demostrar interés por la lactancia materna del prematuro evidenciado por lo siguiente:	
Participa en la consulta inicial con el personal de enfermería experto en lactancia materna de prematuros	Anima a la madre para que consulte con especialistas en lactancia materna (UCIN). *Los especialistas en lactancia materna de la UCIN (unidad de cuidados intensivos neonatales) son expertos tanto en lactancia como en cuidado clínico de los lactantes de alto riesgo.* Proporciona intimidad durante la consulta.
Reconoce los beneficios inmunológicos, nutricionales y emocionales de la lactancia materna, y su relación con el estado especial del lactante	Refuerza los beneficios inmunológicos y nutricionales de la lactancia materna. *La leche producida por madres que paren lactantes prematuros difiere en composición de la producida por madres que paren a término. La leche de las madres de prematuros tiene concentraciones más altas de proteínas, sodio, calcio, lípidos y propiedades antiinfecciosas seleccionadas, consistentes con las necesidades nutricionales únicas de los lactantes prematuros. La evidencia indica que la lactancia materna proporciona protección contra las enfermedades en general, y contra las infecciones respiratorias y gastrointestinales en particular durante la infancia.* Comenta los beneficios emocionales de la lactancia materna. *Las madres de lactantes prematuros afirman que la lactancia materna es lo único que pueden hacer por sus hijos, cuando los profesionales han asumido otras actividades de cuidado.*

continúa

Lactancia natural interrumpida (cont.)

OBJETIVOS DEL PACIENTE/ RESULTADOS ESPERADOS	INTERVENCIONES DE ENFERMERÍA/ *BASE RACIONAL CIENTÍFICA*
Reconoce que la leche exprimida será suministrada al lactante por un método de alimentación artificial como la infusión por sonda	Proporciona información a la madre en el sentido de que los lactantes prematuros más pequeños no pueden mamar directamente. Por tanto, reciben leche exprimida de la madre (LEM) mediante alimentación artificial, como infusión por sonda, hasta que adquieren capacidad para alimentarse oralmente. *La capacidad del lactante prematuro para coordinar la succión, la deglución y la respiración, varía entre 32 y 36 semanas de gestación, dependiendo del método de alimentación.*
Realizar una expresión correcta de la leche y mantener el suministro adecuado de leche evidenciado por lo siguiente:	
Extrae leche con bomba 8 a 12 veces al día durante el período postpartum precoz Usa la bomba y el equipo de colección recomendados para producción óptima de leche Continúa la técnica de exprimir la leche según la pauta durante dos semanas, en el hogar después del alta del lactante	Desarrolla un plan práctico que incorpora principios fisiológicos de expresión precoz y frecuente de leche en el período postpartum. *La estimulación de la lactancia es más fácil en el período postpartum precoz que varios días más tarde. La leche producida en la lactancia precoz, especialmente el calostro, tiene propiedades antiinfecciosas que son más beneficiosas para el lactante. La expresión con bomba frecuente contribuye a un suministro adecuado de leche.* Anima a la paciente para alquilar una bomba eléctrica con equipo de colección doble para uso a domicilio, *a fin de optimizar los niveles de prolactina y disminuir los tiempos de bombeo.* Refuerza la importancia de la nutrición adecuada, los líquidos y el reposo *para asegurar un suministro suficiente de leche.*

Lactancia natural interrumpida (cont.)

OBJETIVOS DEL PACIENTE/ RESULTADOS ESPERADOS	**INTERVENCIONES DE ENFERMERÍA/** ***BASE RACIONAL CIENTÍFICA***
	Discute sobre una base individual las preocupaciones relacionadas con medicamentos, tabaco o alcohol, mientras la madre está exprimiendo leche para su hijo prematuro. *Dependiendo de la dosis y la situación clínica del lactante, el fármaco que se considera «seguro» en la LEM para los lactantes sanos nacidos a término, puede no serlo para un prematuro de 750 g y 26 semanas.*
	Enseña a la madre el uso correcto de la bomba, la limpieza adecuada y el montaje y desmontaje del equipo.
	Informa a la madre que, con pocas excepciones, la extracción de leche con bomba continúa durante por lo menos 2 semanas después de que el lactante ha sido dado de alta de la UCIN, *para vaciar completamente las mamas y aumentar los niveles de prolactina.*
	Explica la necesidad de alquilar o comprar la bomba mamaria en agencia de referencia, *con el fin de aliviar la carga de llamadas telefónicas en una época de estrés. La ayuda del personal de enfermería asegura servicios de las agencias beneficiosos para la madre como 1) suministro de una bomba y un equipo de colección apropiados, 2) facturación directa a terceras partes si la madre lo desea y 3) recogida de la bomba del hogar de la madre cuando ya no es necesaria.*

continúa

Lactancia natural interrumpida (cont.)

OBJETIVOS DEL PACIENTE/ RESULTADOS ESPERADOS	INTERVENCIONES DE ENFERMERÍA/ *BASE RACIONAL CIENTÍFICA*
Obtener leche exprimida de la madre (LEM) con contaminación bacteriológica «anormalmente baja» evidenciado por lo siguiente:	
La LEM muestra ausencia de todas las bacterias, excepto la flora cutánea a concentraciones mínimas (p. ej., 10^2 a 10^4 unidades formadoras de colonias [UFC] por mililitro) Cumple con agrado el protocolo establecido para expresión de la leche	Desarrolla un protocolo para el cuidado de las mamas maternas y la vigilancia bacteriológica de la LEM. *La LEM no es nunca estéril y contiene «staph epidermidis», que puede ser patógeno para los lactantes prematuros.* Enseña a la madre las técnicas para reducir las bacterias de la leche exprimida según lo recomendado por Meier y Wilks.[387] *El lactante prematuro más pequeño y en peor estado tiene un sistema inmunológico deprimido y es más susceptible a las bacterias presentes en la LEM.* Explica las técnicas para exprimir la leche y las razones para tomar precauciones especiales. *Asegura a la madre que no se está poniendo en duda su higiene, pero que las precauciones están destinadas a reducir las bacterias hasta niveles «anormalmente» bajos.* Envía la LEM para cultivo según protocolo, *a fin de asegurar que la madre está aplicando técnicas de expresión apropiadas.*

Lactancia natural interrumpida (cont.)

OBJETIVOS DEL PACIENTE/ RESULTADOS ESPERADOS	INTERVENCIONES DE ENFERMERÍA/ *BASE RACIONAL CIENTÍFICA*
Emplear técnicas apropiadas para manipulación y almacenámiento de la leche exprimida de la madre (LEM) evidenciado por lo siguiente:	
Usa contenedores recomendados para almacenar la LEM, a fin de minimizar la contaminación bacteriológica por flora cutánea hasta concentraciones de 10^2 a 10^4 unidades formadoras de colonias (UFC) por ml Usa la LEM antes de 24 horas bajo refrigeración	Instruye a la madre para recoger la LEM en alimentadores de plástico estériles graduados, con tapones impermeables a rosca, que son manipulados fácilmente por el personal de enfermería para preparar la leche para alimentación con sonda o con biberón. *Tales alimentadores son ideales para almacenar la LEM y resultan fáciles de descongelar y manipular sin contaminar el contenido.* Marca cada frasco con el nombre del niño, la fecha, la hora en que se bombeó la leche y cualquier medicamento que esté tomando la madre. Aconseja a la madre que use LEM fresca y/o congelada previamente para la alimentación dentro de las primeras 24 horas bajo refrigeración. *No se dispone de guías definitivas sobre la cantidad de tiempo que puede permanecer refrigerada la LEM hasta administrarla al lactante, excepto la política conservadora basada en las recomendaciones del American Academy of Pediatrics Committee on Nutrition.* Explica a la madre que es mejor que exprima la leche justo antes de cada alimentación. *Este método es óptimo para minimizar el crecimiento bacteriano y aumentar al máximo las propiedades antiinfecciosas de la leche recibida por el lactante.*

Referencias 11a, 60, 262, 284, 316, 383, 385, 387, 420, 438, 625.

Lesión, alto riesgo de

Factores de riesgo: Labilidad emocional; trastorno cognoscitivo*

Gertrude K. McFarland y Karen E. Inaba

OBJETIVOS DEL PACIENTE/ RESULTADOS ESPERADOS	**INTERVENCIONES DE ENFERMERÍA/** ***BASE RACIONAL CIENTÍFICA***
No sufrir lesiones evidenciado por lo siguiente:	
Demuestra control de los impulsos y juicio apropiado, y permanece libre de lesiones personales	Potencia la confianza interpersonal. Identifica factores de riesgo personales o ambientales *para evaluar y cuantificar las necesidades de seguridad y el nivel de vulnerabilidad.* Vigila estado emocional (p. ej., depresión, ansiedad, ira, sospecha) *para determinar el nivel de alerta y los signos precoces de escalada.* Evalúa el grado de trastorno cognoscitivo. Vigila el juicio, la capacidad para tomar decisiones y el control de los impulsos, *a fin de determinar la cantidad de vigilancia necesaria.* Examina el ambiente físico para posible riesgo y elimina objetos peligrosos o hace modificaciones en el contexto, según sea necesario *para favorecer la seguridad.*
Reconoce los estresantes que pueden aumentar el riesgo de lesión	Ayuda a identificar estresantes dentro del paciente o el medio ambiente *para obtener la percepción por parte del paciente de la amenaza y evaluar la capacidad para hacerle frente.*
Busca un ambiente protector cuando es necesario	Vigila los niveles de estrés (observado y comunicado por parte del paciente). Reduce la sobreestimulación ambiental (p. ej., ruido excesivo), el hacinamiento, la invasión del espacio personal, las situaciones de frustración, etc., *para minimizar la sensación de amenaza.* Evita la lucha de poder entre el personal sanitario y el paciente, permitiendo elecciones razonables.

*Para el paciente con trastorno de personalidad límite.

Lesión, alto riesgo de (cont.)

OBJETIVOS DEL PACIENTE/ RESULTADOS ESPERADOS	**INTERVENCIONES DE ENFERMERÍA/** ***BASE RACIONAL CIENTÍFICA***
	Determina la distancia interpersonal y la comunicación no verbal necesarias *para prevenir la ansiedad y las respuestas defensivas.*
	Determina límites y mantiene consistencia.
	Administra medicamentos para calmar al paciente, si es apropiado.
	Evalúa la red social y el papel de personas significativas en cuanto a su efecto sobre el comportamiento del paciente. *La presión y el soporte sociales pueden facilitar la competencia positiva y reforzar las respuestas apropiadas.*
	Hace planes para comportamientos peligrosos impredecibles hacia sí mismo o hacia otros.
Identifica cambios de humor que pueden aumentar el riesgo de lesión	Anima la expresión de sentimientos *para disminuir la tensión y la ansiedad.*
Participa en actividades constructivas que canalizan las emociones Mantiene el control del comportamiento propio	Enseña al paciente la forma de automonitorizar el estado emocional *para favorecer mayor percepción del umbral de estrés personal.*
Usa estrategias constructivas previas y aprendidas recientemente para hacer frente al estrés Busca terapias apropiadas y recursos comunitarios, si son necesarios	Enseña al paciente estrategias físicas y mentales constructivas para canalizar las emociones, *a fin de proporcionar salidas a la tensión y liberación apropiada de la energía.*
	Enseña al paciente técnicas de autocontrol del estrés.
	Si es apropiado, envía para psicoterapia individual o de grupo, grupo de soporte, consejo u otros recursos.
	Ayuda al paciente a planificar y reestructurar estrategias de competencia *para mantener el control.*

continúa

Lesión, alto riesgo de (cont.)

OBJETIVOS DEL PACIENTE/ RESULTADOS ESPERADOS	**INTERVENCIONES DE ENFERMERÍA/** ***BASE RACIONAL CIENTÍFICA***
	Evalúa el riesgo de suicidio *para determinar la necesidad de vigilancia aumentada.* Establece contrato con el paciente sobre respuestas deseadas a los estresantes y comportamientos aceptables (p. ej., contrato de «no hacerse daño»), *para facilitar la consistencia y aclarar los objetivos terapéuticos.*

Referencias 50, 168, 233, 311, 346, 406, 461, 516, 516a, 524a.

Manejo ineficaz del régimen terapéutico (individuos)

Factores relacionados: Barreras percibidas; beneficios percibidos; impotencia

Joan M. Caley y Gertrude K. McFarland

OBJETIVOS DEL PACIENTE/ RESULTADOS ESPERADOS	INTERVENCIONES DE ENFERMERÍA/ *BASE RACIONAL CIENTÍFICA*
Hacer elecciones eficaces en las AVD y conseguir los objetivos del programa terapéutico evidenciado por lo siguiente:	
Disminución de los sentimientos de impotencia Aumento de la sensación de control al hacer elecciones sobre el programa de tratamiento Supera barreras percibidas Reconoce y acepta los beneficios del tratamiento Cumple objetivos del programa de tratamiento	Evalúa las actitudes, valores y creencias del paciente sobre estado de salud real y régimen de tratamiento. Evalúa el impacto del estado de enfermedad/régimen de tratamiento sobre el estilo de vida actual y el nivel de función. Explora con el paciente experiencias pasadas, fuerzas, problemas en la enfermedad, amenazas para la salud y otras situaciones causantes de estrés, en las que el paciente experimenta sensación de impotencia. Identifica barreras que impiden al paciente participar en el plan de tratamiento y tener sensación de control sobre la evolución. Discute con el paciente sus perspectivas en relación con el estado de salud y el estilo de vida futuros. *Es importante determinar las perspectivas del paciente sobre el estado de salud real y el régimen de tratamiento, para colaborar con el paciente en el desarrollo de un plan práctico que le permita participar en la terapia y cumplir los objetivos del tratamiento.* Enseña al paciente sobre la enfermedad, sus manifestaciones, el plan de tratamiento y los objetivos para mejorar el estado de salud.

continúa

Manejo ineficaz del régimen terapéutico (individuos) (cont.)

OBJETIVOS DEL PACIENTE/ RESULTADOS ESPERADOS	INTERVENCIONES DE ENFERMERÍA/ *BASE RACIONAL CIENTÍFICA*
	Discute con el paciente las consecuencias de no cumplir el régimen de tratamiento y los posibles resultados negativos. *El conocimiento adecuado de la enfermedad, la participación en el régimen terapéutico y la influencia sobre el resultado, sirven como línea basal para desarrollar un plan de cambio del comportamiento.*
	Proporciona retroalimentación al paciente sobre evaluación y opciones que podría elegir, *para aumentar la sensación de control y el cumplimiento del régimen terapéutico.*
	Colabora con el paciente en el desarrollo de un plan enfocado en áreas seleccionadas *para maximizar la sensación de control del paciente. El capitalizar las fuerzas y comenzar con áreas de comportamiento seleccionadas para el cambio, constituyen pasos iniciales importantes en el desarrollo de un plan para participar con efectividad en el tratamiento y cumplir los objetivos sanitarios específicos.*
	Anima al paciente para que se centre en una sola área y establezca objetivos pequeños durante un «período de prueba», a fin de obtener retroalimentación sobre la posibilidad de éxito de su plan.
	Apoya al paciente en el establecimiento de objetivos a corto plazo controlables y obtenibles, *para alcanzar los objetivos últimos a largo plazo.*

Manejo ineficaz del régimen terapéutico (individuos) (cont.)

OBJETIVOS DEL PACIENTE/ RESULTADOS ESPERADOS	**INTERVENCIONES DE ENFERMERÍA/** ***BASE RACIONAL CIENTÍFICA***
	Apoya al paciente cuando comienza el plan, proporcionando retroalimentación positiva y centrándose en los logros pequeños. *Los logros pequeños y el alcanzar objetivos a corto plazo disminuyen la sensación de impotencia del paciente y aumentan la sensación de control sobre su estado de salud y la participación en el plan terapéutico.*
	Enviar al paciente a grupos de soporte con un foco similar al suyo, que proporcionarán refuerzo positivo. *La selección cuidadosa del grupo de soporte es esencial para no colocar al paciente en una situación de expectativas no realistas, lo que podría tener consecuencias adversas sobre sus sentimientos de satisfacción y logro de objetivos.*
	Animar al paciente para que discuta y busque recursos adicionales que le ayudarán a obtener retroalimentación positiva sobre cumplimiento del régimen terapéutico, y aumentarán su sensación de satisfacción y logro de objetivos.

continúa

Manejo ineficaz del régimen terapéutico (individuos) (cont.)

OBJETIVOS DEL PACIENTE/ RESULTADOS ESPERADOS	**INTERVENCIONES DE ENFERMERÍA/** ***BASE RACIONAL CIENTÍFICA***
	Vigila el progreso del paciente a intervalos regulares programados. Anima al paciente para que discuta el progreso, incluso con los fallos. Refuerza objetivos manejables y conseguibles a corto plazo para el intervalo siguiente. *El tratamiento de la enfermedad crónica requiere que el personal de enfermería tenga en cuenta planes y objetivos de largo alcance, mientras enfoca el plan de cuidado con el paciente en objetivos conseguibles a plazo más corto, lo que contribuirá al éxito final a largo plazo.*

Referencias 83, 309, 339, 398, 483, 564.

Mantenimiento de la salud alterado

Factores relacionados: Trastorno de la capacidad para hacer juicios deliberados y sensatos; recursos materiales insuficientes

Nancy Creason, Judy Minton, Kim Astroth y Mi Ja Kim

OBJETIVOS DEL PACIENTE/ RESULTADOS ESPERADOS	**INTERVENCIONES DE ENFERMERÍA/** ***BASE RACIONAL CIENTÍFICA***
Buscar ayuda necesaria para mantener la salud evidenciado por lo siguiente:	
Aclara las necesidades del mantenimiento de la salud	Ayuda al paciente a aclarar las necesidades de mantenimiento de la salud.
Define el tipo de ayuda necesaria para mantener la salud	Ayuda al paciente a definir la ayuda necesaria para mantener la salud. *La evaluación de los factores de riesgo percibidos por el paciente, puede potenciar los comportamientos relevantes para mantenimiento de la salud.*
Describe recursos	Enseña al paciente/persona significativa sobre los recursos útiles disponibles dentro de la familia, la comunidad, etc. *El conocimiento de los recursos facilita la acción.*
Selecciona recursos de ayuda sobre la base de la evaluación en relación con las necesidades	Ayuda al paciente a evaluar la efectividad potencial o real de los recursos disponibles.
Contacta con los recursos apropiados	Apoya al paciente para establecer contacto con recursos apropiados.
Comunica el uso de ayuda necesaria para mantener la salud	Ayuda al paciente para aclarar los factores que trastornan la capacidad para mantener la salud. *El aprendizaje activo conduce a una integración más efectiva del conocimiento.*
Consulta con personas significativas para definir las necesidades de mantenimiento de la salud	Apoya a la persona significativa en su papel para ayudar al paciente a mantener la salud. *La participación de persona significativa puede potenciar y reforzar la práctica de comportamientos de mantenimiento de la salud.*

continúa

Mantenimiento de la salud alterado (cont.)

OBJETIVOS DEL PACIENTE/ RESULTADOS ESPERADOS	INTERVENCIONES DE ENFERMERÍA/ *BASE RACIONAL CIENTÍFICA*
Restablecer la capacidad para mantener la salud evidenciado por lo siguiente:	
Identifica factores que afectan la capacidad alterada para mantener la salud Reconoce las fuerzas y debilidades personales	Ayuda al paciente a evaluar las fuerzas y debilidades personales que afectan a la capacidad para mantener la salud.
Usa la fuerza para restablecer la capacidad de mantenimiento de la salud	Apoya al paciente para organizar y usar las fuerzas para el mantenimiento de la salud. *Todos los individuos tienen fuerzas únicas que se pueden usar para mantener la salud. Los valores individuales afectarán la toma de decisiones.*
Trabaja para mejorar la capacidad de solución de problemas	Enseña al paciente sobre el proceso de solución de problemas.
Usa apropiadamente los recursos comunitarios	Enseña al paciente sobre recursos comunitarios para apoyar las prácticas de mantenimiento de la salud. Vigila el progreso del paciente para restablecer el control del mantenimiento de la salud. *Los individuos pueden ser ayudados para modificar el estilo de vida y controlar los comportamientos de la salud.*
Vigilar e identificar otras necesidades de mantenimiento de la salud evidenciado por lo siguiente:	
Colabora en actividades de mantenimiento de la salud	Vigila la capacidad del paciente para mantener la salud.
Comunica la detección del estado de salud alterado	Educa al paciente para reconocer el estado de salud alterado.
Desarrolla un comportamiento efectivo para apoyar el mantenimiento de la salud	Ayuda al paciente a desarrollar comportamientos que apoyen el mantenimiento de la salud. *La perspectiva por parte de la persona sobre la salud, el lugar de control, la autoestima y el estado de salud, influencian el comportamiento de la prevención de la salud.*

Mantenimiento de la salud alterado (cont.)

OBJETIVOS DEL PACIENTE/ RESULTADOS ESPERADOS	**INTERVENCIONES DE ENFERMERÍA/** ***BASE RACIONAL CIENTÍFICA***
Participa activamente en las actividades de mantenimiento de la salud	Colabora con el paciente para determinar y desarrollar el comportamiento necesario para mantener la salud. *Las interacciones interpersonales apoyan la tendencia de la persona para autorrealizarse.*

Referencias 65, 95, 105, 126, 127, 157, 179, 271, 451, 455.

Mantenimiento del hogar alterado

Factores relacionados: Conocimiento inadecuado sobre control postoperatorio en el hogar; trastorno de la movilidad*

Marie Maguire, Linda K. Young, Marilyn Harter y Audrey M. McLane

OBJETIVOS DEL PACIENTE/ RESULTADOS ESPERADOS	**INTERVENCIONES DE ENFERMERÍA/** ***BASE RACIONAL CIENTÍFICA***
Integrar las precauciones para la cadera en las AVD (actividades de la vida diaria) evidenciado por lo siguiente:	
Evita la flexión extrema de la cadera, superior a 90° (p. ej., evita doblarse por la cadera; usa aseo con asiento elevado)	Colabora con el fisioterapeuta en la enseñanza de las medidas de precaución para la cadera. *Una metodología interdisciplinaria potencia la enseñanza.*
Evita la aducción de la cadera (p. ej., no cruza las piernas) Evita la rotación interna de la cadera (p. ej., usa cuña de abducción o cojín entre las piernas cuando está tendido en la cama)	Usa instrucciones escritas para reforzar el aprendizaje de las precauciones para la cadera. *Las instrucciones escritas aseguran una fuente de información consistente.* Vigila la integración de las precauciones para la cadera en la realización de las AVD conforme aumenta progresivamente la independencia, *para asegurar que el paciente incorpora la enseñanza en la práctica.* Vigila el progreso y el cumplimiento del plan de tratamiento. *La vigilancia proporciona evaluación y ocasión para enseñanza adicional.* Instruye al paciente sobre los signos y síntomas de luxación *para asegurar que conoce las complicaciones potenciales.*
Progresar hacia la independencia en las AVD evidenciado por lo siguiente:	
Se encarga de la higiene personal con ayuda de personal sanitario domiciliario tres veces por semana	
Usa correcta y consistentemente los dispositivos de ayuda para facilitar las AVD	Aconseja el uso de dispositivos de ayuda *para favorecer la curación sin complicaciones de la cadera.*

*Para pacientes con sustitución total de cadera, vía posterior.

Mantenimiento del hogar alterado (cont.)

OBJETIVOS DEL PACIENTE/ RESULTADOS ESPERADOS	**INTERVENCIONES DE ENFERMERÍA/** ***BASE RACIONAL CIENTÍFICA***
Alterna los períodos de actividad y reposo Ingiere una dieta equilibrada	
Participa activamente en la realización de las AVD, con menos ayuda conforme pasa el tiempo	Promueve la independencia gradual en las AVD. *La obtención de independencia máxima favorece la reintegración con éxito en el medio ambiente del hogar.* Enseña al paciente a graduar las actividades, *para fomentar la curación de la cadera afecta y su musculatura.*
Dice conocer el plan de tratamiento y los recursos comunitarios	Enseña al paciente el uso apropiado de la medicación analgésica y sus efectos secundarios.
Selecciona/participa una vez por semana en actividades al aire libre	Anima el aumento progresivo de las actividades dentro/fuera de casa (con aprobación del médico). *El aumento progresivo de actividad favorece la curación y el fortalecimiento.* Colabora con el paciente/persona significativa para obtener servicios sanitarios a domicilio (p. ej., personal auxiliar y/o personal de enfermería). *Tales servicios favorecen la vuelta a una situación de vida independiente.* Colabora con el paciente/persona significativa para obtener servicios de rehabilitación continuados (p. ej., fisioterapia proporcionada en una clínica ambulatoria o en el hogar). *Esos servicios favorecen la vuelta a una situación de vida independiente.* Toma medidas para que organizaciones que abastecen comidas *proporcionen el soporte nutricional necesario para una cicatrización óptima.*

continúa

Mantenimiento del hogar alterado (cont.)

OBJETIVOS DEL PACIENTE/ RESULTADOS ESPERADOS	INTERVENCIONES DE ENFERMERÍA/ *BASE RACIONAL CIENTÍFICA*
Planificar la adaptación del ambiente del hogar para promocionar la salud y seguridad máximas evidenciado por lo siguiente:	
Sugiere un plan para trasladar el exceso de muebles, de forma que quede un camino libre para el andador Identifica la necesidad de eliminar alfombras sueltas	Colabora con el paciente/persona significativa para planificar un ambiente seguro en el hogar. *La planificación mutua favorece el cumplimiento.*
Usa consistente y correctamente ayudas de seguridad en el cuarto de baño (p. ej., barandilla de la bañera, asiento del aseo elevado, barras para agarrarse, banqueta en la bañera)	Ayuda al paciente a negociar el alquiler/compra y la instalación de barandillas en la bañera, taburete para la bañera, asiento elevado del aseo y barras para sujetarse. *El uso de esos dispositivos favorece la independencia y la seguridad durante las AVD.* Anima al paciente a usar calzado antideslizante *para facilitar la movilidad segura.* Instruye al paciente para que use sillas con asiento firme y apoyabrazos. *Los muebles de ese tipo corrigen la alineación de la cadera en no más de 90º de flexión y facilitan la transferencia segura.*
Usa la bolsa colgada del andador para objetos diversos (p. ej., teléfono inalámbrico)	Aconseja el uso de teléfono inalámbrico *para asegurar la capacidad de pedir ayuda urgente.*
Identifica la necesidad de conservar un ambiente bien iluminado (p. ej., mantiene encendidas las luces del recibidor y el cuarto de baño por la noche)	Instruye al paciente para que mantenga el medio ambiente bien iluminado, *con el fin de favorecer la movilidad segura.*
La persona significativa/los miembros de la familia expresan satisfacción por el mantenimiento del hogar	Proporciona al paciente/persona significativa/miembro de la familia un número de urgencia para solicitar servicio sanitario durante las 24 horas.

Referencias 11, 258, 428, 445, 485, 579, 630.

Miedo

Factores relacionados: Cirugía inminente con posible dolor, pérdida de control, desfiguración*

Gertrude K. McFarland y Victoria L. Mock

OBJETIVOS DEL PACIENTE/ RESULTADOS ESPERADOS	INTERVENCIONES DE ENFERMERÍA/ *BASE RACIONAL CIENTÍFICA*
Identificar aspectos específicos de la cirugía inminente que son fuentes de miedo evidenciado por lo siguiente:	
Expresa miedos específicos relacionados con la cirugía, percepciones realistas del peligro, capacidad propia para hacer frente a la situación y necesidad de ayuda	Usando técnicas de comunicación terapéutica, anima al paciente a expresar los sentimientos subjetivos experimentados, la percepción personal de peligro, la percepción de las capacidades/limitaciones propias para hacer frente a la situación y la necesidad de ayuda por parte del personal de enfermería. *El verbalizar los sentimientos puede disminuir la intensidad y la duración del miedo.*
Adquirir conocimientos/capacidades para hacer frente a miedos específicos evidenciado por lo siguiente:	
	Se enfrenta a las percepciones distorsionadas. Proporciona información para reducir las distorsiones. Aconseja los datos específicos en vez de las generalizaciones. *Una apreciación realista promueve la solución eficaz de los problemas para disminuir el peligro.* Inicia la enseñanza sobre cirugía, incluyendo colostomía.
Expresa y muestra confort con el ambiente de la unidad, el procedimiento y personal sanitario	Para un medio ambiente no familiar, orienta al paciente sobre la unidad y el personal sanitario.
Realiza confortablemente los ejercicios de tos, respiración profunda y de las piernas	Enseña la base racional y el procedimiento para cambiar de posición, toser, hacer respiraciones profundas y ejercicio de las piernas; da tiempo para práctica y demostración de respuesta.

*Para pacientes con cáncer intestinal.

continúa

Miedo (cont.)

OBJETIVOS DEL PACIENTE/ RESULTADOS ESPERADOS	**INTERVENCIONES DE ENFERMERÍA/** ***BASE RACIONAL CIENTÍFICA***
	El conocimiento de lo que se espera –sobre todo a nivel sensorial– disminuye el miedo a lo desconocido.
Explica los acontecimientos que cabe esperar antes y después de la cirugía	Enseña puntos específicos para tipos de cirugía.
Expresa expectativas realistas para el período postoperatorio	Enseña lo que se puede esperar después de la cirugía (p. ej., colostomía, irrigación, apósitos de la herida).
	Identifica y enseña puntos específicos de la experiencia quirúrgica que al paciente le gustaría conocer.
	Evita sorpresas: informa al paciente de lo que le espera, especialmente de las sensaciones que experimentará.
	Para miedo al dolor, enseña sobre analgesia postoperatoria.
	Para miedo a la pérdida de control, enseña formas para potenciar el control (p. ej., incluye al paciente en la planificación de cuidados, comparte los resultados de las pruebas cuando es apropiado).
	Para miedo a la desfiguración, considera la visita de alguien que haya experimentado la cirugía y esté bien ajustado (p. ej., colostomía). *El miedo disminuye cuando la persona identifica a alguien que ha hecho frente con éxito a una situación similar.*

Miedo (cont.)

OBJETIVOS DEL PACIENTE/ RESULTADOS ESPERADOS	INTERVENCIONES DE ENFERMERÍA/ *BASE RACIONAL CIENTÍFICA*
Participar en competencia adaptativa evidenciado por lo siguiente:	
Expresa aumento del confort psicológico y las capacidades de competencia	Usa el sistema de soporte disponible para aumentar el confort y la relajación. Incluye a la familia y a otras personas significativas en la enseñanza, *de forma que supongan un soporte y conocimiento en vez de miedo.* Anima las medidas confortadoras (p. ej., música, objetos religiosos, pijamas propios, almohadas). *Los recursos familiares de confort pueden aliviar el sufrimiento que acompaña al miedo.* Dispone la visita de un religioso, si el paciente lo desea.
Expresa actitud positiva hacia el resultado de la cirugía	Adopta una actitud positiva en el sentido de que el paciente podrá hacer frente y tener una experiencia quirúrgica positiva.
Experimenta un sueño reparador	Facilita el sueño la noche antes de la operación.
Experimentar disminución del miedo evidenciado por lo siguiente:	
Expresa disminución del miedo Frecuencias del pulso y de la respiración normales	Vigila continuamente el nivel de miedo (muchos cirujanos cancelarán la cirugía si el paciente está especialmente asustado). *La respuesta fisiológica neuroendocrina al miedo puede precipitar arritmias que pongan en peligro la vida durante situaciones estresantes.*

Referencias 100, 212, 235, 408, 436, 571.

Movilidad física, trastorno de la

Factores relacionados: Dolor articular agudo y crónico; fatiga*

Teresa Fadden, Janet F. Schulte y Audrey M. McLane

OBJETIVOS DEL PACIENTE/ RESULTADOS ESPERADOS	**INTERVENCIONES DE ENFERMERÍA/** ***BASE RACIONAL CIENTÍFICA***
Mejorar el control del dolor evidenciado por lo siguiente:	
Califica el dolor como 3 o menos en una escala de 10 a lo largo de un período de 48 horas	Enseña al paciente la forma de usar la relajación progresiva como un complemento de los analgésicos cuando son necesarios y a la hora de acostarse. *El control del dolor es un componente fundamental para mantener una movilidad óptima de músculos y articulaciones.* Aplica calor húmedo en las articulaciones afectas. Proporciona duchas templadas según son necesarias y a la hora de acostarse, para favorecer el confort. Evita el agua a temperatura excesiva, *puesto que eso puede aumentar la fatiga.*
Se autoadministra los medicamentos antiinflamatorios y/o analgésicos prescritos de forma consistente y de acuerdo con la pauta ordenada	Enseña el uso apropiado de los medicamentos antiinflamatorios y analgésicos, *que son más eficaces cuando se administran con una pauta consistente y fija para mantener niveles séricos adecuados.*
Comunica un mínimo de 7 horas de sueño no interrumpido durante 3 días consecutivos	Proporciona colchón antiescaras o almohadillado similar para la cama del paciente, a fin de aumentar el confort. Sugiere el masaje en la espalda al acostarse para favorecer el sueño. Aconseja al paciente que limite las siestas a no más de dos diarias. *Las siestas excesivas durante el día pueden interferir con el patrón de sueño normal.*

*Para el paciente con lupus eritematoso sistémico.

Movilidad física, trastorno de la (cont.)

OBJETIVOS DEL PACIENTE/ RESULTADOS ESPERADOS	INTERVENCIONES DE ENFERMERÍA/ *BASE RACIONAL CIENTÍFICA*
	Vigila la respuesta emocional del paciente al proceso patológico, *puesto que el estado emocional puede tener un impacto sobre la capacidad del paciente para controlar el dolor.*
Proteger las articulaciones actualmente afectas (artritis aguda), al mismo tiempo favorecer/conservar la función de las articulaciones afectas por síntomas crónicos de lupus, evidenciado por lo siguiente:	
Mantiene RDM completo en articulaciones con afectación crónica	Dirige al paciente en el RDM pasivo, antes de iniciar la movilización activa dos veces al día de todas las articulaciones menos aquéllas con afectación aguda, para comprobar la seguridad y la eficacia.
Proporciona soporte y reposo a las articulaciones con afectación aguda	Proporciona reposo y soporte a las articulaciones con afectación aguda *para estabilizar y reducir el estrés sobre la articulación y ayudar a la relajación muscular.* Inmoviliza con férulas las muñecas y manos inflamadas. *Las férulas pueden disminuir el dolor al inmovilizar la articulación, y prevenir las contracturas en posiciones no funcionales.*
Mantiene el régimen de ejercicio diario según lo prescrito por el médico o el fisioterapeuta	Equilibra la terapia de reposo con el programa de ejercicio físico activo *para favorecer la fuerza y la función, y minimizar la fatiga relacionada con el nivel de actividad.*
Conseguir el nivel óptimo de movilidad física evidenciado por lo siguiente:	
Proporciona cuidado propio diario dentro de los límites de la incapacidad física existente	Ayuda al paciente en la tarea de analizar las actividades diarias. Enseña al paciente la forma de usar correctamente un andador y otros dispositivos de ayuda.

continúa

Movilidad física, trastorno de la (cont.)

OBJETIVOS DEL PACIENTE/ RESULTADOS ESPERADOS	INTERVENCIONES DE ENFERMERÍA/ *BASE RACIONAL CIENTÍFICA*
Realiza las AVD de una forma que favorece la conservación y protección articulares	Proporciona información sobre simplificación de tareas, dispositivos de asistencia y otras técnicas para conservar la energía. Identifica los recursos dentro del sistema de soporte social del paciente y de la comunidad más amplia, que pudieran ayudar a cubrir los requerimientos de AVD fuera de los límites de la capacidad física real del paciente (p. ej., ayuda en el trabajo doméstico y el transporte).

Referencias 129, 227, 256, 305, 364, 462, 642.

Mucosa oral alterada

Factor relacionado: Traumatismo asociado con quimioterapia

Rosemarie Suhayda y Mi Ja Kim

OBJETIVOS DEL PACIENTE/ RESULTADOS ESPERADOS	INTERVENCIONES DE ENFERMERÍA/ *BASE RACIONAL CIENTÍFICA*
Mantener la cavidad oral sin molestias y con capacidad funcional evidenciado por lo siguiente:	
Mucosa, lengua y labios rosados, húmedos e intactos Ausencia de inflamación, lesiones, costras y detritos duros Ausencia de infección Sensación de limpieza oral Confort al deglutir y hablar	Establece un régimen de cuidado oral antes y después de las comidas y al acostarse *para prevenir la infección.* En caso de estomatitis grave aumenta el cuidado oral a cada dos horas y dos veces por la noche. *La omisión de la higiene oral durante períodos de 2 a 6 horas anula el beneficio del cuidado anterior.* Quita la dentadura postiza. Cepilla, enjuaga y limpia a conciencia. En caso de estomatitis grave, instruye al paciente para quitarse la dentadura durante períodos de tiempo. *Las prótesis dentales irritan la mucosa inflamada y causan ulceración necrótica, hemorragia y dolor al comer o hablar.* Selecciona un aerosol potente o un cepillo dental blando y pequeño para eliminar los detritos dentales. Para ablandar el cepillo de dientes sumerge en agua caliente antes de cepillarse y enjuaga en agua caliente durante el cepillado. Enjuaga bien después del uso y almacena en lugar seco y fresco. *Los cepillos de dientes pueden estar contraindicados en casos de estomatitis grave, trombocitopenia y neutropenia.* Usar un dedo envuelto en gasa para ayudar a eliminar los detritos dentales.

continúa

Mucosa oral alterada (cont.)

OBJETIVOS DEL PACIENTE/ RESULTADOS ESPERADOS	**INTERVENCIONES DE ENFERMERÍA/** ***BASE RACIONAL CIENTÍFICA***
	Usa bastoncillos o torundas de espuma desechables *para estimular las encías y limpiar la cavidad oral.* Evita el uso de torundas con limón-glicerina, *que irritan la mucosa oral y contribuyen a la descalcificación de los dientes.* Anima la limpieza con seda dental entre los dientes dos veces al día, utilizando hilo dental no encerado, si los niveles de plaquetas están por encima de 50.000/mm. Anima el enjuagado frecuente de la boca y gargarismos *para limpiar la boca, reducir la flora microscópica y aliviar las molestias locales.* Se puede usar cualquiera de los siguientes: Solución de bicarbonato sódico: 200 ml de H_2O o media cucharadita de sal, media cucharadita de bicarbonato sódico. Desechar el colutorio no usado cada dos días (puede adquirir un gusto desagradable y ser irritante). *El bicarbonato sódico ayuda a eliminar la mucosidad espesa.* Solución salina templada (es con frecuencia la solución de elección; puede no ser efectiva para eliminar los detritos o las costras endurecidas). *La solución salina templada es no irritante y eficaz para aplicar calor en las membranas mucosas inflamadas.*

Mucosa oral alterada (cont.)

OBJETIVOS DEL PACIENTE/ RESULTADOS ESPERADOS	**INTERVENCIONES DE ENFERMERÍA/** ***BASE RACIONAL CIENTÍFICA***
	Usa un agente oxidante, como el agua oxigenada al 25% o una solución comercial al 1,5%. Evita el uso prolongado, *puesto que tal empleo puede causar crecimiento de hongos conocido como «lengua pilosa». El peróxido de hidrógeno tiene una acción efervescente que elimina de forma mecánica los detritos.*

Referencias 35, 66, 138-140, 550.

Negación ineficaz

Factor relacionado: Evento que amenaza la vida*

Linda O'Brien-Pallas, Jane E. Graydon y Gertrude K. McFarland

OBJETIVOS DEL PACIENTE/ RESULTADOS ESPERADOS	INTERVENCIONES DE ENFERMERÍA/ *BASE RACIONAL CIENTÍFICA*
Mantener el nivel apropiado de negación evidenciado por lo siguiente:	
Permanece apropiadamente defendido	Se centra en establecer una relación de confianza con el paciente. Determina el grado de negación del paciente y su eficacia como estrategia de afrontamiento, *debido a que puede ser necesario cierto grado de negación para el funcionamiento del paciente.* Si el paciente está usando la negación total, hacer comprobaciones periódicas sobre el estadio de negación del paciente. Estimular el comportamiento del paciente. No se enfrenta nunca directamente con la negativa del paciente, *dada la posibilidad de que el paciente no sea capaz de controlar la ansiedad resultante.*
Reconoce algún grado de problemas y precauciones	Proporcionar al paciente información específica y tranquilizarle, si él expresa alguna pregunta o preocupación. No presionar al paciente para que exprese preguntas o preocupaciones si no está preparado. *Es importante trabajar con el paciente de acuerdo con su estadio particular de negación en cada momento.*

Referencias 72, 180, 224, 318, 531, 576, 613.

*Para el paciente con infarto de miocardio (IM).

Nutrición alterada: alto riesgo de ingesta superior a las necesidades corporales

Factores de riesgo: Alteración de la relación con otro significativo; patrón de ingesta disfuncional

Jane Lancour y Audrey M. McLane

OBJETIVOS DEL PACIENTE/ RESULTADOS ESPERADOS	**INTERVENCIONES DE ENFERMERÍA/** ***BASE RACIONAL CIENTÍFICA***
Alterar el patrón de ingesta evidenciado por lo siguiente:	
Mantiene el peso actual durante una semana, seguido por pérdida de ½ a 1 kg por semana hasta conseguir el peso deseado Verbaliza la relación entre experiencia de pérdida y patrón de ingesta	Desarrolla un método para que el paciente lleve un registro diario de la ingesta y de los datos relacionados con ella. Analiza semanalmente el diario para determinar la relación de los sentimientos del paciente con el patrón de ingesta. Identifica con el paciente el peso deseado. Determina la pérdida semanal deseable. Desarrolla con el paciente una prescripción de dieta. Evalúa los patrones de ingesta para equilibrar los grupos alimentarios principales.
Limita la ingesta de alcohol a una copa por semana, con un contenido de alcohol no superior a 30 g	Alerta al paciente sobre los peligros de usar alcohol como una estrategia para hacer frente a problemas.
Aumentar el consumo de energía evidenciado por lo siguiente:	
Traduce la percepción de necesidad de actividad física aumentada en tácticas para utilización de energía (p. ej., usa las escaleras, va andando a los recados)	Ayuda al paciente a identificar, seleccionar y participar en una o más actividades que consuman energía. Vigila la participación en actividades seleccionadas.
Programa/participa en actividades recreativas que consuman energía durante 30 minutos diarios	*El paciente necesita ayuda para incorporar el ejercicio en su vida diaria. La planificación de ejercicio tres veces por semana es más difícil de aplicar que el ejercicio diario; es decir, que establecer un cambio en el estilo de vida.*

continúa

Nutrición alterada: alto riesgo de ingesta superior a las necesidades corporales (cont.)

OBJETIVOS DEL PACIENTE/ RESULTADOS ESPERADOS	INTERVENCIONES DE ENFERMERÍA/ *BASE RACIONAL CIENTÍFICA*
Participar en relaciones/actividades que faciliten la competencia positiva evidenciado por lo siguiente:	
Busca soporte y ayuda de relaciones seleccionadas	Ayuda al paciente a identificar un patrón de relaciones sociales usando la red social. Ayuda al paciente a verbalizar su respuesta a los esfuerzos para aumentar/fortalecer la red social. Mantiene una atmósfera de veracidad, empatía y consideración positiva incondicional. Vigila la influencia de la interacción social sobre la ingesta de alimentos.

Referencias 7, 17a, 55, 71a, 130, 319a, 595a.

Nutrición alterada: inferior a los requerimientos corporales

Factores relacionados: Trabajo de la respiración aumentado; ingesta inadecuada de nutrientes en la dieta

Audrey M. MacLane, Colleen O'Brien y Sheila Olson

OBJETIVOS DEL PACIENTE/ RESULTADOS ESPERADOS	**INTERVENCIONES DE ENFERMERÍA/** ***BASE RACIONAL CIENTÍFICA***
Estabilizar el peso y después aumentarlo gradualmente hasta menos del 10% por debajo del peso ideal evidenciado por lo siguiente:	
Estabiliza el peso (resultado inmediato aceptable) Consigue un aumento de peso de ½ kg cada 3 semanas, y después hasta ½ kg cada 2 semanas (resultado más deseable)	Colabora con el paciente para establecer una escala de resultados de peso desde más deseable hasta menos deseable. *La participación activa en el bienestar nutricional contribuye a la percepción de control de la vida por parte del paciente.* Establece la prescripción de dieta en colaboración con un especialista en dietética. Prescribe un suplemento dietético (para tomarlo 1 a 2 horas después de las comidas). *Varias comidas pequeñas producen menos cansancio que tres comidas grandes.*
Consumir una dieta bien equilibrada rica en calorías (2.400 calorías) evidenciado por lo siguiente:	
Establece un patrón de 4 a 6 comidas pequeñas por día después de períodos de reposo Usa broncodilatadores y esteroides con alimento/productos lácteos Aumenta gradualmente el suplemento dietético desde 60 a 180 g dos veces al día Comunica menos molestias gástricas	Enseña y vigila el uso del diario de alimentos (incluye al miembro de la familia y el paciente). *La documentación de la ingesta oral y del progreso del paciente facilita la detección precoz de la ingesta inadecuada.* Ayuda al paciente a identificar las preferencias alimenticias, incluyendo alimentos ricos en hidratos de carbono complejos y proteínas.

*Para el paciente con enfermedad pulmonar obstructiva crónica.

continúa

Nutrición alterada: inferior a los requerimientos corporales (cont.)

OBJETIVOS DEL PACIENTE/ RESULTADOS ESPERADOS	**INTERVENCIONES DE ENFERMERÍA/** ***BASE RACIONAL CIENTÍFICA***
	Ayuda al miembro de la familia a planificar comidas ricas en calorías y proteínas. *Varias adiciones pequeñas, como añadir margarina o mantequilla a los cereales calientes, aumentarán mucho la ingesta calórica.* Anima al miembro de la familia para que evite resaltar excesivamente la dieta. Enseña la importancia de la higiene oral antes de las comidas *para aumentar el sabor.*
Establecer un patrón de reposo/actividad que permita la participación en actividades deseadas evidenciado por lo siguiente:	
Reposo una hora antes y después de las comidas Control de las AVD Hace ejercicios activos de RDM dos veces al día Usa oxígeno portátil para aumentar gradualmente la distancia de marcha por incrementos de 2 m	Enseña la regulación de las AVD. Instruye al paciente/miembro de la familia en el uso de técnicas para conservación de la energía. Enseña el uso apropiado de oxígeno para aumentar la capacidad de participación en ejercicio. *La independencia en el cuidado del propio paciente maximizará la autoestima y el cumplimiento del paciente.*
Practica ejercicios de entrenamiento de la musculatura inspiratoria según lo programado Establece una rutina regular para acostarse Evita el uso de bebidas estimulantes Participa en programas de rehabilitación pulmonar ambulatorios Participa semanalmente en actividades sociales al aire libre	Enseña/vigila ejercicios de entrenamiento de la musculatura inspiratoria. *El aumento de fuerza de los músculos inspiratorios puede ayudar a reducir la disnea.* Enseña al paciente prácticas de autocuidado para evitar la infección respiratoria. Si se desarrolla bronquitis, consulta con el médico para prescripción de antibióticos según sea apropiado. *La infección aumenta el trabajo de la respiración.*

Nutrición alterada: inferior a los requerimientos corporales (cont.)

OBJETIVOS DEL PACIENTE/ RESULTADOS ESPERADOS	**INTERVENCIONES DE ENFERMERÍA/** ***BASE RACIONAL CIENTÍFICA***
	Enseña al paciente/miembro de la familia el uso del diario de ejercicio para anotar la distancia caminada, el empleo de suplemento de oxígeno y la sensación de disnea. *El soporte nutricional se debe acompañar y apoyar con ejercicios de acondicionamiento.*

Referencias 46, 245, 525, 610a.

Nutrición alterada: superior a los requerimientos corporales

Factores relacionados: Hábitos de comida establecidos; no patrón regular de ejercicio

Colleen O'Brien, Marie Maguire y Audrey M. McLane

OBJETIVOS DEL PACIENTE/ RESULTADOS ESPERADOS	INTERVENCIONES DE ENFERMERÍA/ *BASE RACIONAL CIENTÍFICA*
Conseguir pérdida gradual de peso hasta un 5% a 10% por encima del peso ideal evidenciado por lo siguiente:	
Pierde entre ½ y 1 kg por semana Se recompensa a sí mismo por cada 2,5 kg de pérdida de peso	Ayuda al paciente a identificar la importancia de la pérdida de peso. Explora la motivación para perder peso; refuerza si es necesario. Refuerza el interés por perder peso. *La motivación se produce cuando el paciente identifica una necesidad significativa.* Vigila semanalmente el peso *para proporcionar retroalimentación/refuerzo.*
Ingerir una dieta bien equilibrada evidenciado por lo siguiente:	
Lleva un diario de alimentos Elige alimentos entre los grupos de pirámides de alimentos Disminuye la ingesta de dulces desde diariamente hasta cada 2 días y después hasta dos veces por semana	Enseña el uso del diario de alimentos *para facilitar la automonitorización.* Analiza (con el paciente) el diario de alimentos semanalmente (incluye alimentos ingeridos, hora del día, circunstancias, dónde se produce la ingesta). Sugiere técnicas para cambiar los comportamientos de alimentación. Identifica preferencias de alimentos pobres en calorías. *La identificación de preferencias alimentarias aumenta la probabilidad de cumplimiento.* Hace recomendaciones para cambios dietéticos en colaboración con el paciente. Anima el consumo de agua hasta 8 vasos al día, *lo que proporcionará hidratación adecuada necesaria para el metabolismo corporal.*

Nutrición alterada: superior a los requerimientos corporales (cont.)

OBJETIVOS DEL PACIENTE/ RESULTADOS ESPERADOS	INTERVENCIONES DE ENFERMERÍA/ *BASE RACIONAL CIENTÍFICA*
	Enseña el uso de técnicas de competencia cognoscitivas (p. ej., distracción, paradas intermedias). *La variedad de estrategias puede aumentar el éxito.*
	Establece contrato escrito con el paciente a fin de usar técnicas para modificar los comportamientos de comida.
Participar en ejercicio regular evidenciado por lo siguiente:	
Participa en ejercicio regular durante 20 minutos tres veces por semana	Ofrece folletos/muestras de ejercicios para el anciano.
	Explora la opción de caminar diariamente.
	El ejercicio aumenta el consumo de calorías y facilita la pérdida de peso.
Lleva un diario de ejercicio	Explica/revisa el uso del diario de ejercicio.
	Ayuda al paciente a desarrollar un patrón de recompensas no alimentarias para cada pérdida de 2,5 kg de peso.
	El diario de ejercicio y las recompensas refuerzan el comportamiento positivo y favorecen la motivación.
	Establece contrato escrito con el paciente para aumentar el nivel de actividad.
	Los contratos validan el interés.

Referencias 80, 374, 491, 548, 556, 628.

Olvido unilateral

Factor relacionado: Trastorno de la capacidad perceptual*

Victoria L. Mock y Gertrude K. McFarland

OBJETIVOS DEL PACIENTE/ RESULTADOS ESPERADOS	INTERVENCIONES DE ENFERMERÍA/ *BASE RACIONAL CIENTÍFICA*
Conocer la realidad del déficit perceptual evidenciado por lo siguiente:	
Expresa estimación realista del grado de déficit: no lo ignora ni lo subestima	Explica al paciente que ha olvidado un lado. Anima al paciente a compartir sus percepciones y proporciona respuesta realista. *Esas actividades ayudarán a que el paciente comprenda y reconozca el trastorno.*
Estar protegido frente a lesiones evidenciado por lo siguiente:	
No sufre accidentes Ausencia de lesiones debidas al déficit	Orienta al paciente sobre su ambiente para proporcionar seguridad, elimina el exceso de muebles y equipo, proporciona buena iluminación, coloca el timbre de llamada y los objetos de uso frecuente en el lado no afecto, a distancia fácil de alcanzar, y mantiene levantada la barandilla del lado afecto. *La estructuración del medio ambiente a fin de disminuir los peligros, es esencial para la seguridad.* Supervisa y/o ayuda en las tareas de transferencia y deambulación. Protege el lado olvidado durante las actividades y enseña al paciente a asumir su responsabilidad; enseña al paciente a comprobar la posición de los miembros en el lado afecto, *para prevenir traumatismos desapercibidos.*

*Para el paciente con hemianopsia.

Olvido unilateral (cont.)

OBJETIVOS DEL PACIENTE/ RESULTADOS ESPERADOS	**INTERVENCIONES DE ENFERMERÍA/** ***BASE RACIONAL CIENTÍFICA***
	Registra las deficiencias perceptuales en la historia y en la habitación del paciente para informar a los cuidadores. *La continuidad del cuidado seguro se potencia cuando todos los cuidadores conocen los déficit perceptuales del paciente.*
Adquirir conocimientos y capacidad para disminuir y/o hacer frente al déficit evidenciado por lo siguiente:	
Responde a los indicios verbales y/o visuales para disminuir el olvido del lado afecto; explora y protege el lado afecto	Evalúa con regularidad el grado de déficit y el grado de adaptación al déficit; evalúa los factores contribuyentes.
Compensa la pérdida perceptual	Inicialmente ayuda a compensar el déficit perceptual, disponiendo el medio dentro del campo perceptual del paciente.
Demuestra aumento de participación e independencia en las AVD Expresa sentimientos de progreso respecto al déficit perceptual	Después del estrés inicial, promociona la atención consciente al lado olvidado, colocando artículos de uso frecuente en ese lado; coloca al paciente de forma que vea el lado afectado; hablándole desde ese lado. Pasa tiempo con el paciente manipulando el lado afectado y animando al paciente para que lo use. Pide al paciente que manipule los miembros ignorados con los del lado no afectado. Aumenta la estimulación del lado afectado mediante contacto y masaje con loción perfumada. Usa comunicación visual y verbal respecto a la colocación de los miembros en el lado afectado.

continúa

Olvido unilateral (cont.)

OBJETIVOS DEL PACIENTE/ RESULTADOS ESPERADOS	**INTERVENCIONES DE ENFERMERÍA/** ***BASE RACIONAL CIENTÍFICA***
	Los indicios verbales, visuales y táctiles disminuyen el olvido del lado afectado y son eficaces para aumentar el funcionamiento perceptual. Enseña al paciente a explorar el lado afectado; coloca el reloj o algún otro ítem de uso frecuente en el lado afectado *para ayudar a establecer un patrón de exploración.* Usa «indicios» para el lado afectado (p. ej., coloca una línea roja en el margen de los libros, y pequeños cascabeles en los miembros de ese mismo lado). Coloca la bandeja de la comida en el lado sano; enseña al paciente a rotar el plato periódicamente. Anima al paciente a realizar AVD, como cepillarse los dientes delante de un espejo; supervisa y proporciona respuesta. *Las actividades que dirigen la atención hacia el lado olvidado pueden aumentar la percepción y el uso de ese lado.* Disminuye los estímulos que causen confusión; evita el cambio de localización; mantiene el personal y la rutina de autocuidado; explica por adelantado los procedimientos y terapias. *Un plan establecido de cuidado por personal consistente puede disminuir las distorsiones de la percepción y la desorientación consiguiente.* Incluye a la familia en el proceso de rehabilitación *de forma que los familiares lo comprendan, lo apoyen y puedan continuarlo en el hogar.*

Referencias 281, 402, 494, 598, 626, 636.

Paternidad alterada (real)

Factores relacionados: Identidad de función inadecuada; expectativas no realistas

Martha M. Morris y Gertrude K. McFarland

OBJETIVOS DEL PACIENTE/ RESULTADOS ESPERADOS	**INTERVENCIONES DE ENFERMERÍA/** ***BASE RACIONAL CIENTÍFICA***
Proporcionar el medio ambiente seguro para el niño evidenciado por lo siguiente:	
El niño permanece física y psicológicamente seguro	Evalúa la percepción por parte de los padres de las necesidades del niño. Evalúa el grado de riesgo para la seguridad física y psicológica del niño. Contacta con autoridades apropiadas si la seguridad del niño parece en peligro. *El proporcionar un ambiente físico y psicológicamente seguro para el niño es la función básica de un padre. Las deficiencias en este campo pueden oscilar desde ignorar habitualmente la dieta o la higiene personal del niño, hasta los hogares con múltiples peligros de abuso físico grave.* Diseña intervenciones específicas para centrar la percepción de los padres sobre las necesidades del niño. *En situaciones en las que los padres no pueden proporcionar seguridad mínima ni cubrir las necesidades fisiológicas del niño, se deben activar los mecanismos diseñados por la comunidad para trasladar al niño a un ambiente más seguro.*

continúa

Paternidad alterada (real) (cont.)

OBJETIVOS DEL PACIENTE/ RESULTADOS ESPERADOS	INTERVENCIONES DE ENFERMERÍA/ *BASE RACIONAL CIENTÍFICA*
Conseguir la identidad del rol como padre evidenciado por lo siguiente:	
Identifica los comportamientos parentales socialmente esperados Verbaliza la presencia o ausencia de modelos de función eficaces Verbaliza la incongruencia entre comportamientos parentales «ideales» y reales	Identifica los componentes y prioridades fundamentales dentro de la identidad de rol (es decir, hijo de los padres propios, cónyuge, identidad profesional). Identifica una fuente de comportamiento paterna «ideal» verbalizado. Identifica percepción de comportamientos parentales específicos.
Incorpora el concepto de «padre» como parte integral de la identidad del rol	Observa las interacciones padre-niño para congruencia entre «ideal» verbalizado de comportamiento parental y comportamiento real.
Demuestra aprendizaje de comportamiento parental adicional	Proporciona oportunidad para que el padre explore la identidad de función a través de consejo individual y/o interacción de grupo. Proporciona oportunidad para que el padre observe/experimente comportamientos paternos eficaces. *La paternidad es un comportamiento aprendido. En muchas comunidades, la oportunidad para observar el comportamiento paternal es limitada, y las personas se ven forzadas a basarse en su percepción de cómo fueron cuidadas ellas mismas.*
Experimenta satisfacción en la paternidad, lo que apoyará la incorporación del concepto de «padre» en la identidad de rol	Proporciona oportunidad para que el padre ponga en práctica comportamientos paternos alternativos. *Las intervenciones que proporcionan información sobre estos comportamientos y la oportunidad para discutir los cambios en el estilo de vida requeridos amplían la perspectiva del padre y ayudan a internalizar la función paterna.*

Paternidad alterada (real) (cont.)

OBJETIVOS DEL PACIENTE/ RESULTADOS ESPERADOS	INTERVENCIONES DE ENFERMERÍA/ *BASE RACIONAL CIENTÍFICA*
Adquirir expectativas realistas sobre sí mismo, el cónyuge y el lactante/niño dentro de la familia evidenciado por lo siguiente:	
Verbaliza expectativas sobre sí mismo, el cónyuge y el lactante/niño	Identifica expectativas de sí mismo, el cónyuge y el lactante/niño.
Verbaliza áreas de fracaso para cubrir las expectativas	Identifica áreas de fracaso en cuanto a cumplir las expectativas propias.
Verbaliza sentimientos propios sobre las expectativas	Proporciona oportunidad al padre para que exprese sentimientos sobre expectativas no cumplidas.
Reconoce la responsabilidad propia para intentar cumplir las expectativas y los límites realistas de sí mismo y de los demás	Anima al padre a especular sobre las razones para que no se cumpliesen las expectativas.
Desarrolla expectativas realistas de sí mismo, el cónyuge y el lactante/niño	Ayuda a los padres a desarrollar expectativas realistas como consecuencia del mayor conocimiento del desarrollo normal y las necesidades básicas.
Desarrolla estrategias que aumentan la posibilidad de que se cubran las expectativas	Ayuda al padre a desarrollar estrategias alternativas para aumentar la posibilidad de que se cumplan las expectativas (p. ej., discutir las expectativas con el cónyuge, identificar los pasos que deben darse para que se cumplan las expectativas). *Los padres pueden tener expectativas no realistas sobre su papel y la capacidad como padre, sobre el papel del cónyuge y sus capacidades y sobre el papel del niño y su capacidad en la relación. Esas expectativas pueden conducir a frustración y ansiedad aumentadas cuando no se manifiestan los comportamientos esperados. Debido a que la ansiedad se transforma con frecuencia en ira, es grande el potencial de trastornos de la función paterna.*

continúa

Paternidad alterada (real) (cont.)

OBJETIVOS DEL PACIENTE/ RESULTADOS ESPERADOS	**INTERVENCIONES DE ENFERMERÍA/** ***BASE RACIONAL CIENTÍFICA***
	Ayuda al padre a identificar la fuente de ira y a desarrollar expectativas más realistas *para reducir la ansiedad y ofrecer una oportunidad para el desarrollo de comportamientos alternativos.*

Referencias 51, 98, 228, 261, 263, 299, 440.

Paternidad alterada, alto riesgo de

Factor de riesgo: Conocimiento inadecuado

Martha M. Morris y Gertrude K. McFarland

OBJETIVOS DEL PACIENTE/ RESULTADOS ESPERADOS	**INTERVENCIONES DE ENFERMERÍA/** ***BASE RACIONAL CIENTÍFICA***
Adquirir base de conocimiento adecuada para paternidad eficaz evidenciado por lo siguiente:	
Verbaliza deseo de conocer aspectos específicos de la paternidad Demuestra comportamiento paternal más eficaz, como disciplina consistente y cubrir las necesidades físicas, psicológicas, emocionales y sociales del niño	Identifica déficit de conocimiento. Identifica preparación y capacidad para el aprendizaje del padre. Proporciona oportunidad para que el padre ponga a prueba la nueva información. Anima las actividades de juego entre el padre y el niño. Anima las actividades de cuidado apropiadas para la edad por parte de los padres. Crea un ambiente de aprendizaje positivo. *La falta de información, los modelos de función, los recursos externos y la capacidad de afrontamiento ineficaz pueden mejorarse a través de métodos de educación apropiados para el paciente.*
Experimentar soporte emocional, social y físico para papel paternal óptimo evidenciado por lo siguiente:	
Reconoce limitaciones realistas de sí mismo y los sistemas de soporte	Identifica áreas específicas de necesidad de soporte emocional, social y/o físico. *Muchas características de paternidad alterada son resultado de soporte emocional, social o físico insuficiente.*

continúa

Paternidad alterada, alto riesgo de (cont.)

OBJETIVOS DEL PACIENTE/ RESULTADOS ESPERADOS	**INTERVENCIONES DE ENFERMERÍA/** ***BASE RACIONAL CIENTÍFICA***
Selecciona recursos apropiados para suplementar al yo y al sistema de apoyo	Identifica fuerzas específicas del padre y del sistema de apoyo. Anima al padre a expresar sentimientos sobre áreas de necesidad. *Las personas para las que no se han cumplido las necesidades básicas de seguridad, nutrición o amor, serán incapaces de cubrir las necesidades de otros.*
Aprende a activar los sistemas de soporte adicionales cuando es necesario	Proporciona información sobre recursos adicionales disponibles para cubrir áreas de necesidad. *Una vez especificadas las áreas específicas de deficiencia, el personal de enfermería puede ofrecer información sobre los servicios disponibles para proporcionar el soporte necesario.* Actúa como contacto para obtener ayuda de los recursos apropiados.

Referencias 16, 33, 234, 261, 538, 540, 612.

Pensamiento, procesos alterados del

Factor relacionado: Autoevaluación negativa*

Evelyn L. Wasli y Gertrude K. McFarland

OBJETIVOS DEL PACIENTE/ RESULTADOS ESPERADOS	INTERVENCIONES DE ENFERMERÍA/ *BASE RACIONAL CIENTÍFICA*
Conseguir una autoevaluación positiva evidenciado por lo siguiente:	
Demuestra capacidad cognoscitiva para seguir la pista a las consecuencias de acontecimientos estresantes ciertos (p. ej., comienzo de diabetes), en relación con las emociones y pensamientos sobre sí mismo	Desarrolla un ambiente de apoyo y relación personal de enfermería-paciente terapéutica *para reducir la ansiedad u otras emociones como ira, y favorece el desarrollo de una autoevaluación más positiva y la capacidad para reducir los conflictos psicológicos.*
Desarrolla estrategias para hacer frente a los pensamientos negativos sobre sí mismo	Enseña al paciente a detectar las causas que le producen estrés o problemas y los comportamientos que se producen a consecuencia de pensamientos inexactos, aplica los cambios necesarios; la causa de estrés o problema; la respuesta comportamental y los sentimientos propios (p. ej., aumento de ira y sentimiento sobre cambios en el cuerpo por la diabetes); y los pensamientos automáticos generados (p. ej., «no puedo soportar esto»).
	Ayuda al paciente a determinar lo que es útil, menos útil o incluso peligroso
	Ayuda al paciente a identificar el error cognoscitivo usado más frecuentemente (p. ej., asociar los acontecimientos ocurridos directamente consigo mismo o atribuirlos a uno mismo; exagerar o no tener en cuenta parte o toda la experiencia propia; hacer generalizaciones excesivas; establecer conclusiones sin datos suficientes; atender a aspectos seleccionados de una situación; aplicar juicios morales del tipo blanco o negro).

*Para el paciente con trastorno de personalidad límite y diabetes.

continúa

Pensamiento, procesos alterados del (cont.)

OBJETIVOS DEL PACIENTE/ RESULTADOS ESPERADOS	INTERVENCIONES DE ENFERMERÍA/ *BASE RACIONAL CIENTÍFICA*
	Ayuda al paciente a aprender a observar las reacciones propias frente a los pensamientos automáticos. Ayuda al paciente a explorar el carácter apropiado del objetivo establecido para sí mismo en el momento actual y en el futuro. Enseña al paciente estrategias de afrontamiento para centrarse en el comportamiento (p. ej., registro de pensamientos automáticos; preguntar a otras personas sobre interpretaciones personales de la situación; técnicas de relajación; interpretación de función, y uso de procesos/estrategias cognoscitivos tales como percibir y detener los pensamientos automáticos y la resolución activa de problemas). Enseña al paciente la forma de hacer autoevaluaciones más apropiadas, examinando la consistencia de los pensamientos personales con conceptos básicos sobre la vida y los valores, y desarrollando normas propias. Enseña al paciente la forma de recompensarse a sí mismo de modos concretos (p. ej., ver una película especial), así como métodos cognoscitivos (p. ej., «Ésta fue una buena idea»).

Referencias 37, 41, 489, 523, 616, 621, 635, 641.

Perfusión tisular alterada (periférica)

Factor relacionado: Interrupción del flujo arterial*

Kathryn Czurylo y Mi Ja Kim

OBJETIVOS DEL PACIENTE/ RESULTADOS ESPERADOS	**INTERVENCIONES DE ENFERMERÍA/** ***BASE RACIONAL CIENTÍFICA***
Mejorar los signos y síntomas de daño tisular evidenciado por lo siguiente:	
Mejoría o conservación de la circulación periférica, evidenciada por disminución de la claudicación, temperatura y color adecuada de las extremidades y ausencia de úlceras El paciente/persona significativa dice conocer las medidas terapéuticas El paciente/persona significativa demuestra las medidas terapéuticas, si es apropiado	Anima la deambulación, si es posible. Instruye sobre programa de ejercicio o RDM activo/pasivo de las extremidades cada 2 horas, según esté prescrito. *El ejercicio favorece la circulación adecuada y la formación de vasos colaterales.* Instruye sobre mantener las piernas a nivel del corazón o ligeramente más bajas, *puesto que la gravedad favorece la circulación arterial y reduce el dolor.* Evita la exposición prolongada a temperatura ambiente fría; la temperatura de la habitación debe ser de 22 °C a 23,5 °C. Evita la presión sobre las extremidades mediante el uso de protectores para los talones, colchón de agua y férula para los pies. Evita lesiones de las extremidades, enseñando al paciente a usar calzado protector y a cuidar los pies.
Experimentar menos dolor evidenciado por lo siguiente: El paciente dice sentir menos dolor Menor uso de medicación analgésica	Administra y enseña al paciente sobre medicación analgésica, vasodilatadores y fármacos antiplaquetarios, según lo ordenado.

*Para el paciente con enfermedad oclusiva arterial periférica.

continúa

Perfusión tisular alterada (periférica) (cont.)

OBJETIVOS DEL PACIENTE/ RESULTADOS ESPERADOS	**INTERVENCIONES DE ENFERMERÍA/** ***BASE RACIONAL CIENTÍFICA***
	Ayuda al paciente a controlar los factores de riesgo: Tabaco; *el tabaco contrae los vasos sanguíneos, disminuye la capacidad de transporte de oxígeno de la sangre al aumentar los niveles de monóxido de carbono, y conduce a un incremento de la adhesividad plaquetaria y formación de trombos.* Dieta rica en grasas; *los lípidos se adhieren directamente a la pared arterial, causando lesiones ateroscleróticas.* Vida sedentaria; *la vida sedentaria disminuye la permeabilidad arterial y dificulta la formación de circulación colateral.* Hipertensión; *la presión alta en el sistema arterial daña el endotelio vascular y lo hace más permeable a la penetración de lípidos y la formación de placas.* Instruye al paciente sobre los signos y síntomas que debe comunicar al médico: heridas, exantemas, úlceras, áreas enrojecidas, aumento del dolor. Instruye al paciente/persona significativa sobre las intervenciones previamente mencionadas y le pide que haga una demostración, si es apropiado. Habla con el paciente/persona significativa sobre las reacciones a la enfermedad, como ansiedad, impotencia y depresión.

Referencias 40, 53, 58, 154, 170, 242, 396, 591, 608a, 609.

Procesos familiares alterados

Factor relacionado: Transición situacional*

Evelyn L. Wasli y Gertrude K. McFarland

OBJETIVOS DEL PACIENTE/ RESULTADOS ESPERADOS	**INTERVENCIONES DE ENFERMERÍA/** ***BASE RACIONAL CIENTÍFICA***
Conseguir que la familia tenga un funcionamiento estabilizado evidenciado por lo siguiente:	
Considera el problema como significativo para los miembros de la unidad familiar y no sólo para la paciente Demuestra interacción constructiva de la unidad familiar Demuestra capacidad para resolver el problema a partir de su identificación, hasta la evaluación de la acción tomada Demuestra el funcionamiento de función apropiado en la unidad familiar Demuestra capacidad de respuesta afectiva en la unidad familiar Demuestra capacidad para establecer normas de comportamiento en la unidad familiar	Ayuda a la familia a redefinir la situación en términos que conduzcan a opciones y posibilidades de cambio (sin aplicar etiquetas de «paciente» «malo» u otro sistema defectuoso). *La redefinición ayuda a la familia a reexaminar la situación como una respuesta a múltiples estresantes (p. ej., cultura nueva, alejamiento de familia, necesidad de encontrar un nuevo trabajo, ajuste a la enfermedad, en vez de acusar a la esposa por no adaptarse a la nueva situación).* Apoya los esfuerzos de la familia para aclarar quién, qué, cuándo, dónde y cómo son los estresantes, y a identificar sus respuestas como una unidad familiar. Ayuda a la familia en la solución del problema proporcionando información, planteando preguntas, ayudando a resumir el progreso, etc. Ayuda a la familia a redistribuir funciones importantes durante el período de crisis. *El establecimiento de prioridades ayuda a la familia en el uso de las energías disponibles para hacer frente a las actividades familiares más importantes.*

*Para una pareja casada recientemente que emigra a Estados Unidos desde México. Esposa diagnosticada recientemente de anorexia nerviosa.

continúa

Procesos familiares alterados (cont.)

OBJETIVOS DEL PACIENTE/ RESULTADOS ESPERADOS	**INTERVENCIONES DE ENFERMERÍA/** ***BASE RACIONAL CIENTÍFICA***
	Ayuda a la familia a tolerar el conflicto, el cambio y las expresiones de estrés en el comportamiento de cada miembro familiar, y a expresar preocupación y soporte apropiados de unos a otros. Ayuda a la familia a ser flexible en el establecimiento de normas alternativas de comportamiento durante épocas de estrés (no «todo el mundo lo hace», «nadie lo hace» o «nadie lo dice»).

Referencias 164, 205, 239, 304, 401.

Protección alterada

Factor relacionado: Función inmune alterada a consecuencia de bioterapia*

Kathleen C. Sheppard y Audrey M. McLane

OBJETIVOS DEL PACIENTE/ RESULTADOS ESPERADOS	**INTERVENCIONES DE ENFERMERÍA/** ***BASE RACIONAL CIENTÍFICA***
Mantener defensas protectoras evidenciado por lo siguiente:	
Establece un patrón de higiene personal consistente con las demás demandas de la vida diaria	Enseña estrategias para favorecer la limpieza personal y ambiental. Ayuda en la ducha diaria y la higiene oral.
El paciente/familia incorpora medidas de seguridad para prevenir la infección y la hemorragia El paciente/familia incorpora medidas de seguridad para evitar traumatismos	Vigila los signos vitales cada 4 horas. Enseña/demuestra precauciones de seguridad. Orienta/ayuda durante el período de confusión. *La piel y las mucosas constituyen la línea frontal de defensa, y la limpieza disminuye la exposición a los microbios. La comunicación precoz de signos vitales anormales (p. ej., fiebre) puede reducir las complicaciones. Las lesiones por caídas y traumatismos conllevan un alto riesgo de complicaciones debido a defecto de los mecanismos protectores.*
Restaurar las defensas protectoras evidenciado por lo siguiente:	
Mantiene un peso corporal normal Mantiene la hidratación (equilibrio de líquidos)	Establece el plan de nutrición con el paciente y la especialista en dietética. Pesa al paciente diariamente. Ofrece comidas pequeñas y frecuentes. Prescribe suplementos dietéticos según sea necesario. Fomenta la ingesta de líquidos. Vigila la ingesta y la excreción.

*Para el paciente con leucemia mielógena crónica, que está recibiendo terapia modificadora de la respuesta biológica (p. ej., interferón). Los modificadores de la respuesta biológica son agentes biológicos o químicos producidos por el cuerpo que aumentan, dirigen y restauran la función inmune corporal.

continúa

Protección alterada (cont.)

OBJETIVOS DEL PACIENTE/ RESULTADOS ESPERADOS	INTERVENCIONES DE ENFERMERÍA/ *BASE RACIONAL CIENTÍFICA*
Incorpora períodos de reposo antes/después de actividades Los síntomas se resuelven en respuesta a la terapia	Enseña medidas para conservar la energía (p. ej., regulación de las AVD). Proporciona alivio para los síntomas (p. ej., escalofríos, fiebre, mialgias). *Las náuseas, vómitos, diarrea y estomatitis son efectos secundarios de la bioterapia y tienen un impacto sobre el estado nutricional y el equilibrio de líquidos. La fatiga es un componente de la bioterapia y constituye una toxicidad limitante de la dosis. Los síntomas de tipo gripal causan molestias y pueden conducir a estrés y empeoramiento de la calidad de vida.*
Proporcionar defensas protectoras evidenciado por lo siguiente:	
Comunica sensación aumentada de bienestar Incorpora nuevos comportamientos para hacer frente al reto sanitario	Inicia el control del estrés. Enseña ejercicios de relajación. Enseña estrategias alternativas para hacer frente a la situación. Ayuda a la comunicación entre el paciente y la familia. Proporciona la presencia de personal de enfermería. *La psiconeuroinmunología proporciona una base racional para las interacciones mente-cuerpo, estrés e inmunosupresión, y justifica las intervenciones de contacto físico, escucha y actitudes de cuidado por parte del personal de enfermería.*

Referencias 2, 75, 137, 220, 254, 444, 534, 535, 536, 603.

Respiración ineficaz, patrón de

Factores relacionados: Debilidad y/o fatiga de los músculos respiratorios; trastorno de la mecánica respiratoria*

Janet L. Larson y Mi Ja Kim

OBJETIVOS DEL PACIENTE/ RESULTADOS ESPERADOS	INTERVENCIONES DE ENFERMERÍA/ *BASE RACIONAL CIENTÍFICA*
Minimizar el consumo de energía de los músculos respiratorios evidenciado por lo siguiente:	
Disminución de la frecuencia respiratoria, aumento del volumen circulante y mejoría de la disnea	Enseñar técnicas de respiración con los labios fruncidos, estabilización abdominal y tos controlada; proporcionar cuidado óptimo para asistencia mecánica (p. ej., respirador). *La respiración con los labios fruncidos fuerza al paciente a respirar más lenta y profundamente, y reduce la disnea durante el ejercicio. Las técnicas de estabilización abdominal y tos controlada proporcionan soporte a los músculos respiratorios y ayudan a eliminar las secreciones de las vías aéreas, al mismo tiempo que minimizan el gasto de energía.*
Aumentar la fuerza y la resistencia de los músculos respiratorios evidenciado por lo siguiente:	
Aumento de la presión respiratoria máxima y disminución de la disnea de ejercicio	Evaluar el estado de los músculos inspiratorios para el entrenamiento y, si es apropiado, iniciar éste. *El entrenamiento de la musculatura respiratoria mejora el control consciente de esos músculos y disminuye la ansiedad asociada con el aumento del esfuerzo inspiratorio. El aumento de fuerza de los músculos inspiratorios puede permitir que algunos pacientes toleren niveles submáximos de actividad durante períodos más largos y con menos disnea.*

*Para el paciente con EPOC estable.

continúa

Respiración ineficaz, patrón de (cont.)

OBJETIVOS DEL PACIENTE/ RESULTADOS ESPERADOS	INTERVENCIONES DE ENFERMERÍA/ *BASE RACIONAL CIENTÍFICA*
	Monitoriza la saturación de oxígeno con un oxímetro del pulso durante la sesión de entrenamiento para verificar que no se produce desaturación. Anima al paciente para que respire con la mayor profundidad posible durante el entrenamiento de los músculos inspiratorios. *El uso de volúmenes circulantes muy pequeños durante el entrenamiento de los músculos inspiratorios podría causar desaturación de oxihemoglobina.*
Limitar el trabajo de la respiración evidenciado por lo siguiente:	
Informa que toma antibióticos cuando el esputo cambia de color (verde o amarillo)	Enseña al paciente a valorar el color, la consistencia y el volumen del esputo, puesto que las infecciones respiratorias aumentan el trabajo de la respiración. *El tratamiento precoz de las infecciones bacterianas de los pulmones puede acelerar la recuperación y, por tanto, reducir el trabajo de la respiración.*
Toma las metilxantinas y los beta agonistas según lo prescrito	Enseña al paciente el nombre, la dosis, el método de administración, la pauta y el comportamiento apropiado si se producen efectos secundarios, y las consecuencias del uso incorrecto de los medicamentos. *Tanto las metilxantinas como los beta agonistas producen broncodilatación y, por tanto, disminuyen la resistencia de la vía aérea y el trabajo de la respiración. Ambos medicamentos tienen también toxicidad cardíaca potencialmente peligrosa, y a veces provocan síntomas neurológicos desfavorables, como agitación e irritabilidad.*

Respiración ineficaz, patrón de (cont.)

OBJETIVOS DEL PACIENTE/ RESULTADOS ESPERADOS	**INTERVENCIONES DE ENFERMERÍA/** ***BASE RACIONAL CIENTÍFICA***
	Evalúa la técnica del paciente para tomar los medicamentos inhalados. Recomienda un dispositivo espaciador para los pacientes con dificultad para cronometrar el tiempo del procedimiento. *Bajo condiciones óptimas, no más del 10% del fármaco de cada dosis se deposita en los pulmones; con un dispositivo espaciador se depositará hasta el 15%.*
Demuestra la capacidad de regular las respiraciones profundas periódicas en línea con la función ventilatoria	Enseña al paciente a modificar las respiraciones profundas periódicas dentro de los límites ventilatorios. Induce hiperinsuflación pulmonar periódica con una serie de respiraciones profundas lentas. *La hiperinsuflación funciona como un suspiro profundo, expandiendo los alveolos parcialmente cerrados, movilizando las secreciones de la vía aérea y aumentando la complianza del tejido pulmonar.*

continúa

Respiración ineficaz, patrón de (cont.)

OBJETIVOS DEL PACIENTE/ RESULTADOS ESPERADOS	INTERVENCIONES DE ENFERMERÍA/ *BASE RACIONAL CIENTÍFICA*
Mantener la frecuencia y la profundidad normales de la respiración, así como la relación entre los tiempos inspiratorio y espiratorio evidenciado por lo siguiente:	
La frecuencia, la profundidad y la relación inspiración-espiración permanecen dentro de límites normales	Sigue vigilando la frecuencia y la profundidad de la respiración, los sonidos respiratorios, el uso de los músculos accesorios y la sensación de disnea. *Las manifestaciones clínicas de fatiga de la musculatura respiratoria incluyen respiración superficial rápida en los estadios precoces, con aumento de la $PaCO_2$ y disminución de la frecuencia respiratoria en las fases avanzadas. Los músculos accesorios de la respiración se emplearán al aumentar el trabajo respiratorio. La fatiga de la musculatura respiratoria magnifica la sensación de disnea.*
	Continúa vigilando la relación entre tiempo inspiratorio y duración total de la respiración. *La eficacia de la musculatura respiratoria disminuye al aumentar la relación entre el tiempo inspiratorio y la duración total de la respiración.*

Respiración ineficaz, patrón de (cont.)

OBJETIVOS DEL PACIENTE/ RESULTADOS ESPERADOS	**INTERVENCIONES DE ENFERMERÍA/** ***BASE RACIONAL CIENTÍFICA***
	Continúa observando el movimiento anormal de la pared torácica, como un indicio de aumento de la carga de trabajo inspiratorio. Eso se manifiesta por movimiento paradójico, caracterizado por expansión de la caja torácica y desplazamiento hacia adentro del abdomen durante la inspiración. El movimiento asincrónico de la pared torácica se caracteriza por movilidad respiratoria desorganizada e incoordinada.

Referencias 15, 47, 290, 302, 315, 345, 410, 527, 581, 597.

Respuesta postraumática

Factores relacionados: Pérdida temporal de movilidad por fracturas; sentimientos insoportables de culpa/responsabilidad por accidente de tráfico

Audrey M. McLane

OBJETIVOS DEL PACIENTE/ RESULTADOS ESPERADOS	INTERVENCIONES DE ENFERMERÍA/ ***BASE RACIONAL CIENTÍFICA***
Desarrollar/usar nuevas estrategias para hacer frente a los sentimientos excesivos de culpa evidenciado por lo siguiente:	
Comunica 2 a 3 horas de sueño ininterrumpido por la noche	Explora con el paciente los sentimientos de culpa en relación con el estado de preparación, *para proporcionar un medio ambiente que permita la expresión libre de los sentimientos.* Identifica estrategias usadas por el paciente en el pasado para inducir el sueño.
Disminuye la verbalización excesiva de los detalles del accidente	Proporciona consulta/envío para tratar los sentimientos excesivos de culpa.
Mantiene relación con persona significativa	Contacta con la familia de la persona significativa para obtener información sobre el estado de salud de la persona significativa. Dispone contactos telefónicos/personales con la persona significativa. Proporciona intimidad durante las interacciones con la persona significativa.
Programa visitas regulares con el consejero espiritual	Proporciona consejo espiritual (con aprobación del paciente para ponerse en contacto con el consejero espiritual).
Pide a los miembros de la familia que mantengan el trabajo externo y las obligaciones sociales	Discute con los miembros de la familia la necesidad de cumplir las obligaciones externas para no aumentar los sentimientos de culpa del paciente.
Mantener relaciones con los seres amados y los amigos evidenciado por lo siguiente:	
Acepta ayuda de padres y hermanos para hacer frente a las obligaciones externas	Proporciona a los miembros de la familia información sobre el estado físico del paciente.

Respuesta postraumática (cont.)

OBJETIVOS DEL PACIENTE/ RESULTADOS ESPERADOS	INTERVENCIONES DE ENFERMERÍA/ *BASE RACIONAL CIENTÍFICA*
Pide a los padres que se encarguen de los aspectos de seguro/legales del accidente Solicita visitas de consejero espiritual Inicia contacto telefónico con amigos y visitas personales de amigos íntimos	Instruye a la familia sobre la importancia de visitas frecuentes y cortas de familiares y amigos íntimos. Solicita a los miembros de la familia que traigan ítems personales significativos para uso del paciente. Pide a miembros de la familia que preparen listas de números telefónicos de amigos/familiares para acceso fácil. Comenta con la familia una metodología de interacción provisional: responder a las preguntas del paciente sobre el accidente pero evitar los detalles excesivos, incluyendo fotografías. *Esas acciones ayudan al paciente, a la familia y a la persona significativa a expresar y aceptar los sentimientos y reacciones frente al evento traumático.*
Mantener integridad estructural/fisiológica de los sistemas corporales evidenciado por lo siguiente: Conserva la fuerza muscular en miembros no afectos Conserva RDM completo en miembros afectos Mantiene la piel intacta (sin enrojecimiento, ni abrasiones, etc.) Las funciones circulatoria, sensorial y motora permanecen intactas en miembros afectos	Instruye y ayuda para el RDM activo de miembros no afectos. Ayuda en RDM pasivo de miembros afectos (dentro de los límites impuestos por la lesión). Hace cambios pequeños de la posición corporal cada 2 horas. Vigila/aplica masaje a las áreas de piel expuestas a lesiones por presión. *El proporcionar RDM y posición correcta ayuda a mantener la integridad estructural de los sistemas corporales.* Vigila temperatura, sensibilidad y movimiento de los dedos de las extremidades con escayola.

continúa

Respuesta postraumática (cont.)

OBJETIVOS DEL PACIENTE/ RESULTADOS ESPERADOS	INTERVENCIONES DE ENFERMERÍA/ *BASE RACIONAL CIENTÍFICA*
Mantiene el patrón previo al traumatismo de eliminación intestinal y urinaria	Vigila la ingesta adecuada de líquido y fibra para evitar problemas de eliminación vesical e intestinal. Proporciona ingesta adecuada de líquidos y alimentos ricos en fibras.
Usar dispositivos de ayuda para aumentar la capacidad de autocuidado evidenciado por lo siguiente:	
Transfiere desde cama a silla de ruedas con ayuda de una persona Atiende a las sesiones de terapia física dos veces al día para obtener fuerza muscular y aprender a caminar con muletas Practica la marcha con muletas con la ayuda del personal de enfermería Reanuda la responsabilidad de las AVD gradualmente dentro de los límites impuestos por la lesión	Guía al paciente en el aprendizaje de las técnicas de transferencia. Toma medida para terapia física dos veces al día con el fin de aprender a caminar con muletas. Alaba al paciente por logros pequeños en el manejo de las AVD. Vigila para efectos secundarios de la actividad aumentada (p. ej., aumento de las molestias/dolor en los miembros afectos). *El foco en tomar más responsabilidad para las AVD ayuda al paciente a controlar los pensamientos intrusivos sobre el accidente.*

Referencias 44, 67, 286, 389, 578.

Retención urinaria

Factores relacionados: Hipertrofia prostática moderada; dolor posquirúrgico*

Audrey M. McLane y Ruth E. McShane

OBJETIVOS DEL PACIENTE/ RESULTADOS ESPERADOS	**INTERVENCIONES DE ENFERMERÍA/** ***BASE RACIONAL CIENTÍFICA***
Restablecer el patrón de micción habitual evidenciado por lo siguiente:	
Orina cada 3 o 4 horas Vacía la vejiga completamente	Usa sonda de silicona 100% para sondaje permanente en el período postoperatorio inmediato. Selecciona el tamaño apropiado de la sonda. *Una sonda demasiado grande obstruye los conductos seminales y puede conducir a epididimitis y/o prostatitis; el tamaño usual es de 16 a 18 French en el paciente varón. Escala French: cada graduación = $^1/_3$ mm. Las sondas demasiado estrechas son difíciles de insertar y permiten la diseminación retrógrada de bacterias.*
Usa maniobra de Credé para facilitar el vaciamiento completo de la vejiga (con aprobación del médico)	Enseña la maniobra de Credé. Enseña al paciente métodos para estimular la micción: presión en la parte inferior del abdomen o la cara interna de los muslos; verter agua templada sobre el periné; dejar correr el agua en el lavabo; golpecitos sobre la sínfisis púbica. *La estimulación de reflejos primitivos facilita la micción después de extraer la sonda.*
Dice comprender el papel de la hipertrofia prostática en el desarrollo de la retención urinaria	Enseña al paciente/familia la fisiopatología de la hipertrofia prostática y su relación con la retención urinaria.

*Para el paciente con resección intestinal.

continúa

Retención urinaria (cont.)

OBJETIVOS DEL PACIENTE/ RESULTADOS ESPERADOS	INTERVENCIONES DE ENFERMERÍA/ *BASE RACIONAL CIENTÍFICA*
Desarrollar/aplicar prácticas sanitarias para prevenir la infección urinaria evidenciado por lo siguiente:	
Mantiene ingesta oral adecuada, tomando 225 ml de líquido con las comidas, entre las comidas y por la tarde	Mantiene la ingesta oral/IV del paciente en 2.000 a 2.500 ml, a menos que esté contraindicado.
Toma cantidades suprafisiológicas de vitamina C	Enseña al paciente/familia a mantener una orina ácida (p. ej., usa cantidades suprafisiológicas de ácido ascórbico; beber grandes cantidades de zumo de arándanos). *La orina ácida ayuda a prevenir las infecciones vesicales.*
No tiene signos ni síntomas de infección después de eliminar la sonda evidenciado por lo siguiente:	
Comunica ausencia de escozor, polaquiuria y urgencia	Vigila al paciente en busca de signos y síntomas de infección del tracto urinario.
La analítica confirma la ausencia de infección	Obtiene análisis de orina diario si el catéter permanece colocado durante más de 48 horas. Obtiene una muestra de la mitad de la micción 24 horas después de quitar la sonda y/o si aparece cualquier signo/síntoma de infección del tracto urinario (p. ej., escozor, polaquiuria, incontinencia de urgencia). Instruye al paciente/familia para que llame al médico si aparecen signos/síntomas de infección después del alta del hospital.

Retención urinaria (cont.)

OBJETIVOS DEL PACIENTE/ RESULTADOS ESPERADOS	**INTERVENCIONES DE ENFERMERÍA/** ***BASE RACIONAL CIENTÍFICA***
Aumentar el nivel de actividad evidenciado por lo siguiente:	
Camina con ayuda 4 o 5 veces al día	Colabora con el paciente para establecer una pauta de actividad progresiva.
Pide medicación analgésica media hora antes de caminar	Proporciona medicación analgésica media hora antes de caminar y del primer intento de micción después de quitar la sonda.
Se pone de pie para orinar o camina al cuarto de baño después de quitar la sonda	Pide al paciente que se levante para orinar o ir al cuarto de baño después de quitar la sonda.

Referencias 292, 293, 549, 601.

Sexualidad, patrones alterados de

Factor relacionado: Déficit de conocimiento/capacidad sobre tratamiento médico*

Carol Kupperberg y Gertrude K. McFarland

OBJETIVOS DEL PACIENTE/ RESULTADOS ESPERADOS	**INTERVENCIONES DE ENFERMERÍA/** ***BASE RACIONAL CIENTÍFICA***
Obtener un nivel satisfactorio de actividad sexual compatible con capacidad funcional evidenciado por lo siguiente:	
Reasume la actividad sexual al nivel previo a la enfermedad o similar, en el momento determinado por los factores limitantes individuales	Proporciona información específica al paciente y a la pareja sobre limitaciones; corrige mitos y mala información; discute con sensibilidad los temas de costumbres y culturales. *Los pacientes que reciben educación y consejo comunican mejor satisfacción y rendimiento sexuales debido a disminución de la ansiedad.*
	Usa información sobre actividad sexual previa a la enfermedad, obtenida a través de la historia sexual, como base para la enseñanza y consejo; evalúa al paciente para detectar una disfunción sexual a largo plazo, que puede ser causada por un problema psicogénico y no por enfermedad física, medicación o problema orgánico. *La evaluación de los patrones de actividad sexual proporciona la base para el consejo individualizado y puede ayudar a identificar patrones previos que causaron estrés psicológico y fisiológico.*

*Para el paciente con infarto de miocardio.

Sexualidad, patrones alterados de (cont.)

OBJETIVOS DEL PACIENTE/ RESULTADOS ESPERADOS	INTERVENCIONES DE ENFERMERÍA/ *BASE RACIONAL CIENTÍFICA*
	Examina preocupaciones sobre sexualidad y adecuación de la función sexual. *Los temas que pueden influir la reanudación de la actividad sexual son miedo a la muerte súbita o la precipitación de síntomas como angina, disnea y palpitaciones; cambio percibido en la imagen corporal; depresión que puede afectar la capacidad para participar emocionalmente y actuar como un factor en la disfunción sexual; dependencia forzada; cambios en el concepto de valor propio, y atracción para la pareja sexual.* Evalúa el nivel de confort al discutir el tema solo o con la pareja; proporciona oportunidad para ambas cosas. *El consejo individual permite discutir temas que pueden causar disconfort si se exponen en presencia de la pareja (p. ej., preocupaciones sobre relaciones sexuales extramaritales o sobre muerte durante el coito).* Trata el estrés, los temores y las preocupaciones sexuales del compañero y examina la relación entre ambos. *La pareja debe ser incluida en el proceso de consejo; en caso contrario, puede adoptar una actitud excesivamente protectora, e intentar limitar aquellas actividades consideradas potencialmente peligrosas para el paciente.*

continúa

Sexualidad, patrones alterados de (cont.)

OBJETIVOS DEL PACIENTE/ RESULTADOS ESPERADOS	**INTERVENCIONES DE ENFERMERÍA/** ***BASE RACIONAL CIENTÍFICA***
	Enseña al paciente sobre posibles efectos secundarios de los fármacos como digital, hipnóticos, tranquilizantes y diuréticos. *Los medicamentos prescritos frecuentemente pueden afectar a la libido y causar anorgasmia y/o problemas de erección.* Evalúa el estado físico e indica cuándo se puede reanudar con seguridad la actividad sexual: estado de salud general, tolerancia de la actividad física antes del IM, extensión del daño miocárdico, frecuencia y gravedad de la angina o las arritmias y capacidad del paciente para tolerar la progresión de la actividad. *Basa el consejo al paciente en la consulta con el médico. Dependiendo del caso individual, el paciente puede reanudar las relaciones sexuales 3 a 6 semanas después del IM.* Antes del alta, evalúa el estado físico con prueba de cinta sinfín a bajo nivel, registro ECG portátil durante el ejercicio moderado, o prueba de subir dos escaleras, seguido de un registro ECG en reposo. *Las demandas de O_2 periféricas durante el coito oscilan entre 4 y 5 MET (equivalente metabólico). La capacidad para hacer ejercicio a 5 o 6 MET y la obtención de la frecuencia cardíaca de 115 a 120 latidos/minuto sin síntomas como cambios isquémicos o arritmias significativas, indican que es posible reanudar sin peligro la actividad sexual.*

Sexualidad, patrones alterados de (cont.)

OBJETIVOS DEL PACIENTE/ RESULTADOS ESPERADOS	**INTERVENCIONES DE ENFERMERÍA/** ***BASE RACIONAL CIENTÍFICA***
	Ayuda al paciente a desarrollar un plan individualizado de actividad física y sexual progresiva sobre la base de las limitaciones fisiológicas. *La actividad sexual se debe reanudar de forma gradual. De modo similar a cualquier actividad física, las relaciones sexuales imponen demandas aumentadas al sistema cardiovascular.* Informa sobre posibilidad de angina durante las relaciones sexuales y la forma de responder (parar; tomar nitroglicerina; puede reanudar después de obtener alivio). Si se informa a la pareja de que puede producirse angina y de lo que deben hacer, podrán hacer frente mejor al problema si se produce. Quizás sea necesaria medicación adicional para prevenir la angina. Aconseja al paciente que evite la actividad sexual durante 2 o más horas después de las comidas. *Se puede producir angina debido al flujo sanguíneo aumentado hacia los órganos gastrointestinales, y las demandas aumentadas a causa de la actividad sexual. Eso conduce a disminución del flujo sanguíneo hacia el miocardio.* Aconseja al paciente que evite la actividad sexual después de una ingesta excesiva de alcohol. El alcohol tiende a disminuir el gasto cardíaco, lo que puede descender la cantidad de ejercicio necesario para provocar angina.

continúa

Sexualidad, patrones alterados de (cont.)

OBJETIVOS DEL PACIENTE/ RESULTADOS ESPERADOS	INTERVENCIONES DE ENFERMERÍA/ ***BASE RACIONAL CIENTÍFICA***
	Enseña al paciente signos de aviso que debe comunicar al médico: pulso o frecuencia respiratoria rápidos que persisten 3 a 4 minutos después del orgasmo, sensación de fatiga extrema después de la actividad sexual, síntomas de angina durante o después de la actividad sexual. *Las disritmias y arritmias potencialmente significativas pueden ser precipitadas por la actividad sexual. Los síntomas cardiovasculares que ocurren durante la actividad sexual pueden requerir más evaluación, uso de medicación y condicionamiento físico, lo que quizá permita al paciente hacer ejercicio con mayor confort.*

Referencias 34, 90, 310, 360, 399, 514, 570.

Sueño, trastorno del patrón de

Factor relacionado: Alteración en el estilo de vida o los hábitos de sueño usuales en casos de enfermedad u hospitalización

Susan Dudas y Mi Ja Kim

OBJETIVOS DEL PACIENTE/ RESULTADOS ESPERADOS	**INTERVENCIONES DE ENFERMERÍA/** ***BASE RACIONAL CIENTÍFICA***
Comprender los factores que contribuyen al trastorno del patrón del sueño evidenciado por lo siguiente:	
Participa en la determinación de las causas potenciales de sueño inadecuado	Compara el patrón de sueño actual del paciente con los hábitos de sueño usuales antes de la hospitalización o el episodio presente de trastorno del sueño. Vigila y comenta posibles causas del trastorno del sueño (p. ej., preocupaciones del paciente, dolor). Anima la expresión de preocupaciones y su influencia sobre la imposibilidad de dormir. Comenta con la familia/persona significativa las causas potenciales de trastorno del patrón de sueño. Evalúa los efectos de los medicamentos del paciente (p. ej., esteroides, diuréticos) que pueden interferir con el sueño. *Se pueden producir alteraciones psíquicas cuando se usan esteroides, incluyendo cambios de humor, insomnio, etc.* Observa y vigila los hábitos/actividades del paciente durante el día.
Dice comprender el plan específico para controlar o corregir las causas de sueño inadecuado	Planea las actividades diurnas. Desaconseja las siestas durante el día, *sólo* si tienen efecto negativo sobre el sueño nocturno. *La desincronización de los ciclos circadianos de sueño/vigilia puede deberse a siestas cortas a lo largo del período de 24 horas.*

continúa

Sueño, trastorno del patrón de (cont.)

OBJETIVOS DEL PACIENTE/ RESULTADOS ESPERADOS	INTERVENCIONES DE ENFERMERÍA/ *BASE RACIONAL CIENTÍFICA*
	Vigila al paciente para evitar el exceso de tiempo en cama (si médicamente apropiado).
Dormir durante la noche o al menos durante períodos más largos evidenciado por lo siguiente:	
Se duerme antes de 30-45 minutos de acostarse	Determina los hábitos nocturnos usuales del paciente y permite seguir la rutina lo más posible (p. ej., proporciona leche templada si lo permite el régimen médico, y si no existen problemas de micción nocturna). *El cambio del patrón usual de ingesta de alimentos por la noche puede trastornar el sueño subsiguiente.*
	Disminuye la ingesta de líquidos antes de acostarse (si las micciones frecuentes producen desvelo).
	Hace que el paciente vacíe la vejiga antes de acostarse.
	Evita la cafeína durante 4 horas antes de ir a la cama (si los líquidos son necesarios emplea bebidas descafeinadas).
	Favorece la relajación a la hora de acostarse: selecciona intervenciones aprobadas por el paciente (p. ej., música suave, masaje en la espalda, técnicas de imágenes guiadas, técnicas de relajación muscular).

Sueño, trastorno del patrón de (cont.)

OBJETIVOS DEL PACIENTE/ RESULTADOS ESPERADOS	**INTERVENCIONES DE ENFERMERÍA/** ***BASE RACIONAL CIENTÍFICA***
	Proporciona al paciente un ambiente confortable para fomentar el sueño o el reposo (p. ej., apaga las luces, proporciona ventilación adecuada de la habitación, proporciona calefacción o refrigeración según sea necesario, evita ruidos molestos). *La inhibición cortical sobre la formación reticular es eliminada durante el sueño, lo que potencia las respuestas autonómicas; así pues, las respuestas cardiovasculares al ruido son mayores durante el sueño.*
	Evita la actividad mental o física extenuante justo antes de acostarse.
	Programa evaluaciones o intervenciones para permitir períodos de sueño más largos (p. ej., comprobación de los signos vitales y cambio postural del paciente al mismo tiempo). *Se produce privación de sueño con las interrupciones frecuentes que pueden dificultar la recuperación debido a disturbios psicológicos y fisiológicos; el ritmo circadiano propio del paciente es trastornado por las interrupciones.*
Se produce un número mínimo de interrupciones esenciales	Ayuda al paciente a mantener un patrón día/noche normal para facilitar el sueño nocturno.
Duerme durante intervalos más largos entre las funciones de cuidados de enfermería	Proporciona sedación según lo prescrito, si es necesario, y de forma temporal.
Dice sentirse descansado o refrescado	Determina la eficacia de la sedación prescrita (es decir, dosis óptima, no efectos de rebote).
	Vigila el nivel de alerta durante el día.

Referencias 4, 42, 148, 211, 237, 331, 405, 493, 580, 586, 627.

Sufrimiento espiritual (sufrimiento del espíritu humano)

Factores relacionados: Duda sobre la creencia en Dios; separación de soporte formal religioso y familiar*

Richard J. Fehring y Audrey M. McLane

OBJETIVOS DEL PACIENTE/ RESULTADOS ESPERADOS	**INTERVENCIONES DE ENFERMERÍA/** ***BASE RACIONAL CIENTÍFICA***
Mejorar el bienestar espiritual evidenciado por lo siguiente:	
Obtiene puntuación alta (80-120) en el Índice de Bienestar Espiritual de Paloutzian y Ellison	Proporciona modelos de personas que han superado dificultades, utilizando ejemplos de la literatura o la Biblia, experiencias personales, etc.
Hace exposiciones positivas sobre sí mismo y la vida	Estimula/acepta la expresión de sentimientos de ira.
Expresa y se siente cómodo con el sistema de creencias	Enseña estrategias cognoscitivas (p. ej., combatir pensamiento distorsionado y aclarar valores). *El aclaramiento de valores ayudará al paciente a desarrollar objetivos a corto y a largo plazo para desarrollo espiritual.*
	Proporciona referencia al consejero espiritual.
	Vigila sufrimiento espiritual con Índice de Bienestar Espiritual de Paloutzian y Ellison.
	Proporciona folleto de oración/meditación diaria congruente con el nivel de lectura y las preferencias religiosas expresadas.
	Usa imágenes/rezo/música para curar heridas pasadas vitales.
	Comenta la importancia de ensayar nuevos ejercicios religiosos más de una vez. *El bienestar/sufrimiento espiritual puede diferir de un día a otro; el ejercicio espiritual puede no ser eficaz la primera vez.*

*Para una persona sin hogar que cree en Dios y abusa de las drogas y el alcohol.

Sufrimiento espiritual (sufrimiento del espíritu humano) (cont.)

OBJETIVOS DEL PACIENTE/ RESULTADOS ESPERADOS	INTERVENCIONES DE ENFERMERÍA/ *BASE RACIONAL CIENTÍFICA*
Desarrollar sistema de soporte con amigos/miembros de la iglesia evidenciado por lo siguiente:	
Inicia relación continuada con otro individuo Siente que alguien le cuida Participa en actividades de grupo (grupo de soporte contra el alcoholismo, grupo de rezo, etc.)	Anima la participación en grupos de rezo, sociales y atléticos. Usa la interpretación de función con el fin de preparar al paciente para nuevas relaciones.
Participar en programa de rehabilitación contra el alcoholismo evidenciado por lo siguiente:	
Se integra y permanece en programa de rehabilitación contra el alcoholismo	Refiere y aconseja la entrada del paciente en un programa de tratamiento contra el alcohol y las drogas en régimen de ingreso. *Eso ayudará a que el paciente entre en un programa bajo régimen de ingreso, especialmente si han fracasado programas previos de tratamiento ambulatorio.*
Encontrar un trabajo y/o participar en actividades voluntarias evidenciado por lo siguiente:	
Obtiene consejo laboral	Refiere a asistente social/consejero vocacional.
Participa en programa voluntario	Explora oportunidades de trabajo voluntario.
Atiende a programa de lectura básica	Inscribe en un programa de lectura básica.
Expresa objetivos en la vida	*El soporte social continuado de asistentes sociales y el aprendizaje de capacidades de lectura básica, ayudarán al paciente a obtener autoestima, establecer nuevos objetivos y conseguir un empleo.*

Referencias 61, 160, 415, 423, 446, 487, 545, 561, 565.

Supresión de la ventilación mecánica, respuesta disfuncional a la

Factor relacionado: Falta de preparación fisiológica y psicológica para prescindir de la ventilación mecánica

Maureen Shekleton y Mi Ja Kim

OBJETIVOS DEL PACIENTE/ RESULTADOS ESPERADOS	INTERVENCIONES DE ENFERMERÍA/ *BASE RACIONAL CIENTÍFICA*
Conseguir una situación fisiológica estable óptima evidenciado por lo siguiente:	
Aspecto alerta y descansado Frecuencia y ritmo del corazón, presión arterial, frecuencia respiratoria, volumen circulante, electrólitos (especialmente K^{+}, Mg^{++}, PO_4), Hgb, Hct, gasometría arterial, parámetros de supresión del ventilador, albúmina sérica y relación albúmina/ globulina dentro de límites normales Ingesta y excreción equilibradas Peso estable y dentro del rango de peso corporal ideal No quejas de disnea Limpieza eficaz de la vía aérea; sonidos respiratorios claros y normales; secreciones mínimas Patrón respiratorio eficaz: expansión torácica completa e igual en ambos hemitórax, y no respiración paradójica No quejas de dolor	Evalúa y vigila parámetros respiratorios, hemodinámicos, metabólicos, de hidratación y del SNC. Mantiene ajustes apropiados del ventilador. *Los ajustes inapropiados pueden aumentar el trabajo ventilatorio y predisponer a la fatiga de los músculos respiratorios. Los ajustes apropiados favorecen el reposo de los músculos respiratorios.* Fomenta ingesta adecuada de alimentos y líquidos. Proporciona suplemento nutricional si es necesario. Obtiene consulta nutricional. *El rendimiento muscular normal y el suministro de energía adecuado dependen del equilibrio entre requerimientos nutricionales y necesidades metabólicas.* Favorece patrones normales de reposo/sueño. Permite períodos de reposo de 1-2 horas antes de ensayar la supresión del ventilador. *El reposo es necesario para replecionar las reservas de energía agotadas y favorecer el funcionamiento óptimo muscular y de los sistemas orgánicos.* Mantiene la permeabilidad y limpieza de la vía aérea. Comprueba el tamaño de la sonda endotraqueal. Comprueba la colocación de la sonda endotraqueal. Succiona la vía aérea si es necesario antes de ensayar la supresión del ventilador.

Supresión de la ventilación mecánica, respuesta disfuncional a la (cont.)

OBJETIVOS DEL PACIENTE/ RESULTADOS ESPERADOS	**INTERVENCIONES DE ENFERMERÍA/** ***BASE RACIONAL CIENTÍFICA***
	La reducción de la resistencia al flujo de aire minimiza el trabajo respiratorio. Posición con la cabeza elevada, espalda recta desde la cintura (en la silla, sobre un lado en posición de Fowler). *La expansión torácica máxima permite aumentar los volúmenes pulmonares, incrementando así que la ventilación intervenga en el intercambio de gases.* Favorece la comodidad y alivia el dolor. Enseña técnicas de relajación. Proporciona actividades alternativas. Administra medicación analgésica. *Las molestias y el dolor aumentan la ansiedad y producen tipos de respiración ineficaces, como respiración «splinted» o superficial y rápida, que incrementa el espacio muerto.*
Demostrar sentimientos de control e independencia y un mínimo de ansiedad, evidenciado por lo siguiente: Aspecto tranquilo y relajado Explica la comprensión de los planes de retirada Declara su satisfacción con respuestas a las preguntas Expresa sentimientos mínimos de ansiedad e impotencia	Trata el plan de retirada con el paciente y otras personas significativas. Explica las operaciones a realizar. Solicita y responde preguntas. Confirma que habrá un control continuo durante la retirada de prueba. Explica que las pruebas múltiples de retirada son normales y esperadas.

continúa

Supresión de la ventilación mecánica, respuesta disfuncional a la (cont.)

OBJETIVOS DEL PACIENTE/ RESULTADOS ESPERADOS	**INTERVENCIONES DE ENFERMERÍA/** ***BASE RACIONAL CIENTÍFICA***
	Explica sistemas de alarma y todas las medidas de seguridad disponibles. *El mejor conocimiento favorecerá la colaboración en el plan y aumentará la creencia en la capacidad y la motivación para obtener éxito, además de disminuir la ansiedad provocada por el ensayo de supresión del ventilador.*
Durante el ensayo de supresión del ventilador: tolerar la tasa de ventilación disminuida, el descenso del soporte de presión o la interrupción total de la ventilación mecánica evidenciado por lo siguiente:	
Patrón respiratorio estable, con aumento inicial mínimo de la frecuencia respiratoria y poco descenso del volumen circulante	Comunica confianza en la preparación y capacidad del paciente para prescindir de la ventilación mecánica.
Estabilidad de la presión sanguínea y la frecuencia y el ritmo del corazón	Proporciona ambiente confortable y tranquilo, con iluminación, temperatura y personal de soporte apropiados.
Niveles estables de gases en sangre arterial	*Esas acciones aumentan el nivel de confianza del paciente en sí mismo y disminuyen la ansiedad.*
Los sonidos respiratorios permanecen claros	
Respiración tranquila y cómoda, sin quejas de disnea, fatiga, disconfort o calor excesivo	Aplica plan de supresión individualizado, elaborado en colaboración con el paciente y el equipo sanitario, que incluye objetivos, métodos y cronología. *El uso de un plan que incorpore protocolos de supresión acordados por todos los miembros del equipo sanitario favorece la consistencia de la metodología y aumenta la tasa de éxito cuando se intenta suprimir la ventilación mecánica.*
La piel de la cara y las extremidades periféricas permanece templada, seca y rosada	

Supresión de la ventilación mecánica, respuesta disfuncional a la (cont.)

OBJETIVOS DEL PACIENTE/ RESULTADOS ESPERADOS	**INTERVENCIONES DE ENFERMERÍA/** ***BASE RACIONAL CIENTÍFICA***
	Permanece con el paciente y vigila continuamente su situación durante el ensayo de supresión. *Favorece la seguridad, puesto que se pueden producir cambios rápidos que quizá exijan intervención inmediata.* Aspira la vía aérea si es necesario durante el ensayo de supresión. *Mantiene la permeabilidad de la vía aérea y disminuye la resistencia al flujo de aire, minimizando así el trabajo de la respiración.* Mantiene un ventilador junto a la cama. *El aire y la sensación de frescor disminuyen la sensación de dificultad para respirar.* Comunica el progreso para conseguir los objetivos de la supresión al paciente y las personas significativas, mientras continúa el proceso de supresión de la ventilación mecánica. *La retroalimentación positiva aumenta la motivación.*

Referencias 92, 277, 300, 335, 336, 353.

Temperatura corporal, alto riesgo de alteración de la

Factor de riesgo: Traumatismo que afecta al hipotálamo*

Kathryn Czurylo y Mi Ja Kim

OBJETIVOS DEL PACIENTE/ RESULTADOS ESPERADOS	**INTERVENCIONES DE ENFERMERÍA/** ***BASE RACIONAL CIENTÍFICA***
Mantener la normotermia evidenciado por lo siguiente: Sin signos ni síntomas de hipertermia (p. ej., enrojecimiento, irritabilidad, convulsiones) Normotermia Signos vitales dentro de los límites normales del paciente Niveles de electrólitos séricos y equilibrio de líquidos dentro de límites normales	Vigila la temperatura cada 2 horas o usa monitorización continua de la temperatura. Vigila otros signos vitales cada 2 horas. Administra esteroides para disminuir el edema alrededor del área del hipotálamo, según lo ordenado. Administra agentes antipiréticos según lo ordenado. Ajusta la temperatura ambiental de acuerdo con las necesidades del paciente si está alterada la temperatura corporal. Ajusta la temperatura del paciente si está alterada la temperatura corporal, usando colchón de refrigeración y baños templados, según sea necesario. Cuando usa un colchón de refrigeración, desciende la temperatura gradualmente *para evitar los escalofríos que aumentan el consumo de oxígeno.* Administra líquidos IV a temperatura ambiente. Continúa vigilando y comunica los signos y síntomas de hipertermia. Considera otras causas de fiebre, incluyendo fármacos (comprobar estudios de función hepática) y procesos infecciosos (comprobar leucocitos/cultivos).

Referencias 64, 76, 134, 338, 404, 537.

*Para el paciente con traumatismo craneal.

Tensión en el rol de cuidador

Factores relacionados: Demandas físicas/emocionales del rol de cuidador; aislamiento percibido del cuidador

Audrey M. McLane

OBJETIVOS DEL PACIENTE/ RESULTADOS ESPERADOS	**INTERVENCIONES DE ENFERMERÍA/** ***BASE RACIONAL CIENTÍFICA***
Obtener ayuda para cubrir las demandas de la función de cuidador evidenciado por lo siguiente:	
	Identifica los recursos del cuidador y los requisitos para el cuidado.
Verbaliza tareas de cuidado que podrían ser delegadas	Desarrolla opciones para la delegación de tareas específicas dentro de los límites presupuestarios.
Obtiene información sobre costos de los servicios de cuidado sanitario a domicilio y el cuidado temporal	Proporciona/comenta la información sobre cuidados por un sustituto. Proporciona al cuidador una lista de los recursos médicos y financieros en el área.
Contrata servicios específicos con suministradores de cuidado sanitario	Ayuda a que el paciente/cuidador desarrolle una pauta diaria que incluya ritmo de actividades de cuidado directas. *La delegación de tareas específicas en cuidadores formales puede permitir que el paciente permanezca en su hogar a pesar de una trayectoria negativa esperada.*
Desarrollar un sistema de soporte con amigos y vecinos evidenciado por lo siguiente:	
Identifica los recursos sociales que podrían movilizarse	Ayuda al cuidador a identificar el tipo/fuente de soporte que pudiera ser más útil.
Solicita al vecino que se quede con el paciente mientras el cuidador va a la iglesia	Ayuda al cuidador a negociar con el paciente para reanudar una actividad recreativa preferida.
Invita a un amigo para que venga a tomar el té y conversar una vez por semana	

continúa

Tensión en el rol de cuidador (cont.)

OBJETIVOS DEL PACIENTE RESULTADOS ESPERADOS	INTERVENCIONES DE ENFERMERÍA/ *BASE RACIONAL CIENTÍFICA*
Mantener/conservar el estado de salud del cuidador evidenciado por lo siguiente:	
Desarrolla y aplica un plan de ejercicio diario Establece y cumple citas para exploración anual física/ginecológica	Desarrolla un plan para vigilar el estado de salud del cuidador. Enseña/vigila el uso de un diario para registrar las actividades, los períodos de descanso y las horas de sueño nocturno del cuidador. Ayuda al paciente/cuidador a desarrollar un plan alternativo para cuidado del paciente en caso de enfermedad del cuidador. *Las demandas y el estrés del cuidador aumentan la vulnerabilidad, al agotar las reservas de energía.*

Referencias 62, 81, 82, 94, 201, 332, 631.

Tensión en el rol de cuidador, alto riesgo de

Factores relacionados: Demandas de función competitivas; gravedad de la enfermedad del receptor del cuidado; trastorno de la salud del cuidador*

Audrey M. McLane

OBJETIVOS DEL PACIENTE/ RESULTADOS ESPERADOS	**INTERVENCIONES DE ENFERMERÍA/** ***BASE RACIONAL CIENTÍFICA***
Establecer un patrón de cuidado compatible con las demandas de función evidenciado por lo siguiente:	
Negocia con el patrón para reducción temporal de las horas de trabajo sin pérdida de beneficios	Formula con el cuidador alternativas para disminuir las demandas de función (p. ej., reducción temporal de las horas de trabajo; uso de servicios formales de cuidado sanitario, tales como cuidados temporales).
Solicita ayuda alternativa durante los fines de semana de los hijos que viven a distancia razonable	Proporciona al cuidador una lista de suministradores de cuidado sanitario a domicilio y recursos financieros en la comunidad. *La detección precoz del estado de riesgo por parte del cuidador facilitará un planeamiento realista del alta.*
Proporcionar cuidado competente al receptor evidenciado por lo siguiente:	
Solicita información/ayuda para actividades de cuidado complejas	Ayuda al paciente/cuidador a desarrollar un plan escrito de cuidado.
Establece y cumple las citas para participar en las actividades de cuidado del paciente antes del alta	Determina la competencia del cuidador para proporcionar el cuidado requerido.
Verbaliza confianza en la capacidad para proporcionar cuidado	Proporciona instrucción/ demostración de las actividades de cuidado del paciente.
Contrata a proveedores de cuidados de la salud para servicios específicos	Comenta con el cuidador la importancia de pasar tiempo con el paciente cuando no se está suministrando cuidado. *El paciente necesita sentir los aspectos satisfactorios de la relación, en contraste con la «carga» del cuidado.*

*El cuidador está empleado a tiempo completo y es el que obtiene el sueldo principal.

continúa

Tensión en el rol de cuidador, alto riesgo de (cont.)

OBJETIVOS DEL PACIENTE/ RESULTADOS ESPERADOS	INTERVENCIONES DE ENFERMERÍA/ *BASE RACIONAL CIENTÍFICA*
Establecer un patrón de autocuidado consistente con las demandas de función y el trastorno de la salud del cuidador evidenciado por lo siguiente:	
Usa el dormitorio de huéspedes para dormir por la noche Equipa el dormitorio de huéspedes con un monitor electrónico para responder a las necesidades del paciente durante la noche Mantiene una nutrición adecuada para conservar el estado de salud óptimo	Negocia con el paciente/cuidador para disposición del sueño por separado con alguna forma de comunicación. Enseña al cuidador/receptor la forma de reconocer los signos y síntomas de cansancio. Enseña la importancia de mantener niveles bajos de iluminación por la noche, para evitar la dificultad respecto a conciliar el sueño después de responder a la petición de ayuda por parte del paciente. Proporciona al cuidador información sobre alimentos con alto contenido de energía *para mantener un estado de salud óptimo.*

Referencias 62, 81, 82, 194, 201, 332, 631.

Termorregulación ineficaz

Factor relacionado: Sistema termorregulador del prematuro*

Kathryn Czurylo y Mi Ja Kim

OBJETIVOS DEL PACIENTE/ RESULTADOS ESPERADOS	**INTERVENCIONES DE ENFERMERÍA/** ***BASE RACIONAL CIENTÍFICA***
Mantener la normotermia evidenciado por lo siguiente:	
Ausencia de signos y síntomas de hipotermia, como alimentación pobre, aumento o disminución de la actividad, irritabilidad, letargia, llanto débil, taquipnea, taquicardia, ronquido, aleteo nasal o períodos de apnea Normotermia Otros signos vitales dentro de los límites normales para el paciente Niveles de electrólitos séricos y equilibrio de líquidos dentro de los límites normales	Ajusta la temperatura ambiental de acuerdo con las necesidades del lactante. Ajusta la temperatura del lactante utilizando un calefactor de techo, mantas templadas y gorros para cubrir la cabeza para la hipotermia; ajusta la ropa para la hipertermia. Durante el enfriamiento o el calentamiento vigila la temperatura cada 30 minutos. Proporciona oxígeno templado. Administra líquidos IV a temperatura ambiente. Vigila los siguientes valores de laboratorio, que pueden estar afectados por la inestabilidad térmica: el pH sérico disminuido indica la presencia de acidosis. *La acidosis puede ser debida al aumento de las demandas de oxígeno para generar calor.* Glucemia disminuida. *La hipoglucemia se puede deber al uso aumentado de las reservas de hidratos de carbono en un intento de generar calor.* Vigila la deshidratación *debida a pérdidas de agua insensibles*, y convulsiones *producidas por el sobrecalentamiento del sistema nervioso central en caso de hipertermia y por vasodilatación durante el recalentamiento en caso de hipotermia.* Toma nota y consulta con el médico si persisten los signos y síntomas de hipotermia/hipertermia.

*Para el lactante prematuro.

Referencias 306, 390, 574.

Traumatismo, alto riesgo de (caídas)

Factores de riesgo: Pasillos congestionados con muchos muebles; trastorno de la movilidad

Audrey M. McLane

OBJETIVOS DEL PACIENTE/ RESULTADOS ESPERADOS	INTERVENCIONES DE ENFERMERÍA/ *BASE RACIONAL CIENTÍFICA*
Adaptar el medio ambiente del hogar para disminuir el riesgo de caídas evidenciado por lo siguiente:	
Elimina permanentemente todas las alfombras no fijas	Ayuda al paciente en el examen de los peligros ambientales.
Las habitaciones están despejadas y bien iluminadas	Busca con el paciente lugares alternativos para almacenar los artículos. Ayuda en la tarea de almacenar los artículos en nuevos lugares.
Lleva una lista actualizada con el lugar donde se guardan los artículos	Crea con el paciente una lista con nuevas áreas de almacenamiento. Marca las áreas de almacenamiento y coloca una lista del contenido.
Aumentar el nivel de actividad evidenciado por lo siguiente:	
Obtiene y usa un andador	Facilita el alquiler de un andador en agencia apropiada.
Camina fuera de casa cuando cuenta con la ayuda de alguien	Ayuda al paciente a caminar fuera de casa con los visitantes (si está permitido).
Aumenta la distancia caminada 3 m por semana	Desarrolla con el paciente un plan para aumentar el ejercicio gradualmente según tolerancia. Enseña a llevar una bolsa en el andador para el teléfono portátil. *El teléfono portátil permite al paciente pedir ayuda en caso de necesidad.*

Referencias 243, 267, 274, 279, 426, 477, 577.

Ventilación espontánea, incapacidad para mantener la

Factor relacionado: Desequilibrio entre capacidad ventilatoria y demanda, debido a disminución de la capacidad ventilatoria y/o aumento de la demanda de ventilación

Maureen Shekleton y Mi Ja Kim

OBJETIVOS DEL PACIENTE/ RESULTADOS ESPERADOS	**INTERVENCIONES DE ENFERMERÍA/** ***BASE RACIONAL CIENTÍFICA***
Mostrar disminución de la demanda ventilatoria evidenciado por lo siguiente:	
Patrón respiratorio eficaz Frecuencia respiratoria dentro de límites normales No uso de musculatura accesoria Ti/Ttot y Vd/Vt dentro de límites normales Complianza pulmonar normal Concentraciones de CO_2 y O_2 dentro de límites normales Temperatura corporal dentro de límites normales Trabajo de la respiración (medido) dentro de límites normales No atrapamiento aéreo al final de la espiración (auto-PEEP) Sonidos respiratorios claros normales	Ajusta el ventilador para maximizar el tiempo espiratorio (aumenta la tasa de flujo inspiratorio o disminuye el volumen circulante suministrado). *Ese ajuste disminuye la ocurrencia de atrapamiento aéreo o PEEP intrínseca, disminuyendo así el trabajo de la respiración.* Evita la ingesta excesiva de calorías e hidratos de carbono. Vigila la temperatura corporal y trata la fiebre. Mantiene procedimientos para control de la infección. *La disminución de las demandas metabólicas disminuirá la carga de trabajo de la ventilación.* Proporciona ambiente tranquilo, silencioso y confortable. Enseña técnicas de relajación. Vigila el equilibro ácido/base de los líquidos corporales y trata las alteraciones. *La ansiedad, el estrés, la hipoxemia y la acidosis aumentan el impulso respiratorio, elevando así la demanda ventilatoria y el trabajo de la respiración. Al evitar esas condiciones disminuyen las demandas y el trabajo de la respiración.*

PEEP, presión teleespiratoria positiva; *RDM*, rango de movimiento; *Ti*, tiempo inspiratorio; *Ttot*, tiempo espiratorio total; *Vd*, espacio muerto; *Vt*, volumen circulante.

continúa

Ventilación espontánea, incapacidad para mantener la (cont.)

OBJETIVOS DEL PACIENTE/ RESULTADOS ESPERADOS	INTERVENCIONES DE ENFERMERÍA/ ***BASE RACIONAL CIENTÍFICA***
	Conserva la permeabilidad y la limpieza de la vía aérea, comprobando el tamaño del tubo endotraqueal y aspirando la vía aérea según sea necesario. *La disminución de la resistencia al flujo de aire minimiza el trabajo de la respiración.* Programa actividades físicas y rutinas de ejercicio de acuerdo con tolerancia: subir escaleras, andar, ayudar en las labores de higiene, RDM activo y pasivo y ejercicio en la cama. *Esas medidas previenen el desacondicionamiento muscular y proporcionan al paciente una actividad recreativa. El desacondicionamiento muscular contribuirá al aumento de la demanda ventilatoria. La diversión ayuda a disminuir la ansiedad.*
Conseguir una capacidad ventilatoria óptima evidenciado por lo siguiente: Presiones máximas inspiratoria y espiratoria dentro de límites normales Volumen circulante y capacidad vital dentro de límites normales Frecuencia respiratoria dentro de límites normales	Evalúa el estado nutricional. Corrige los déficit nutricionales. *El rendimiento muscular óptimo requiere un suministro adecuado de nutrientes para la producción de energía y de proteínas para reparación del tejido muscular. Además, la desnutrición desciende el impulso respiratorio.* Coloca al paciente de forma que permita la máxima expansión torácica. *Eso permite que el diafragma se contraiga desde una longitud óptima para la contractilidad máxima.* Vigila el equilibrio ácido/base de los líquidos corporales y corrige los desequilibrios. *La alcalosis amortigua el impulso respiratorio.* Vigila los efectos de los agentes sedantes. *Los sedantes pueden amortiguar el impulso respiratorio.*

Ventilación espontánea, incapacidad para mantener la (cont.)

OBJETIVOS DEL PACIENTE/ RESULTADOS ESPERADOS	**INTERVENCIONES DE ENFERMERÍA/** ***BASE RACIONAL CIENTÍFICA***
	Favorece patrones normales de reposo/sueño. *El reposo permite replecionar las reservas de energía. La privación de sueño amortigua el impulso respiratorio.* Proporciona soporte ventilatorio mecánico a un nivel que permita el reposo de los músculos respiratorios. Usa ambientes apropiados. Mantiene una ventilación adecuada. *El reposo es el único tratamiento específico para la fatiga muscular. El reposo máximo permite la recuperación completa de la fatiga. Los ajustes incorrectos ventilatorios, el tipo, el ciclado y las válvulas y circuitos de alta resistencia aumentan la carga de trabajo e impiden el reposo completo y la recuperación de la función muscular.* Proporciona ejercicios para la musculatura inspiratoria, si es apropiado. *Aumenta la fuerza y la resistencia, y evita el mayor desacondicionamiento de los músculos respiratorios.*

Referencias 48, 197, 351, 528, 584.

Vía aérea, limpieza ineficaz de la

Factores relacionados: Tos ineficaz; secreciones excesivas con la tráquea intubada*

Mi Ja Kim y Mary V. Hanley

OBJETIVOS DEL PACIENTE/ RESULTADOS ESPERADOS	INTERVENCIONES DE ENFERMERÍA/ *BASE RACIONAL CIENTIFICA*
Eliminar las secreciones con más efectividad evidenciado por lo siguiente: Expectoración o aspiración mínima de secreciones Sonidos respiratorios claros después de los tratamientos Cánula traqueal libre de tapones El paciente o la persona significativa es capaz de realizar los procedimientos de limpieza de la vía aérea	Ayuda y enseña al paciente a toser después de varias respiraciones profundas. Ayuda al paciente a asumir una posición cómoda para toser (p. ej., posición de Fowler alta con las rodillas dobladas y una almohada ligera sobre el abdomen, para aumentar la presión espiratoria y minimizar las molestias). *La tos eficaz requiere una respiración profunda y contracción de los músculos respiratorios, especialmente de los abdominales, para aumentar la presión intratorácica y expulsar las secreciones.* Aspira las secreciones movilizadas por el orificio de la cánula de traqueotomía usando técnica aséptica. Emplea técnica limpia en el hogar. Anota el volumen, la viscosidad y el color de las secreciones. Enseña al paciente técnicas de tos alternativas (p. ej., huff o quad) si el paciente tiene dificultad con el método anterior. Evita la aspiración profunda; si el paciente puede movilizar las secreciones hasta la cánula traqueal, aspira sólo la cánula. Realiza drenajes posturales para drenar áreas remotas del pulmón mediante gravedad (añade percusión, si no está contraindicado).

Vía aérea, limpieza ineficaz de la (cont.)

OBJETIVOS DEL PACIENTE/ RESULTADOS ESPERADOS	INTERVENCIONES DE ENFERMERÍA/ *BASE RACIONAL CIENTÍFICA*
	Administra vibraciones en áreas congestionadas durante la espiración. Recoge las secreciones expectoradas o aspira. *La fisioterapia torácica consiste en vibración, percusión y drenaje postural de unidades pulmonares seleccionadas (p. ej., segmentos). La vibración aplicada a la pared torácica, junto con la gravedad y la espiración lenta después de una inspiración profunda, desalojan las secreciones retenidas en las vías aéreas subyacentes y facilitan la eliminación del moco.*
	Inicia la ayuda para toser (según lo descrito previamente) o administra una respiración rápida con Ambu para estimular los receptores de la tos. Libera con rapidez la presión de la mano sobre el Ambu y recoge las secreciones.
	Ajusta la frecuencia de la terapia de acuerdo con los criterios de resultado, el tiempo diana y la comodidad del paciente.
	Proporciona hidratación sistémica que se calcula por la ingesta, la eliminación y el peso corporal del paciente. *La pérdida de agua habitual con el gas espirado es de 30 ml diarios, dependiendo de la frecuencia respiratoria y la vía de inspiración. La deshidratación sistémica o el exceso de hidratación tienen efectos adversos sobre el escalador mucociliar (es decir, relación entre las capas de cilios, sol y gel) y altera la limpieza mucociliar.*

continúa

Vía aérea, limpieza ineficaz de la (cont.)

OBJETIVOS DEL PACIENTE/ RESULTADOS ESPERADOS	**INTERVENCIONES DE ENFERMERÍA/** ***BASE RACIONAL CIENTÍFICA***
	Administra gas humidificado a 37 °C y al 100% de saturación con el respirador, a través de un tubo en T conectado a la traqueotomía. *El gas inspirado es normalmente filtrado, templado y modificado por la vía aérea superior, sobre todo la nariz. Cuando el gas inspirado llega a la tráquea, está a 37 °C y 100% de humedad. Cuando se cortocircuitan las defensas del huésped normales, el aire más frío y más seco deshidrata las mucosas respiratorias, altera la limpieza mucociliar y causa espesamiento de las secreciones traqueobronquiales.* Elimina el vapor condensado de la línea inspiratoria según sea necesario, y cambia el humidificador, los conectores y los tubos cada día. Protege la abertura de la cánula traqueal frente al aire ambiente no filtrado y evita la introducción de objetos extraños y la instilación a ciegas de fluidos (p. ej., solución salina). Realiza la aspiración intratraqueal sólo cuando las secreciones se pueden alcanzar con el catéter y el paciente es incapaz de toser de modo eficaz. Prepara al paciente para este procedimiento incómodo y potencialmente traumático, y explica el objetivo y la secuencia de maniobras.

Vía aérea, limpieza ineficaz de la (cont.)

OBJETIVOS DEL PACIENTE/ RESULTADOS ESPERADOS	**INTERVENCIONES DE ENFERMERÍA/** ***BASE RACIONAL CIENTÍFICA***
	Usa técnica aséptica durante la aspiración; la técnica limpia es apropiada en el hogar. Preoxigena con oxígeno al 100% antes de la aspiración. Si el paciente tiene respiración espontánea y presenta un impulso hipóxico dominante para la respiración, ajusta el nivel de FiO_2 de acuerdo con ellos. Después de la preoxigenación y las hiperinsuflaciones, usa un catéter estéril con diámetro igual a la mitad del de la sonda, y aplica presión negativa intermitente durante menos de 15 segundos por paso; reoxigena y permanece con el paciente hasta que se recuperan los signos vitales basales. *La succión elimina aire, además de las secreciones de las vías aéreas, e induce hipoxemia.* Usa insuflación mínima del manguito. Si el paciente está con respiración espontánea y puede deglutir las secreciones orofaríngeas y los alimentos orales sin aspiración, el globo se puede dejar desinflado para minimizar el daño traqueal. Consulta con el médico para terapias complementarias más evaluación, mucolíticos, broncodilatadores, antibióticos, fibrobroncoscopia y pruebas diagnósticas (p. ej., esputos para cultivo, sensibilidad y tinción con Gram, radiografía de tórax). Enseña al paciente o la persona significativa el procedimiento de limpieza de la vía aérea y la administración de terapias médicas complementarias, según lo apropiado.

Referencias 59, 107, 231, 232, 297, 340, 352, 354, 473, 530, 588.

Violación, síndrome de trauma por: fase aguda

Factores relacionados: Miedo de represalia; ansiedad sobre SIDA*

Audrey M. McLane y Pamela Kohlbry

OBJETIVOS DEL PACIENTE/ RESULTADOS ESPERADOS	INTERVENCIONES DE ENFERMERÍA/ *BASE RACIONAL CIENTÍFICA*
Obtener alivio de las respuestas emocionales frente a la experiencia de violación evidenciado por lo siguiente:	
Acepta consejo inmediato continuado de voluntarios de centro de violación-crisis	Reconoce el carácter apropiado de la respuesta de la paciente frente a la agresión. Proporciona soporte empático durante las entrevistas con el médico/la policía.
Identifica los individuos de la familia/grupo de compañeros que podrían proporcionar apoyo	Ayuda a la paciente a identificar individuos con los que podría discutir la experiencia de violación. *Las mujeres que reciben apoyo para la crisis se recuperan con más rapidez que las que no lo reciben.*
Expresa una disminución de los temores, ansiedades y preocupaciones	Ayuda al personal sanitario/amigos/familia a centrarse en la experiencia subjetiva de la violación, en vez de en si se produjo o no ésta. *Una actitud sin prejuicios ayuda a disminuir/aliviar los sentimientos de culpabilidad/autoacusación.*
Asumir una función es de toma de decisiones evidenciado por lo siguiente:	
Hace preguntas que le permiten tomar decisiones sobre el cuidado sanitario	Ofrece información sobre acciones médicas/legales para facilitar la toma de decisiones. Identifica las decisiones que pueden posponerse. *La violación supone un reto para la sensación del individuo de poder, autonomía y control; la toma de decisiones por sí mismo puede mantener la sensación de poder, la sensación de control y el sentimiento de responsabilidad.*

*Para la paciente que vive sola.

Violación, síndrome de trauma por: fase aguda (cont.)

OBJETIVOS DEL PACIENTE/ RESULTADOS ESPERADOS	**INTERVENCIONES DE ENFERMERÍA/** ***BASE RACIONAL CIENTÍFICA***
Establece citas para discutir la prueba de VIH y acepta información escrita sobre temas éticos relacionados con la prueba de VIH	Dialoga sobre el beneficio de las pruebas periódicas de VIH, la ventana de 5 años de la infección y el derecho a conocer el estado de VIH del asaltante frente al derecho de intimidad y consentimiento informado. Proporciona información escrita sobre temas éticos relacionados con la prueba de VIH y la pérdida potencial de empleo/acceso a seguro social en caso de seropositividad. *El individuo tiene derecho a conocer los beneficios/riesgos de la prueba de VIH y el estado del debate actual sobre temas éticos/legales.*
Hacer frente a la preocupación por la seguridad personal evidenciado por lo siguiente:	
Pide a los miembros de la familia/compañeros que permanezcan con ella durante unos pocos días Establece objetivos para volver a las actividades usuales en una fecha especificada	Colabora con la paciente para identificar medidas de seguridad destinadas a medir la vulnerabilidad. Proporciona una lista de respuesta inmediata y a largo plazo a la experiencia de violación (p. ej., pesadillas, flashbacks); resalta que las reacciones no son inusuales.

Referencias 85, 85a, 86, 320, 321, 358.

Violación, síndrome de trauma por: reacción compuesta

Factores relacionados: Sistema de soporte inadecuado; incapacidad de resolver la experiencia del trauma por violación complicada por multiples corrientes estresantes y experiencias traumáticas previas

Pamela Kohlbry y Audrey M. McLane

OBJETIVOS DEL PACIENTE/ RESULTADOS ESPERADOS	INTERVENCIONES DE ENFERMERÍA/ *BASE RACIONAL CIENTÍFICA*
Desarrollar un apoyo por persona significativa/familia evidenciado por lo siguiente:	
Verbaliza que la persona significativa ha comenzado a expresar afecto y preocupación	Ayuda a la persona significativa/familia a centrarse en la experiencia subjetiva de violación. Ayuda a la paciente a identificar individuos con los que podría discutir la experiencia de violación.
Acepta y mantiene citas con el consejero de un centro de violación	Envía a la paciente/persona significativa al centro de consejo sobre violaciones. Determina la necesidad de que la familia solicite consejo. *La falta de apoyo por la persona significativa/familia durante los períodos de crisis conduce a sentimientos de culpabilidad y autoacusación; esos sentimientos se deben resolver antes de que se puedan tratar con éxito los problemas físicos y emocionales reales.*
Tomar decisiones realistas sobre problemas sanitarios reales/potenciales evidenciado por lo siguiente:	
Acude a las citas para vigilancia médica	Enseña la importancia del régimen de medicación.
Toma la medicación de acuerdo con el régimen prescrito	Vigila el cumplimiento del régimen médico.
Establece cita para discutir la prueba de VIH y acepta información escrita sobre temas éticos respecto a la prueba VIH	Comenta el beneficio de las pruebas periódicas de VIH, la ventana de 5 años de infección y el derecho a conocer el estado de VIH del asaltante, frente al derecho a la intimidad y el consentimiento informado.

*Para la paciente que no solicitó ayuda médica o psicológica en el momento de la violación.

Violación, síndrome de trauma por: reacción compuesta (cont.)

OBJETIVOS DEL PACIENTE/ RESULTADOS ESPERADOS	**INTERVENCIONES DE ENFERMERÍA/** ***BASE RACIONAL CIENTÍFICA***
	Proporciona información escrita sobre temas éticos relacionados con la prueba de VIH, y la pérdida potencial de empleo/acceso a seguro sanitario en caso de seropositividad. *Los individuos tienen derecho a conocer los beneficios/riesgos de la prueba de VIH y el estado del debate actual sobre temas éticos/legales.*
Hacer frente a las respuestas cognoscitivas y emocionales frente a la violación y otros estresantes evidenciado por lo siguiente:	
Verbaliza ira; resuelve la autoacusación	Enseña estrategias de relajación. Vigila la evolución/resolución de los síntomas utilizando la Escala de Calificación de Síntomas del Trauma por Violación.
Practica estrategias de relajación y cognoscitivas para hacer frente a la situación	Enseña el uso de estrategias cognoscitivas para hacer frente a la situación: detención del pensamiento, desensibilización, imágenes guiadas, refutación de ideas irracionales, etc.
Participa en grupo de apoyo para violación	Proporciona información sobre oportunidades/beneficios de los grupos de apoyo.
La persona significativa y la paciente discuten los sentimientos registrados en diarios separados	Enseña/vigila el uso de un diario para expresar ira y sentimientos relacionados. *Discutir la ira y los sentimientos relacionados permite a la pareja prestarse apoyo mutuo.* Proporciona/discute lista escrita de respuestas a largo plazo frente a la experiencia de violación; resalta que las reacciones no son inusuales.

continúa

Violación, síndrome de trauma por: reacción compuesta (cont.)

OBJETIVOS DEL PACIENTE/ RESULTADOS ESPERADOS	**INTERVENCIONES DE ENFERMERÍA/** ***BASE RACIONAL CIENTÍFICA***
Reanudar un estilo de vida satisfactorio evidenciado por lo siguiente:	
Restablece la relación íntima con el cónyuge	Colabora con la paciente en el paso a las actividades sociales.
Comunica sentirse más segura	Identifica/selecciona estrategias para protegerse frente a agresiones futuras.
Mantiene contacto con el sistema legal	Vigila/apoya las experiencias de la paciente con el sistema legal.

Referencias 85, 85a, 86, 153, 320 y 321.

Violación, síndrome de trauma por: reacción silenciosa

Factores relacionados: Miedo de represalia; negación

Audrey M. McLane y Pamela Kohlbry

OBJETIVOS DEL PACIENTE/ RESULTADOS ESPERADOS	INTERVENCIONES DE ENFERMERÍA/ *BASE RACIONAL CIENTÍFICA*
Hacer frente a la preocupación por la seguridad personal evidenciado por lo siguiente:	
Verbaliza sentimientos de inseguridad	Establece una relación de confianza con la paciente. Escucha activamente las percepciones de vulnerabilidad aumentada por parte de la paciente. Colabora con la paciente para identificar medidas de seguridad que disminuyan la vulnerabilidad.
Hace algún progreso en cuanto a relacionar la ansiedad por la seguridad con la violación	Ayuda a la paciente a identificar la fuente de ansiedad sobre seguridad personal. Proporciona oportunidad para discutir preocupaciones de seguridad con un oficial de policía del sexo femenino. *El centrarse en establecer una relación de confianza y proporcionar ayuda directa en las medidas de seguridad puede reducir el miedo lo suficiente para enfrentarse al problema no identificado de violación.*
Disminuir el apoyo en la negación completa para mantener un sentido de bienestar evidenciado por lo siguiente:	
Comienza a verbalizar sentimiento de ira y vergüenza en relación con la violación Verbaliza miedo a los amigos y familiares varones desde la violación	Durante la entrevista rutinaria pregunta a la paciente si alguien ha intentado alguna vez asaltarla o hacerle daño de alguna forma. Evita el interrogatorio directo; permite que la paciente continúe a su propio paso para revelar los detalles de la violación misma. Determina la preparación para envío a consejero de violación.

continúa

Violación, síndrome de trauma por: reacción silenciosa (cont.)

OBJETIVOS DEL PACIENTE/ RESULTADOS ESPERADOS	INTERVENCIONES DE ENFERMERÍA/ *BASE RACIONAL CIENTÍFICA*
Revela algunos detalles de la experiencia de la violación	Ayuda a la paciente a identificar preocupaciones específicas relacionadas con la experiencia de violación (p. ej., preocupación sobre enfermedades de transmisión sexual y embarazo).
Identifica algún individuo en la familia que podría proporcionar soporte	Ayuda a la paciente a identificar un individuo con el que podría discutir la experiencia de violación. *El evitar la confrontación directa con la negación puede permitir que la paciente comience a enfrentarse con miedos/ansiedades.*
Asumir el papel de toma de decisiones sobre necesidades de cuidado sanitario evidenciado por lo siguiente:	
Hace preguntas sobre recursos de cuidado sanitario	Ofrece información sobre opciones médicas/legales para facilitar las elecciones. Identifica decisiones que se podrían tomar pronto y otras que pueden posponerse.
Verbaliza miedo al SIDA	Ofrece información sobre la prueba de VIH. Discute el beneficio de las pruebas de VIH periódicas, la ventana de 5 años de la infección y el derecho a conocer el estado VIH del asaltante frente al derecho a la intimidad y el consentimiento informado.
No vuelve a la negación completa durante la discusión de la prueba de VIH	Proporciona información escrita sobre temas éticos relacionados con la prueba VIH y pérdida potencial de empleo/acceso al seguro social en caso de seropositividad. *Los individuos tienen derecho a conocer la relación beneficios/riesgos de la prueba VIH y el estado actual del debate sobre temas éticos/legales.*

Violación, síndrome de trauma por: reacción silenciosa (cont.)

OBJETIVOS DEL PACIENTE/ RESULTADOS ESPERADOS	INTERVENCIONES DE ENFERMERÍA/ *BASE RACIONAL CIENTÍFICA*
Hacer frente con respuestas cognoscitivas y emocionales a la experiencia de violación evidenciado por lo siguiente:	
Verbaliza ira; resuelve la autoacusación	Enseña el uso de estrategias cognoscitivas de afrontamiento (p. ej., parada de pensamiento, desensibilización, imágenes guiadas, refutación de ideas irracionales).
Practica estrategias cognoscitivas para hacer frente a la situación	Proporciona información sobre oportunidades/beneficios de grupo de apoyo.
Participa en grupo de apoyo para víctimas de violación	Enseña/vigila el uso de un diario para expresar ira y sentimientos relacionados. *La discusión del miedo, la ira y los sentimientos relacionados permite al individuo obtener soporte del grupo.*

Referencias 85, 85a, 86, 153, 320, 321.

Violencia, alto riesgo de: dirigida hacia sí mismo o hacia los demás

Factor de riesgo: Carácter antisocial*

Gertrude K. McFarland y Lorna A. Larson

OBJETIVOS DEL PACIENTE/ RESULTADOS ESPERADOS	**INTERVENCIONES DE ENFERMERÍA/** ***BASE RACIONAL CIENTÍFICA***
Disminución del potencial de violencia evidenciado por lo siguiente:	
Verbaliza menos agresividad Disminuye la frecuencia de comportamientos agresivos Expresa la ira apropiadamente Muestra consideración positiva de los demás Controla el comportamiento propio Evita hacerse daño a sí mismo o a los demás Identifica los recursos terapéuticos disponibles para ayudar al cambio de comportamiento Muestra capacidades de afrontamiento constructivas para hacer frente al estrés y la frustración	Vigila al paciente en los aspectos siguientes: Agresión verbal (p. ej., gritos airados). Agresión física contra sí mismo (p. ej., actitudes suicidas). Percepciones de sí mismo o el medio ambiente. Sistema de valores en el que la violencia es considerada una respuesta aceptable. Plan preconcebido de hacerse daño a sí mismo o a los demás. Interés fuerte por las armas y/o disponibilidad de ellas. Ideas de persecución. Poca capacidad de atención. Tolerancia baja a la frustración. *Las intervenciones precoces sobre los factores anteriores pueden evitar un episodio de violencia.* Variaciones en la percepción. *Si la variación de la percepción trastorna al individuo, puede usar la violencia para forzar una mayor congruencia con las percepciones.* Efectos de las drogas y los medicamentos. *Uno de los efectos secundarios de las drogas y los medicamentos puede ser la violencia.*

*Para el paciente con trastorno de la personalidad antisocial.

Violencia, alto riesgo de: dirigida hacia sí mismo o hacia los demás (cont.)

OBJETIVOS DEL PACIENTE/ RESULTADOS ESPERADOS	**INTERVENCIONES DE ENFERMERÍA/** ***BASE RACIONAL CIENTÍFICA***
	Determina factores de riesgo adicionales: Historia de agresión física contra objetos/otras personas. Historia de estresantes vitales. Historia de violencia familiar. Historia de patrones de disciplina paterna durante la niñez. *Cuanto más abusivo el comportamiento paterno, mayor el potencial de violencia.* *El antecedente de cualquiera de los anteriores factores de riesgo predispone a enfrentarse con la vida u obtener un fin deseado a través del uso de la violencia.* Crea un ambiente en la sala agradable, abierto y sin hacinamiento, con nivel de ruido bajo y personal adecuado, *de forma que el paciente se sienta seguro y sepa que el personal puede controlar cualquier intento de violencia. El nivel bajo de ruido disminuye la excitación/agitación que podría conducir a violencia.* Evita un tono de voz que sugiera reprimenda, pesimismo, indiferencia u hostilidad. No responde al lenguaje ofensivo con el mismo lenguaje. Evita la confrontación directa. *Los pacientes responden defensivamente (a veces violentamente) a esos comportamientos del personal, debido a que los perciben como amenazas para ellos mismos.*

continúa

Violencia, alto riesgo de: dirigida hacia sí mismo o hacia los demás (cont.)

OBJETIVOS DEL PACIENTE/ RESULTADOS ESPERADOS	**INTERVENCIONES DE ENFERMERÍA/** ***BASE RACIONAL CIENTÍFICA***
	Evita el contacto «mirada con mirada» extenso, especialmente cuando se está intensificando la ira. *El contacto ocular puede ser percibido como una expresión de dominio sobre el individuo, y puede conducir a violencia defensiva.*
	Responde siempre a las preguntas del paciente.
	Eso aumenta la sensación de valor propio del paciente y disminuye la necesidad de violencia para obtener lo que se desea.
	Proporciona oportunidad para realizar ejercicios aerobios 3 a 7 veces por semana. *Eso es una forma socialmente aceptable de expresar sentimientos de ira, disminuir la agitación y mantener la salud.*
	Proporciona consejo de ayuda individual, *para identificar mecanismos de afrontamiento y reconocer las consecuencias del comportamiento violento.*
	Proporciona psicoterapia de grupo con personal de enfermería *para eliminar las disfunciones interpersonales, desarrollar mejores capacidades de comunicación y favorecer la socialización.*

Violencia, alto riesgo de: dirigida hacia sí mismo o hacia los demás (cont.)

OBJETIVOS DEL PACIENTE/ RESULTADOS ESPERADOS	INTERVENCIONES DE ENFERMERÍA/ *BASE RACIONAL CIENTÍFICA*
	Proporciona un refuerzo positivo de los comportamientos que ayudan a disminuir/controlar el comportamiento violento, *puesto que eso recompensa los intentos del paciente para usar comportamientos socialmente aceptables.* Recomienda o proporciona terapia familiar *para resolver temas/conflictos familiares, y aumentar la capacidad de la familia para hacer frente a la situación e imponer sanciones al miembro violento del grupo familiar.* Enseña al paciente lo siguiente: Contabilidad del comportamiento propio (p. ej., si el paciente rompe algo, debe pagarlo o trabajar para pagarlo; si se lesiona a sí mismo o a otros, debe proporcionar restitución dentro de los límites del programa). Reconocer la violencia inminente y asumir la responsabilidad de abortar el episodio de violencia. Aprender mecanismos de afrontamiento alternativos, como capacidades de negociación, formas socialmente aceptables de expresar los sentimientos de ira y hostilidad, y/o técnicas de relajación/disminución del estrés. *Los mecanismos alternativos para hacer frente al estrés o las amenazas percibidas disminuyen la necesidad de usar la violencia.*

Referencias 91, 312, 489, 502, 567, 638.

Volumen de líquido, alto riesgo de déficit de

Factor relacionado: Uso diario de diuréticos*

Kathryn Czurylo y Mi Ja Kim

OBJETIVOS DEL PACIENTE/ RESULTADOS ESPERADOS	INTERVENCIONES DE ENFERMERÍA/ *BASE RACIONAL CIENTÍFICA*
Mantener volumen de líquidos y balance electrolítico adecuado evidenciado por lo siguiente:	
El paciente/la familia expresan conocimiento de la vigilancia del estado de líquidos	Enseña al paciente/persona significativa lo siguiente:
Niveles de electrólitos séricos dentro de límites normales	Registro diario del peso, ingesta y excreción, *puesto que ese registro proporciona una buena medida del balance de líquido corporal.*
Peso dentro de límites normales para el paciente	Registra la presión arterial.
No sed excesiva	Enseña la importancia de mantener una pauta regular de ingesta de diuréticos y suplementos de K^+, y de ingerir alimentos ricos en K^+ como plátanos, naranjas y uvas; *los diuréticos tiacídicos pueden conducir a depleción de potasio.*
	Enseña la acción y los efectos secundarios de los diuréticos, según sea necesario.
	Enseña la importancia de la buena nutrición y la ingesta de líquidos, *puesto que la ingesta adecuada de fluidos es importante para evitar la deshidratación.*
	Enseña a cambiar la posición lentamente *para minimizar la hipotensión ortostática.*
	Vigila la turgencia cutánea y evita la sequedad excesiva. *La escasa turgencia cutánea y la sequedad pueden indicar deshidratación.*
	Evita la temperatura excesiva del ambiente, *puesto que el calor puede causar pérdida excesiva de agua.*

*Para el paciente cardíaco que toma diuréticos por insuficiencia cardíaca congestiva y/o hipertensión.

Referencias 20, 313, 457.

Volumen de líquido, déficit de (1)

Factor relacionado: Fracaso de mecanismo regulador*

Kathryn Czurylo y Mi Ja Kim

OBJETIVOS DEL PACIENTE/ RESULTADOS ESPERADOS	**INTERVENCIONES DE ENFERMERÍA/** ***BASE RACIONAL CIENTÍFICA***
Mantener el volumen de líquido adecuado y el equilibrio electrolítico evidenciado por lo siguiente:	
Ausencia de fiebre, presión arterial y pulso dentro de límites normales para el paciente	Vigila los signos vitales cada 15 minutos hasta que permanecen estables.
Glucosa por debajo de 300 mg/dl	Administra insulina según lo ordenado de acuerdo con los niveles de glucemia: *la insulina es necesaria para contrarrestar la hiperglucemia.*
	Mantiene la terapia IV para sustitución de líquidos según lo ordenado.
	Administra sustitución de K^+ para hipocalemia según lo apropiado. *La diuresis osmótica causa depleción de K^+: la administración de insulina también causa desviación intracelular del K^+.*
Balance normal de ingesta y excreción, peso estable	Vigila la ingesta y la excreción cada hora y pesa al paciente diariamente, *puesto que esos datos proporcionan una buena medida del balance del líquido corporal.*
Densidad de la orina dentro de límites normales (1.010-1.025)	Vigila la densidad de la orina cada 2 horas.
	Vigila los electrólitos urinarios y comunica valores anormales.
Niveles de Hct/Hgb dentro de límites normales Electrólitos dentro de límites normales Nivel de osmolaridad sérica dentro de límites normales	Vigila los electrólitos séricos (especialmente Na^+ y K^+) Hct/Hgb y la osmolaridad sérica, y comunica valores anormales.
	Vigila para sobrecarga circulatoria durante la sustitución de líquidos (p. ej., distensión de las venas del cuello, estertores, disnea, S-3, aumento de la presión venosa central o la presión arterial pulmonar y taquicardia).

*Para el paciente con coma no cetósico hiperosmolar hiperglucémico (CHHNC).

continúa

Volumen de líquido, déficit de (1) (cont.)

OBJETIVOS DEL PACIENTE/ RESULTADOS ESPERADOS	**INTERVENCIONES DE ENFERMERÍA/** ***BASE RACIONAL CIENTÍFICA***
	Continúa vigilando e informando al médico de los signos y síntomas de déficit de volumen de líquidos/desequilibrio de electrólitos (p. ej., orina diluida, aumento de la diuresis, hipotensión, aumento de la frecuencia del pulso, disminución de la turgencia cutánea, aumento de la temperatura corporal y debilidad). Vigila el nivel de consciencia.

Referencias 214, 217, 241, 327, 341, 342, 457.

Volumen de líquido, déficit de (2)

Factor relacionado: Pérdida activa de líquido corporal*

Kathryn Czurylo y Mi Ja Kim

OBJETIVOS DEL PACIENTE/ RESULTADOS ESPERADOS	**INTERVENCIONES DE ENFERMERÍA/** ***BASE RACIONAL CIENTÍFICA***
Mantener volumen de líquido y balance de electrólitos adecuados evidenciado por lo siguiente:	
Presión arterial y pulso dentro de límites normales para el paciente	Determina la causa de la pérdida activa y usa acciones de enfermería para evitar nuevas pérdidas. Vigila los signos vitales cada hora.
Turgencia cutánea dentro de límites normales	Vigila el estado de la piel: calor, humedad y turgencia. Mantiene la terapia IV para sustitución de líquidos, usando coloides, cristaloides o productos sanguíneos, según lo ordenado. *Los coloides hidratan el espacio intravascular e impulsan los fluidos desde el intersticio hacia el torrente sanguíneo; los cristaloides sustituyen el fluido extracelular y se distribuyen por el intersticio y el espacio intravascular, y la sustitución de sangre se debe administrar para proporcionar capacidad de transporte de oxígeno si la hemoglobina está significativamente disminuida.* Aumenta la ingesta de líquidos a 2.600 ml/día, si apropiado.
Ingesta y excreción equilibradas	Vigila la ingesta y la excreción cada hora e informa si la cantidad de orina es inferior a 30-60 ml/hora. *El volumen de orina disminuye en la hipovolemia debido a que el menor volumen plasmático conduce a descenso del flujo sanguíneo renal.*
Peso estable	Pesa al paciente a la misma hora cada día. *El peso, junto con la ingesta y la excreción, proporciona una buena medida del balance de líquido corporal.*

*Para el paciente con shock hipovolémico.

continúa

Volumen de líquido, déficit de (2) (cont.)

OBJETIVOS DEL PACIENTE/ RESULTADOS ESPERADOS	INTERVENCIONES DE ENFERMERÍA/ *BASE RACIONAL CIENTÍFICA*
Densidad de la orina dentro de límites normales (1.010-1.025)	Vigila la densidad de la orina cada 2 horas; *la orina concentrada (densidad específica >1.030) indica respuesta a déficit de agua, puesto que la ADH se libera en respuesta al aumento de la osmolaridad de los fluidos corporales.*
Niveles de electrólitos dentro de límites normales	Vigila los electrólitos séricos. Vigila para sobrecarga circulatoria durante sustitución de líquidos (p. ej., distensión de las venas del cuello, estertores, disnea, S-3, aumento de la presión venosa central o la presión arterial pulmonar y taquicardia). Vigila e informa de los signos y síntomas de empeoramiento del déficit de volumen de líquido y/o trastorno electrolítico (p. ej., diuresis disminuida, orina concentrada, excreción mayor que ingesta, hipotensión, frecuencia del pulso aumentada, temperatura corporal aumentada, debilidad y cambio del estado mental). Vigila el nivel de consciencia.

Referencias 217, 259, 341, 393, 457, 546.

Volumen de líquido, exceso de

Factor relacionado: Contractilidad miocárdica alterada

Mi Ja Kim y Margaret J. Stafford

OBJETIVOS DEL PACIENTE/ RESULTADOS ESPERADOS	INTERVENCIONES DE ENFERMERÍA/ *BASE RACIONAL CIENTÍFICA*
Conseguir nivel normal de volumen de líquidos evidenciado por lo siguiente:	
	Administra diuréticos según lo ordenado; enseña al paciente la base racional para esa medicación. *El Seguril es un diurético del asa eficaz y de acción rápida, que bloquea el transporte de Na^+ y Cl^- en la rama ascendente del asa de Henle. Produce menos pérdida de electrólitos que otros diuréticos. Aumenta el volumen sanguíneo circulante eficaz hasta lo normal/el rango aceptable, disminuyendo así la precarga.*
Peso corporal dentro del rango normal para el paciente Estado hemodinámico normal o dentro del rango aceptable sin medicación	Pesa al paciente diariamente y consulta con el médico para ajustar la dosis de diurético según sea necesario.
Nivel de electrólitos dentro del rango normal	Vigila el nivel sérico de electrólitos, particularmente de K^+. *Si se desarrolla hipocalemia, puede aparecer una onda T plana o invertida o una onda U prominente.* El personal de enfermería quizá deba proporcionar una dieta rica en K^+, con enseñanza apropiada del paciente y consulta con el médico para suplemento de K^+ si es necesario. Limita la ingesta de líquidos en presencia de hiponatremia por dilución con Na^+ sérico por debajo de 130 mEq/l, y vigila diariamente la ingesta y la excreción; *la ingesta excesiva de agua aumentará la dilución del Na^+ en la sangre.*

continúa

Volumen de líquido, exceso de (cont.)

OBJETIVOS DEL PACIENTE/ RESULTADOS ESPERADOS	INTERVENCIONES DE ENFERMERÍA/ *BASE RACIONAL CIENTÍFICA*
	Proporciona una dieta pobre en Na^+ (rango 1,2 a 1,6 g diarios, si está indicado) y enseña al paciente que el nivel alto de Na^+ induce retención de líquidos. Elimina la sal de mesa y ofrece hierbas/especias como alternativa para la sal. Administra y enseña sobre agentes inotrópicos, como digital, si son necesarios y se han ordenado. *Los agentes inotrópicos aumentan la contractilidad miocárdica.* Explica y regula los agentes vasopresores (p. ej., dopamina, dobutamina) y/o los agentes vasodilatadores (p. ej., nitroprusiato sódico, hidralacina) si se han ordenado. *La dopamina a dosis bajas (1 a 2 µ/kg/min) aumenta el flujo sanguíneo renal, favoreciendo la diuresis. La dobutamina produce efecto inotrópico positivo y disminuye la precarga. El nitroprusiato sódico tiene una acción doble: dilata las arteriolas y las venas, induciendo una disminución dramática de la precarga y la poscarga.* Vigila para efectos secundarios tóxicos de los fármacos.

Volumen de líquido, exceso de (cont.)

OBJETIVOS DEL PACIENTE/ RESULTADOS ESPERADOS	**INTERVENCIONES DE ENFERMERÍA/** ***BASE RACIONAL CIENTÍFICA***
	Vigila el estado hemodinámico mediante lectura de la presión arterial media (MAP) y la presión del pulso (a través de una línea arterial, si está disponible). *La MAP indica la presión de perfusión global de los tejidos/órganos. La presión del pulso proporciona una estimación del volumen sistólico cardíaco o la capacidad de bombeo, y es un índice de la resistencia al vaciamiento ventricular izquierdo (poscarga); la presión venosa central (PVC) detecta cambios hemodinámicos en el lado derecho del corazón; la presión arterial pulmonar (PAP) y la presión de enclavamiento capilar pulmonar (PECP) aseguran una evaluación exacta del volumen de sangre en el ventrículo izquierdo antes de la contracción (precarga); el gasto cardíaco (GC) (determinación indirecta a través de catéter de Swan-Ganz) indica la respuesta a la terapia.* Consulta con el médico si los valores exceden los rangos aceptables.
	Vigila los resultados de laboratorio relevantes para retención de fluido (p. ej., densidad aumentada, presencia de proteinas, urea y cilindros granulosos en la orina, aumento de BUN; volumen corpuscular medio [VCM] aumentado, y hematócrito disminuido).

continúa

Volumen de líquido, exceso de (cont.)

OBJETIVOS DEL PACIENTE/ RESULTADOS ESPERADOS	INTERVENCIONES DE ENFERMERÍA/ *BASE RACIONAL CIENTÍFICA*
Experimentar menos disconfort debido a volumen de líquido excesivo evidenciado por lo siguiente:	
Verbaliza menos disnea y experimenta más confort	Proporciona posición que permita desviación de los líquidos y ayude a mejorar la disnea (p. ej., posición semiincorporada). Proporciona soporte para las áreas edematosas (p. ej., almohada bajo los brazos y soporte escrotal). Enseña ejercicios de RDM pasivos y activos si apropiado. Proporciona una dieta rica en proteínas y calorías *para aumentar la capacidad de cicatrización del tejido corporal encharcado*, si presente. Aconseja al paciente si existen cambios significativos sensoriales o expresa preocupaciones sobre imagen corporal y autoestima a consecuencia de la retención excesiva de líquido. Proporciona cuidado de la piel apropiado si existe edema y vigila el riesgo de infección.

Referencias 23, 116, 190, 222, 394, 471, 475, 517, 522, 582.

SECCIÓN TRES

Definiciones y conceptos diagnósticos pendientes de desarrollo*

*Handout, Tenth conference for classification of nursing diagnoses, San Diego, California, 1992.

1. **Actividad, nivel excesivo de**
   Exhibición de energía a un nivel por encima de la media o proporción usual. Un estado de consumo de energía por encima del «normal relativo» es un cambio o diferencia que crea estrés, lo que provoca a su vez necesidades.
2. **Afrontamiento ineficaz (comunidades)**
   Un patrón de actividades comunitarias para la adaptación y la solución de problemas que es insatisfactorio para cubrir las demandas o necesidades de la comunidad.
3. **Alto riesgo de alteración de la integridad cutánea: úlcera por presión**
   Estado en el que la piel de un individuo presenta un riesgo de desarrollar alteraciones adversas.
4. **Alto riesgo de aumento desproporcionado de la presión intracraneal**
   Estado clínico en el que una persona con PIC basal aumentada experimenta riesgo de aumento desproporcionadamente grande de la PIC por encima de la cifra basal (mayor de 10 mm Hg sobre la línea basal durante más de 5 minutos) en respuesta a estímulos externos.
5. **Alto riesgo de soledad**
   Estado subjetivo en el que un individuo presenta un riesgo de disforia vaga.
6. **Capacidad de adaptación intracraneal disminuida**
   Estado clínico en el que están comprometidos los mecanismos dinámicos del líquido intracraneal, que normalmente compensan el aumento de volumen intracraneal, conduciendo a un incremento repetido y desproporcionado de la presión intracraneal (PIC) por encima de la línea basal, en respuesta a una variedad de estímulos nocivos y no nocivos.
7. **Conexión padre/lactante alterada**
   Trastorno del proceso interactivo entre padre/persona significativa y lactante que favorece el desarrollo de una relación recíproca protectora y fructífera.
8. **Confusión aguda**
   Aparición súbita de un grupo de cambios y trastornos globales transitorios en la atención, función cognoscitiva, actividad psicomotriz, nivel de consciencia y/o ciclo de sueño-vigilia.
9. **Confusión crónica**
   Un deterioro irreversible, prolongado y/o progresivo del intelecto y la personalidad, caracterizado por disminución de la capacidad para interpretar los estímulos ambientales y para los procesos de pensamiento intelectuales, que se manifiesta por alteraciones en la memoria, la orientación y el comportamiento.

10. Control ineficaz del régimen terapéutico (familias)
Un patrón de regulación e integración en los procesos familiares de un programa para el tratamiento de la enfermedad y sus secuelas, que es insatisfactorio para cubrir los objetivos sanitarios específicos.

11. Dificultad de decisión familiar: necesaria
Identifica el desequilibrio ocurrido entre y dentro de los miembros de la familia, cuando la unidad familiar debe alcanzar un consenso dentro de un período de tiempo específico. Los límites de tiempo y las consecuencias éticas y/o de valores pueden conducir a crisis e incertidumbre, bloqueando aún más el proceso de toma de decisiones.

12. Dolor del parto
Medida subjetiva de la sensación desagradable durante una contracción, que puede persistir entre las contracciones. La sensación cede con el parto.

13. Espasticidad
Estado en el que un individuo con lesión de la neurona motora superior experimenta aumento del tono muscular y reflejos anormales en respuesta a estímulos internos o externos, interfiriendo con capacidades funcionales como movilidad, higiene, alimentación, vestido y aseo.

14. Incontinencia fecal idiopática
Cambio en el patrón de evacuación de un individuo, caracterizado por pérdida de la capacidad para controlar voluntariamente la emisión de heces/gas y emisión ocasional/ frecuente de heces normales.

15. Potencial de afrontamiento aumentado (comunidades)
Patrón de actividades comunitarias para la adaptación y solución de problemas que es satisfactorio para cubrir las demandas o necesidades de la comunidad, pero que se puede mejorar para hacer frente adecuadamente a problemas/estresantes actuales y futuros.

16. Potencial de bienestar espiritual aumentado
Proceso de desarrollo/despliegue de misterios por parte de un individuo, a través de interconexiones armoniosas que proceden de fuerzas internas.

17. Procesos familiares alterados: comportamiento adictivo (individual y familiar)
Estado en el que existe una desorganización crónica de las funciones psicosociales, espirituales y fisiológicas de una unidad familiar, lo que conduce a conflicto, negación de problemas, resistencia al cambio, solución ineficaz de problemas y una serie de crisis autoperpetuadas.

18. Respuesta a la enfermedad terminal

Situación en la que se desarrolla o es diagnosticada una enfermedad terminal, y el paciente intenta hacer frente a la separación inminente y permanente de los seres amados, posesiones y su propio cuerpo. Si el paciente está inconsciente, los fenómenos pueden ser experimentados sólo por la familia, la persona significativa o el cuidador.

19. Trastorno de la memoria

Estado en el que un individuo experimenta incapacidad para recordar partes de información o capacidades conductuales. El trastorno de la memoria se puede atribuir a causas fisiopatológicas o situacionales, temporales o permanentes.

20. Trastorno del impulso de alimentación

Estado en el que un individuo sano desde el punto de vista nutricional, experimenta dificultad para recuperar los patrones de alimentación normales durante la enfermedad o en el período de recuperación.

REFERENCIAS

1. Aasen N: Interventions to facilitate personal control, *J Gerontol Nurs* 13(6):21, 1987.
2. Abernathy E: Biological response modifiers, *Am J Nurs* 87(4):458, 1987.
3. Abruzzese R, ed: The integumentary system, *Top Clin Nurs* 5(2), 1983.
4. Adam K: Dietary habits and sleep after bedtime food drinks, *Sleep* 3(1):47, 1980.
5. Aquilera D, Messick L: *Crisis intervention,* St Louis, 1990, Mosby–Year Book.
6. Aistars J: Fatigue in the cancer patient: a conceptual approach to a clinical problem, *Oncol Nurs Forum* 14(6).25, 1987.
7. Allan JD: Exercise program. In Bulechek GM, McCloskey JC, eds: *Nursing interventions: essential nursing treatments,* ed 2, Philadelphia, 1992, WB Saunders.
8. Allan JD, Hall BA: Between diagnosis and death: the case for studying grief before death, *Arch Psychiatric Nurs* 2(1):30, 1988.
9. Alterescu KB, Alteresen V: The treatment of pressure sores. In Catania PN, Rosner MM, eds: *Home health care practice,* Palo Alto, Calif, 1986, Health Markets Research.
10. Alterescu V: Theoretical foundations for an approach to fecal incontinence, *J Enterostom Ther* 13:44, 1986.
11. Alteri C: The patient with myocardial infarction: rest prescriptions for activities of daily living, *Heart Lung* 13:4, 1984.

11a. American Academy of Pediatrics Committee on Nutrition: Human milk banking, *Ped* 65:854, 1980b.

12. American Association of Critical-Care Nurses: *AACN outcome standards for nursing care of the critically ill,* Calif, 1990, The Association.
13. American Thoracic Society: Research priorities in respiratory nursing, *Am Rev Respir Dis* 142:1459, 1990.
14. American Thoracic Society: Standards for the diagnosis and care of patients with chronic obstructive pulmonary disease (COPD) and asthma, *Am Rev Respir Dis* 136:225, 1987.
15. American Thoracic Society: Standards of nursing care for adult patients with pulmonary dysfunction, *Am Rev Respir Dis* 143:231, 1991.
16. Ammerman RT: Etiological models of child maltreatment: a behavioral perspective, *Behavior Modif* 14:230, 1990.

17. Andersen AN and others: Suppressed prolactin but normal neurophysin levels in cigarette smoking breast-feeding women, *Clin Endocrinol* 17:363, 1962.
17a. Anderson GH and Hrboticky N: Approaches to assessing the dietary component of the diet-behavior connection, *Nutr Rev Suppl*, pp 42-50, May 1986.
18. Anderson JM, Ellert H: Managing chronic illness in the family: women as caretakers, *J Adv Nurs* 14:735, 1989.
19. Anderson JZ, White GD: An empirical investigation of interaction and relationship patterns in functional and dysfunctional nuclear families and stepfamilies, *Fam Process* 25:407, 1986.
20. Andreoli K and others: *Comprehensive cardiac care*, ed 6, St Louis, 1987, Mosby–Year Book.
21. Andrews HA: Overview of the role function mode. In Roy SR, Andrews A, eds: *The Roy Adaptation Model*, Norwalk, Conn, 1991, Appleton & Lange.
22. Annon JS: *Behavioral treatment of sexual problems: brief therapy*, Hagerstown, Md, 1976, Harper & Row.
23. Antman EM: Digitalis toxicity, *Modern Concepts of Cardiovascular Disease* 55(6):26, 1986.
24. Antonucci TC, Jackson JS: Physical health and self-esteem, *Family Commun Health* 6(2):1, 1983.
25. Antonucci TC, Peggs JF, Marquez JT: The relationship between self-esteem and physical health in a family practice population, *Family Pract Res J* 9(1):65, 1989.
26. Archbold PG and others: Mutuality and preparedness as predictors of caregiver role strain, *Res Nurs Health* 3:375, 1990.
27. Aroian KJ: A model of psychological adaptation to migration and resettlement, *Nurs Res* 39(1):5, 1990.
28. Aronson TA: A critical review of psychotherapeutic treatments of the borderline personality, *J Nerv Ment Dis* 177(9):511, 1989.
29. Auerbach K: Assisting the employed breastfeeding mother, *J Nurse Midwifery* 35(1):26, 1990.
30. Augustine S: Hypothermia therapy in the postanesthesia unit: a review, *J Post Anesth Nurs* 5(4):254, 1990.
31. Autry D, Lauzon F, Holliday P: The voiding record: an aid in decreasing incontinence, *Geriatr Nurs* 5(1):22, 1984.
32. Axelsson K, Norberg A, Asplund K: Relearning to eat late after a stroke by systematic nursing intervention: a case report, *J Adv Nurs* 11:553, 1986.
33. Azar ST, Siegel BK: Behavioral treatment of child abuse: a developmental perspective, *Behavior Modif* 14:279, 1990.
34. Baggs JG, Karch AM: Sexual counseling of women with coronary heart disease, *Heart Lung* 16(2):154, 1987.
35. Baker S, O'Neill B, Karpf R: *The injury fact book*, Lexington, Mass, 1984, DC Heath & Co.
36. Baker WL, Smith SL: Pulmonary aspiration and tube feedings: nursing implications, *Focus Crit Care* 11(2):25, 1984.
37. Barlow DH: Long-term outcome for patients with panic disorder treated with cognitive behavioral therapy, *J Clin Psychiatry* 51(A):17, 1990.
38. Barnes S: Patient/family education for the patient with pressure necrosis, *Nurs Clin North Am* 22(2):463, 1987.

39. Beard M, Enlow C, Owen J: Activity therapy as a reconstructive plan on the social competence of chronic hospitalized patients, *J Psychiatr Nurs Ment Health Serv* 16:33, 1978.
40. Beaver B: Health education and the patient with peripheral vascular disease, *Nurs Clin North Am* 21(2):265, 1986.
41. Beck AT: *Cognitive therapy of personality disorders,* New York, 1990, Guilford Press.
42. Becker PM, Jamieson AO: Common sleep disorders in the elderly: diagnosis and treatment, *Geriatrics* 47(3):41, 1992.
43. Bednar RI, Wells MG, Peterson SR: *Self-esteem: paradoxes and innovations in clinical theory and practice,* Washington, DC, 1989, American Psychological Association.
44. Beglinger JE: Coping tasks in critical care, *Dimens Crit Care Nurs* 2(2):80, 1983.
45. Belgrave FZ: Psychosocial predictors of adjustment to disability in African Americans, *J Rehabil* 57(1):37, 1991.
46. Bell L, Shronts E: Nutritional support in respiratory failure, *Nutritional Support in Critical Care,* Rockville, Md, 1987, Aspen.
47. Bellemare F, Grassino A: Force reserve of the diaphragm in patients with chronic obstructive pulmonary disease, *J Appl Physiol* 55:8, 1983.
48. Benotti PN, Bistrian B: Metabolic and nutritional aspects of weaning from mechanical ventilation, *Crit Care Med* 17:181, 1989.
49. Bergstrom N and others: The Braden scale for predicting pressure sore risk, *Nurs Res* 36(4):205, 1987.
50. Biaggio MK: Clinical dimensions of anger management, *Am J Psychother* 41:417, 1987.
51. Bigner JJ: *Parent-child relations: an introduction to parenting,* New York, 1989, Macmillan.
52. Bixler EO, Vela-Bueno A: Correlates of normal sleep, *Psychiatr Ann* 17(7):437, 1987
53. Blank C, Irwin GH: Peripheral vascular disorders, *Nurs Clin North Am* 25(4):777, 1990.
54. Bobel L: Nutritional implications in the patient with pressure sores, *Nurs Clin North Am* 22(2):379, 1987.
55. Bodkin WL and Hansen BC: Nutritional studies in nursing, *Ann Rev Nurs Res* 9:203, 1991.
56. Bonheur B, Young SW: Exercise as a health-promoting lifestyle choice, *Appl Nurs Res* 4(1):2, 1991.
57. Bonica JJ: The need for a taxonomy of pain, *Pain* 6(3):247, 1979.
58. Boozer M, Craven R: Nursing care of the patient with chronic occlusive peripheral artery disease, *Cardiovasc Nurs* 15(4):13, 1981.
59. Bostwick J, Wendelmass ST: Normal saline instillation as part of the suctioning procedure: effects on PaO_2 and amount of secretions, *Heart Lung* 16:532, 1987.
60. Botsford KB and others: Gram-negative bacilli in human milk feedings: quantitation and clinical consequences for premature infants, *J Pediatr* 109:707, 1987.
61. Boutell KA, Bozett FW: Nurses' assessment of patients' spirituality: continuing education implications, *J Contin Educ Nurs* 21(4):172, 1990.
62. Bowers BJ: Intergenerational caregiving: adult caregivers and their aging parents, *Adv Nurs Sci* 9(2):20, 1987.

63. Bowers JE: Coping, family, potential for growth. In McFarland GK, Thomas MD: *Psychiatric mental health nursing: application of the nursing process*, Philadelphia, 1991, JB Lippincott.
64. Bowers S, Marshall L: Severe head injury: current treatment and research, *J Neurosurg Nurs* 14:210, 1982.
65. Boynton P: Health maintenance alteration: a nursing diagnosis of the elderly, *Clin Nurs Spec* 3(1):5, 1989.
66. Brager B, Yasko J: *Stomatitis, in care of the client receiving chemotherapy*, Reston, Va, 1984, Reston Publishing.
67. Brandt PA, Weinert C: The PRQ: a social support measure, *Nurs Res* 30:277, 1981.
68. Braunwald E: Regulation of the circulation, *N Engl J Med* 290:1124, 1974.
69. Breitenstine NL: Validation of diagnostic cues of body image disturbance in clients who undergo orthopedic internal implant surgery. In Carroll-Johnson RM, ed: *Classification of nursing diagnoses: proceedings of the eighth conference*, Philadelphia, 1989, JB Lippincott.
70. Brennan-Behn M and others: Lipid loss during continuous nasogastric infusion of mother's milk: a comparison of two methods. (Unpublished data).
71. Breslin EH, Lery MJ: Prevention and treatment of aspiration pneumonitis secondary to massive gastric aspiration, *Crit Care Q* 73, 1983.
71a. Brewerton TD, Hefferman MM, Rosenthal NE: Psychiatric aspects of the relationship between eating and mood, *Nutr Rev Suppl* 78, May 1986.
72. Breznitz S: The seven kinds of denial. In Breznitz S, ed: *The denial of stress*, New York, 1983, International Universities Press.
73. Bridges W: *Transitions—making sense of life's changes*, Reading, Mass, 1980, Addison-Wesley.
74. Brodaty H, Gresham M: Effect of training programme to reduce stress in careers of patients with dementia, *BMJ* 299(6712):1375, 1989.
75. Brophy LR, Sharp EJ: Physical symptoms of combination biotherapy: a quality of life issue, *Oncol Nurs Forum* 18(1):25, 1991.
76. Bruce J, Grove S: Fever: pathology and treatment, *Crit Care Nurs* 12(1):40, 1992.
77. Bruno P: Skin problems. In Carnevali DL, Patrick M, eds: *Nursing management for the elderly*, ed 2, Philadelphia, 1986, JB Lippincott.
78. Bruss C: Nursing diagnosis of hopelessness, *J Psychosoc Nurs Ment Health Serv* 26:28, 1988.
79. Buck MH: The personal self. In Roy SC, Andrews A: *The Roy adapation model*, Norwalk, Conn, 1991, Appleton & Lange.
80. Bulechek GM, McCloskey JC eds: *Nursing interventions: essential nursing treatments*, ed 2, Philadelphia, 1992, WB Saunders.
80a. Bulechek GM, McCloskey JC, eds: *Nursing interventions: treatments for nursing diagnoses*, Philadelphia, 1985, WB Saunders.
81. Bull MJ: Factors influencing family caregiver burden and health, *West J Nurs Res* 12(6):758, 1990.
82. Bunting SM: Stress on caregivers of the elderly, *Adv Nurs Sci* 11(2):63, 1990.
83. Burckhardt CS: Coping strategies of the chronically ill, *Nurs Clin North Am* 22(3):543, 1987.

84. Burgess AW: *Psychiatric nursing in the hospital and the community*, Norwalk, Conn, 1990, Appleton & Lange.
85. Burgess AW, Holstrom LL: Rape: sexual disruption and recovery, *Am J Orthopsychiatry* 49:648, 1979.
85a. Burgess AW, Holstrom LL: Rape trauma syndrome, *Am J Psychiatry* 131:981, 1974.
86. Burgess AW and others: HIV testing of sexual assault populations: ethical and legal issues, *J Emerg Nurs* 16(5):331, 1990.
87. Burgio K: A continence clinic: using biofeedback and other behavioral methods for the treatment of urinary incontinence. Paper presentation, CNR Conference: Nursing research: integration into the social structure, San Diego, 1985.
88. Burgio KL, Whitehead WE, Engel BT: Urinary incontinence in the elderly: bladder-sphincter biofeedback and toilet skills training, *Ann Intern Med* 104:507, 1984.
89. Burish TG, Snyder SL, Jenkins RA: Preparing patients for cancer chemotherapy: effect of coping preparation and relaxation interventions, *J Consult Clin Psychol* 59(4):518, 1991.
90. Burke LE: Cardiovascular disturbances and sexuality. In Fogel CI, Lauver D: *Sexual health promotion*, Philadelphia, 1990, WB Saunders.
91. Cahill C and others: Inpatient management of violent behavior: nursing prevention and intervention, *Issues Men Health Nurs* 12:239, 1991.
92. Calhoun CJ, Specht NL: Standardizing the weaning process, *AACN Clinic Issues Crit Care Nurs* 2(3):398, 1991.
93. Call JG, Davis LL: The effect of hardiness on coping strategies and adjustment to illness in chronically ill individuals, *Appl Nurs Res* 2(4):187, 1989.
94. Callahan J: Compartment syndrome, *Orthop Nurs* 4(4):11, 1985.
95. Carlson SL: Altered health maintenance. In McFarland GK, McFarlane EA: *Nursing diagnosis and intervention*, St Louis, 1989, Mosby–Year Book.
96. Camp-Sorrell D: Controlling adverse effects of chemotherapy, *Nursing* 21(4):34, 1991.
97. Carmen EH, Rieker PP: A psychosocial model of the victim-to-patient process, *Psychiatr Clin North Am* 12(2):431, 1989.
98. Carpenito LJ: *Nursing diagnosis: application to clinical practice*, ed 4, New York, 1992, JB Lippincott.
99. Carpenito LJ: Nursing diagnosis in critical care: impact on practice and outcomes, *Heart Lung* 16:595, 1987.
100. Carpenter KD: Recognizing the many faces of fear, *Nurs Life* 6(4):29, 1986.
101. Carroll SM: *Clinical validation study of hypothermia: identification of defining characteristics*, unpublished manuscript.
102. Casperson CJ, Powell KE, Christenson GM: Physical activity, exercise and physical fitness: definitions and distinctions for health-related research, *Public Health Report* 100:126, 1985.
103. Cavanaugh JA: Overdrive pacing: an approach to terminating ventricular tachycardia, *J Cardiovasc Nurs* 5(3):58, 1991.
104. Chagares R, Jackson B: Sitting easy: how six pressure-relieving devices stack up, *Am J Nurs* 87(2):191, 1987.

105. Champion VL: The relationship of selected variables to breast cancer detection behaviors in women 35 and older, *Oncol Nurs Forum* 18(4):733, 1991.
106. Chernoff R, Dean JA: Medical and nutritional aspects of intractable diarrhea, *J Am Diet Assoc* 76:161, 1980.
107. Chopra S and others: Effects of hydration and physical therapy on tracheal transport velocity, *Am Rev Respir Dis* 115:1009, 1977.
108. Christman NJ, Kirchoff KT, Oakley MG: Concrete objective information. In Bulechek GM, McCloskey JC, eds: *Nursing interventions: essential nursing treatment*, ed 2, Philadelphia, 1992, WB Saunders.
109. Churella HR, Bachhuber WL, MacLean WC: Survey: methods of feeding low-birth weight infants, *Pediatrics* 76:243, 1985.
110. Clay E: Habit retraining: a tested method to regain urinary control, *Geriatr Nurs* 1:252, 1980.
111. Clay K, Stirn M: Documentation of discharge teaching of patients who have had hip surgery, *Orthop Nurs* 5(6):22, 1986.
112. Clinton P, Eland JA: Pain. In Maas M, Buckwalter KC, Hardy M, eds: *Nursing diagnoses and interventions for the elderly*, Redwood City, Calif, 1991, Addison-Wesley.
113. Clubb RL: Chronic sorrow: adaptation patterns of parents with chronically ill children, *Pediatr Nurs* 17:461, 1991.
114. Cohen F: Immunologic impairment, infection and AIDS in the aging patient, *Crit Care Nurse Q* 12(1):38, 1989.
115. Cohn J: Vasodilator therapy: implications in acute myocardial infarction and congestive heart failure, *Am Heart J* 49:45, 1982.
116. Cohn JN and others: Effect of vasodilator therapy on mortality in chronic congestive heart failure, *N Engl J Nurs* 47, 1986.
117. Colburn L: Preventing pressure ulcers, *Nursing* 20(12):60, 1990.
118. Conn L, Lion J: Self-mutilation: a review, *Psychiatr Med* 1(1):21, 1983.
119. Conn VS, Taylor SG, Kelley S: Medication regimen complexity and adherence among older adults, *Image: J Nurs Sch* 23(4):231, 1991.
120. Cook AS, Oltjenbruns KA: *Dying and grieving*, New York, 1989, Holt, Rinehart & Winston.
121. Cooney NL and others: Matching alcoholics to coping skills or interactional therapies: two-year follow-up results, *J Consult Clin Psychol* 59(4):598, 1991.
122. Cooper D: Pressure ulcers: unpublished research, 1976-1986, *Nurs Clin North Am* 22(2):475, 1987.
123. Coopersmith S: *The antecedents of self-esteem*, San Francisco, 1967, WH Freeman.
124. Cornwell CJ, Schmitt MH: Perceived health status, self-esteem, and body image in women with rheumatoid arthritis or systemic lupus erythematosus, *Res Nurs Health* 13:99, 1990.
125. Cousins N: *The healing heart*, New York, 1983, WW Norton & Co.
126. Cox CL: The health self-determinism index, *Nurs Res* 34(3):177, 1985.
127. Cox CL, Miller EH, Mull CS: Motivation in health behavior: measurement, antecedents, and correlates, *Adv Nurs Sci* 9(4):1, 1987.
128. Craig H: Accuracy of indirect measures of medication compliance in hypertension, *Res Nurs Health* 8:61, 1985.
129. Creason NS and others: Validating the diagnosis of impaired physical mobility, *Nurs Clin North Am* 20:669, 1985.

130. Crist JK: Weight management. In Bulechek GM, McCloskey JC, eds: *Nursing interventions: essential nursing treatments*, ed 2, Philadelphia, 1992 WB Saunders.
131. Crouch MA, Straub V: Enhancement of self-esteem in adults, *Fam Community Health* 6(2):67, 1983.
132. Crowther D: Metacommunications: a missed opportunity, *J Psychosoc Nurs Ment Health Serv* 29:13, 1991.
133. Crumbaugh JC, Maholick LT: *Purpose in life test*. Available from Psychometric Affiliates, PO Box 3167, Munster, Ind 46231.
134. Cunha B, Tu R: Fever in the neurosurgical patient, *Heart Lung* 17(6):608, 1988.
135. Curry LC, Stone JG: The grief process: a preparation for death, *Clinical Nurse Specialist* 5(1):17, 1991.
136. Cuzzell JZ, Willey T: Pressure relief perennials, *Am J Nurs* 87(9):1157, 1987.
137. Czurylo K, Kim MJ: Infection, potential for. In Kim MJ, McFarland GK, McLane AM: *Pocket guide to nursing diagnoses*, ed 3, St Louis, 1989, Mosby–Year Book.
138. Daeffler R: Oral hygiene measures for patients with cancer, I, *Cancer Nurs* 3(5):347, 1980.
139. Daeffler R: Oral hygiene measures for patients with cancer, II, *Cancer Nurs* 3(6):427, 1980.
140. Daeffler R: Oral hygiene measures for patients with cancer, III, *Cancer Nurs* 4(1):29, 1981.
141. Davis M, Eshelman ER, McKay M: *The relaxation and stress reduction workbook*, Oakland, Calif, 1982, New Harbinger.
142. DeCarlo JJ, Mann WC: The effectiveness of verbal versus activity groups in improving self-perceptions of interpersonal communication skills, *Am J Occup Ther* 39(1):20, 1985.
143. DeCarvalho M, Robertson S, Klaus MH: Does the duration and frequency of early breastfeeding affect nipple pain? *Birth* 11(2):81, 1984.
144. DeChenne TK: Boredom as a clinical issue, *Psychotherapy* 25:71, 1988.
145. Dexter W: Hypothermia, *Post Graduate Medicine* 88(8):55, 1990.
146. Dickey JW: Stasis ulcers: the role of compliances in healing, *South Med J* 84(5):557, 1991.
147. Price M, DiIorio M: Swallowing: a practice guide, *Am J Nurs* 90(7):42, 1990.
148. DiNisi J and others: Comparison of cardiovascular responses to noise during waking and sleeping in humans, *Sleep* 13(2):108, 1990.
149. Dittmar S: *Rehabilitation nursing—process and application*, St Louis, 1989, Mosby–Year Book.
150. Doenges ME, Moorhouse M, Geissler AC: *Nursing care plans—guidelines for planning patient care*, ed 2, Philadelphia, 1989, FA Davis.
151. Doenges ME, Townsend MC, Moorhouse MF: *Psychiatric care plans—guidelines for client care*, Philadelphia, 1989, FA Davis.
152. Donahue W and others: Long-term mechanical ventilation guidelines for management in the home and at alternate community sites, *Chest* 90(1):1S, 1986.
153. Donnelly C: Ending the torment, *Nurs Times* 87(11):36, 1991.

154. Doyle J: Treatment modalities in peripheral vascular disease, *Nurs Clin North Am* 21(2):241, 1986.
155. Dracup K, Brev C: Using nursing research findings to meet the need of grieving spouses, *Nurs Res* 27:212, 1978.
156. Drew BJ: Cardiac responses. I. Important phenomenon for nursing practice, science, and research, *Heart Lung* 18(1), 1989.
157. Duffy ME: Determinants of health promotion, *Nurs Res* 37(6):358, 1988.
158. Dusdieker L and others: Prolonged maternal fluid supplementation in breast-feeding, *Pediatrics* 86(5):737, 1990.
159. Eastwood HDH, Warrell R: Urinary incontinence in the elderly female: prediction in diagnosis and outcome of management, *Age Ageing* 13:230, 1985.
160. Ellerhorst-Ryan JM: Measuring aspects of spirituality. In Frank-Stromberg, M, ed: *Instruments for clinical nursing research*, Norwalk, Conn, 1988, Appleton & Lange.
161. Elliopoulous C: *Nursing care planning guides for long-term care*, ed 3, Baltimore, Md, 1990, Williams & Wilkins.
162. Elsen J, Blegen M: Social isolation. In Maas M, Buckwalter KC, Hardy M, eds: *Nursing diagnoses and interventions for the elderly*, Philadelphia, 1991, WB Saunders.
163. Emick-Herring B, Wood P: A team approach to neurologically based swallowing disorders, *Rehabil Nurs* 15(3):126, 1990.
164. Epstein NR and others: A system therapy: problem-centered systems therapy of the family. In Wells RA, Giannetti VJ, eds: *Handbook of the brief psychotherapies*, New York, 1990, Plenum Press.
165. Erickson R, Yount S: Effect of aluminized covers on body temperature in patients having abdominal surgery, *Heart Lung* 20(3):255, 1991.
166. Estes NM, Smith-DiJulio K, Heinemann ME: *Nursing diagnosis of the alcoholic person*, St Louis, 1980, Mosby–Year Book.
167. Farrell J: *Illustrated guide to orthopedic nursing*, ed 3, Philadelphia, 1986, JB Lippincott.
168. Favazza A: Why patients mutilate themselves, *Hosp Community Psychiatry* 40(2):137, 1989.
169. Feldman M: The challenge of self-mutilation: a review, *Compr Psychiatry* 29(2):252, 1988.
170. Fellows E, Jocz AM: Getting the upper hand on lower extremity arterial disease, *Nursing* 21(8):34, 1991.
171. Ferran C, Popovich J: Hope: a relevant concept for geriatric psychiatry, *Arch Psychiatr Nurs* 4:124, 1990.
172. Field MS: Urinary incontinence in the elderly: an overview, *J Gerontol Nurs* 5:12, 1979.
173. Figueroa M: A dynamic taxonomy of self-destructive behavior, *Psychotherapy*, 25(2):280, 1988.
174. Finocchiaro DN, Herzfeld ST: Understanding autonomic dysreflexia, *Am J Nurs* 90(9):56, 1990.
175. Fischer K: Adult children of alcholics: implications for the nursing profession, *Nurs Forum* 4:159, 1988.
176. Fisher S: Leaving home: homesickness and the psychological effects of change and transition. In Fisher P, Reason J, eds: *Handbook of life stress, cognition, and health*, New York, 1988, John Wiley & Sons.

177. Fitzmaurice JB: Utilization of cues in judgments of activity intolerance. In McLane AM, ed: *Classification of nursing diagnoses: proceedings of the seventh conference*, St Louis, 1987, Mosby–Year Book.
178. Flannery Jr RB: *Becoming stress resistant: through the project smart program*, New York, 1990, Continuum.
179. Fleury JD: Empowering potential: a theory of wellness motivation, *Nurs Res* 40(5):286, 1991.
180. Forchuck C, Westwell J: Denial, *J Psychosoc Nurs Ment Health Serv* 25(6):9, 1987.
181. Forsyth GL, Delaney KD, Gresham ML: Vying for a winning position: management style of the chronically ill, *Res Nurs Health* 7:181, 1984.
182. Fowler E: Equipment and products used in management and treatment of pressure ulcers, *Nurs Clin North Am* 22(2):449, 1987.
183. Free T and others: A descriptive study of infants and toddlers exposed prenatally to substance abuse, *MCN* 15(4):245, 1990.
184. Freed SL: Urinary incontinence in the elderly, *Hosp Pract* 17:81, 1982.
185. Freeman SK: Inpatient management of a patient with borderline personality disorder: a case study, *Arch Psychiatr Nurs* 2(6):360, 1988.
186. Friedland J: Diversional activity: does it deserve a bad name? *Am J Occup Ther* 42(9):603, 1988.
187. Friedman PA: Chemical intoxication. In Isselbacher KJ and others, eds: *Harrison's principles of internal medicine*, ed 9, New York, 1980, McGraw-Hill.
188. Frye SJ, Lounsbury P: *Cardiac rhythm disorders: an introduction using the nursing process*, Baltimore, 1988, Williams & Wilkins.
189. Gabriel R, Kirschling J: Assessing grief among the bereaved elderly: a review of existing measures, *Hospice J* 5(1):29, 1989.
190. Galvo M: Role of angiotensin-converting enzyme inhibitors in congestive heart failure, *Heart Lung* 19(5):505, 1990.
191. Gara MA, Rosenberg S, Cohen BD: Personal identity and the schizophrenic process: an integration, *Psychiatry* 50(3):267, 1987.
192. Gardner G: Home IV therapy, I, *Nat Intraven Ther Assoc* 9:95, 1986.
192a. Gardner GI: Home IV therapy, II, *Nat Intraven Ther Assoc* 9:193, 1986.
193. Garvin B: Interpersonal communication between nurses and patients, *Annu Rev Nurs Res* 8:213, 1990.
194. Gaynor SE: The long haul: the effects of home care on caregivers. *Image J Nurs Sch* 22(4):208, 1990.
195. Geach B: Pain and coping, *Image J Nurs Sch* 19(1):12, 1987.
196. Geary PA: Stress and social support in the experience of monitoring apneic infants, *Clin Nurse Spec* 3:119, 1989.
197. Geisman LK, Ahrens T: Auto-PEEP: an impediment to weaning in the chronically ventilated patient, *AACN Clin Issues Crit Care Nurs* 2(3):391, 1991.
198. Gettrust K, Ryan S, Engelman DS, eds: *Applied nursing diagnosis: guide for comprehensive care planning*, New York, 1985, John Wiley & Sons.
199. Gilberts R: The evaluation of self-esteem, *Family Community Health* 6(2):29, 1983.

200. Gilts C: Nursing management of mastitis due to breastfeeding, *JOGNN* 14:286, 1985.
201. Given BA, Given CW: Family caregiving for the elderly, *Ann Rev Nurs Res* 9:77, 1991.
202. Glauser F, Polatty R, Sessler C: State of the art: worsening oxygenation in the mechanically ventilated patient—causes, mechanisms and early detection, *Am Rev Respir Dis* 138(2):458, 1988.
203. Glick DF: Home care of patients with cardiac disease. In Kinney MR and others: *Comprehensive cardiac care*, St Louis, 1991, Mosby–Year Book.
204. Glover J: *Human sexuality in nursing care*, New York, 1985, Appleton-Century-Crofts.
205. Goldenberg I, Goldenberg H: *Family therapy: an overview*, ed 3, Pacific Grove, Calif, 1991, Brooks/Cole.
206. Googe MD, Hinkley CM: Nursing management of adults experiencing musculoskeletal trauma and surgery. In Burrell LO, ed: *Adult nursing in hospital and community settings*, Norwalk, Conn, 1992, Appleton & Lange.
207. Gordon M: Assessing activity tolerance, *Am J Nurs* 76(1):72, 1976.
208. Gordon RE, Gordon KK: Assessing the elements of biopsychosocial functioning, *Hosp Community Psychiatry* 42(5):508, 1991.
209. Gordon VC, Ledray LE: Growth support-intervention for the treatment of depression in women of middle years, *West J Nurs Res* 8(3):263, 1986.
210. Gosnell D: Assessment and evaluation of pressure sores, *Nurs Clin North Am* 22(2):399, June 1987.
211. Govani LE, Hayes JE: *Drugs and nursing implications*, ed 5, Norwalk, Conn, 1988, Appleton-Century-Crofts.
212. Grainger RD: Conquering fears and phobias, *Am J Nurs* 91(5):15, 1991.
213. Grandjean E: Fatigue—its physiological and psychological significance, *Ergonomics* 11(5):427, 1988.
214. Graves L: Diabetic ketoacidosis and hyperosmolar hyperglycemic nonketotic coma, *Crit Care Nurse Q* 13(3):50, 1990.
215. Gray M: Reflex incontinence. In Thompson JM, McFarland GK, Hirsch JE, and others: *Mosby's clinical nursing reference*, ed 2, St Louis, 1989, Mosby–Year Book.
215a. Gray M: Stress incontinence. In Thompson JM, McFarland GK, Hirsch JE, and others: *Mosby's clinical nursing reference*, ed 2, St Louis, 1989, Mosby–Year Book.
216. Gray M: Total incontinence. In Thompson JM, McFarland GK, Hirsch JE, and others: *Mosby's clinical nursing reference*, ed 2, St Louis, 1989, Mosby–Year Book.
217. Greater Milwaukee Area Chapter of AACN, Members of research committee: Fluid volume deficit: validating the indicators, 19(2):152, 1990.
218. Griffin J: Nursing care of the critically ill immunocompromised patient, *Crit Care Q* 9(1):25, 1986.
219. Griffith JL, Griffith ME: Structural family therapy in chronic illness, *Psychosomatics* 28:202, 1987.
220. Groer M: Psychoneuroimmunology, *Am J Nurs* 91(8):33, 1991.
221. Groer M, Shekleton M: *Basic pathophysiology: a holistic approach*, ed 3, St Louis, 1989, Mosby–Year Book.

222. Gulanick M, Ruback C: Shock management. In Bulechek GM, McCloskey JC, eds: *Nursing interventions essential nursing treatments*, ed 2, Philadelphia, 1992, WB Saunders.
223. Gurevich I, Tafuro P: Nursing measures for the prevention of infection in the compromised host, *Nurs Clin North Am* 20(1):257, 1985.
224. Hackett TP, Cassem NH, Wishnic HA: The coronary care unit—an appraisal of its psychologic hazards, *N Engl J Med* 279:1365, 1968.
225. Hahn K: Sexuality and COPD, *Rehabil Nurs* 14(4):191, 1989.
226. Hall J, Weaver B, eds: *Nursing of families in crisis*, Philadelphia, 1974, JB Lippincott.
227. Halpern LM: Analgesic and anti-inflammatory medications. In Tollison CD, ed: *Handbook of chronic pain management*, Baltimore, 1989, Williams & Wilkins.
228. Halpern R: Poverty and early childhood parenting: toward a framework for intervention, *Amer J Orthopsychiatr* 60:6, 1990.
229. Hammond W: Infections in the compromised host, *Hosp Med* 19(10):132, 1983.
230. Hampe S: Needs of the grieving spouse in a hospital setting, *Nurs Res* 24:113, 1975.
231. Hanley MV, Rudd T, Butler J: What happens to intratracheal saline instillations? *Am Rev Respir Dis* 117(2):124, 1978.
232. Hanley MV, Tyler ML: Ineffective airway clearance related to airway infection, *Nurs Clin North Am* 22(1):135, 1987.
233. Harborview Anger Management Program: Helping angry and violent people manage their emotions and behavior, *Hosp Community Psychiatry* 38:1207, 1987.
234. Hardy JB, Streett R: Family support and parenting education in the home: an effective extension of clinic-based preventive health care services for poor children, *J Pediatr* 115:927, 1989.
235. Hartfield MT, Cason CL, Cason GJ: Effect of information about a threatening procedure on patients' expectations and emotional distress, *Nurs Res* 31(4):202, 1982.
236. Haylock RJ, Hart LK: Fatigue in patients receiving localized radiation, *Cancer Nurse* 2(6):461, 1979.
237. Hayter-Muncy J: Measures to rid sleeplessness, *J Gerontol Nurs* 12:6, 1986.
238. Heffline M: A comparative study of pharmacological versus nursing interventions in the treatment of postanesthesia shivering, *J Post Anesthes Nurs* 6(5):311, 1991.
239. Heinicke CM: Toward generic principles of treating patients and children: integrating psychotherapy with the school-aged child and early family intervention, *J Consult Clin Psychol* 58(6):713, 1990.
240. Heldt G: The effect of gavage feeding on the mechanics of the lung, chest wall, and diaphragm of preterm infants, *Pediatr Res* 24:55, 1988.
241. Hennessy K: HHNK dehydration, *Am J Nurs* 83(10):1425, 1983.
242. Herman JA: Nursing assessment and nursing diagnosis in patients with peripheral vascular disease, *Nurs Clin North Am* 21(2):219, 1986.
243. Hernandez M, Miller J: How to reduce falls, *Geriatr Nurs* 7(2):97, 1986.
244. Herth K: Relationship of hope, coping styles, concurrent losses, and setting to grief resolution in the elderly widow(er), *Res Nurs Health* 13:109, 1990.

245. Hess L: Nutritional care of the geriatric patient, *J Home Health Care Pract* 2(1):29, 1989.
246. Hilt NE and others: Nursing management of adults with common problems of musculoskeletal system. In Burrell LO, ed: *Adult nursing in hospital and community settings*, Norwalk, Conn, 1992, Appleton & Lange.
247. Hoff LA: *People in crisis: understanding and helping*, Toronto, 1978, Addison-Wesley.
248. Hoffman AL: Diversional activity deficit. In McFarland GK, Thomas MD, eds: *Psychiatric mental health nursing: application of the nursing process*, Philadelphia, 1991, JB Lippincott.
249. Hoffman LA and others: Transtracheal delivery of oxygen: efficacy and safety for long-term continuous therapy, *Ann Otol Rhinol Larynlgol* 100(2):108, 1991.
250. Hogan RM: *Human sexuality. A nursing perspective*, New York, 1985, Appleton-Century-Crofts.
251. Holloway GA and others: Multicenter trial of cadexomer iodine to treat venous stasis ulcer, *West J Med* 151(1):35, 1989.
252. Holmes R and others: Combatting pressure sores—nutritionally, 87(10):1301, 1987.
253. Holtzclaw B: Shivering, *Nurs Clin North Am* 25(4):977, 1990.
254. Hood LE: Interferon. Getting in the way of viruses and tumors, *Am J Nurs* 87(4):459, 1987.
255. Horner J and others: Aspiration following stroke: clinical correlates and outcome, *Neurology* 38(9):1359, 1988.
256. Hoskins LM and others: Mobility, impaired physical. In Thompson JM, McFarland GK, Hirsch JE, and others: *Clinical nursing*, St Louis, 1986, Mosby–Year Book.
257. Hotter A: Wound healing and immunocompromise, *Nurs Clin North Am* 25(1):193, 1990.
258. Hough D, Crosat S, Nye P: Patient education for total hip replacement, *Nurs Manage* 22(3):80I-J, N, P, 1991.
259. Howard M, Puri V, Paidipaty B: The effects of fluid resuscitation in the critically ill patient, *Heart Lung* 13(6):649, 1984.
260. Howie J: How and when should I respond to postop fever? *Am J Nurs* 89(7):984, 1989.
261. Hrobsky DM: Transition to parenthood: a balancing of needs, *Nurs Clin North Am* 12:457, 1977.
262. Humenick SS: The clinical significance of breastmilk maturation rates, *Birth* 14:174, 1987.
263. Humenick SS, Bugen LA: Parenting roles: expectation versus reality, *MCN* 12:36, 1987.
264. Huston CJ: Action stat-hypothermia, *Nursing* 20(12):33, 1990.
265. Hymonovich DP: The chronicity impact and coping instrument: parent questionnaire for use by clinicians and researchers, *Nurs Res* 32:275, 1983.
266. Ignatavicius D, Bayne M: *Medical-surgical nursing: a nursing process approach*, Philadelphia, 1991, WB Saunders.
267. Innes EM: Maintaining fall prevention, *QRB* 11(7):217, 1988.
268. Jack LW: Using play in psychiatric rehabilitation, *J Psychosoc Nurs* 25(7):17, 1987.
269. Jacox A, ed: *Pain: a source book for nurses and other health professionals*, Boston, 1977, Little, Brown & Co.

270. Jaffe M: Geriatric nursing care plans, El Paso, Tex, 1991, Skidmore-Roth Publishing.
271. Jakob DF: Nursing diagnosis case study: community system as client. In Hurley ME, ed: *Classification of nursing diagnoses: proceedings of sixth conference,* St Louis, 1986, Mosby–Year Book.
272. Janelli LM: The impact of health status on body image in older women, *Rehabil Nurs* 13:178, 1988.
273. Janis H, Mann I: *Decision making,* New York, 1977, The Free Press.
274. Janken JI, Reynolds BA: Identifying patients with the potential for falling. In McLane AM, ed: *Classification of nursing diagnoses: proceedings of the seventh conference,* St Louis, 1987, Mosby–Year Book.
275. Janosik EH, Davies JL: *Psychiatric mental health nursing,* Boston, 1989, Jones & Barlett.
276. Janssen JA, Giberson DL: Remotivation therapy, *J Gerontol Nurs* 14(6):31, 1988.
277. Jenny J, Logan J: Analyzing expert nursing practice to develop a new nursing diagnosis: dysfunctional ventilatory weaning response. In Carroll-Johnson RM, ed: *Classification of nursing diagnoses: proceedings of the ninth conference,* Philadelphia, 1991, JB Lippincott.
278. Johnson JL, Morse JM: Regaining control: the process of adjustment after myocardial infarction, *Heart Lung* 19(2):126, 1990.
279. Johnston JF: The elderly and fall prevention, *Appl Nurs Res* 1(3):140, 1987.
280. Junginger J: Predicting compliance with command hallucinations, *Am J Psychiatry* 147(2):245, 1990.
281. Kalbach LR: Unilateral neglect: mechanisms and nursing care, *J Neuroscience Nurs* 23:125, 1991.
282. Kanas N: Therapy group for schizophrenics. In Wells RA, Giannetti UJ, eds: *Handbook of the brief psychotherapies,* New York, 1990, Plenum Press.
283. Kaplan IH, Sadock BJ: *Comprehensive textbook of psychiatry/V,* vol 1, ed 5, Baltimore, 1989, Williams & Wilkins.
284. Kavanaugh KL and others: *Post-discharge experience of breastfeeding a preterm infant.* (Unpublished data).
285. Keckeisen ME, Nyamathi AM: Coping and adjustment to illness in the acute myocardial infarction patient, *J Cardiovasc Nurs* 5(1):25, 1990.
286. Keenan CC: Loss of mobility. In Infante MS, ed: *Crisis theory: a framework for nursing practice,* Reston, Va, 1982, Reston.
287. Keeney RL: Decision analysis: an overview, *Operations Res* 30:803, 1982.
287a. Kersten L: Changes in self-concept during pulmonary rehabilitation, Part I, *Heart Lung* 19(5):456, 1990.
288. Kersten L: Changes in self-concept during pulmonary rehabilitation, Part II, *Heart Lung* 19(5):463, 1990.
289. Kikta MJ and others: A prospective, randomized trial of Unna's boots versus hydroactive dressing in the treatment of venous stasis ulcers, *J Vasc Surg* 7(3):478, 1988.
290. Killian KJ, Jones NL: Respiratory muscles and dyspnea, *Clin Chest Med* 9:237, 1988.
291. Kim MJ, McFarland GK, McLane AM: Pocket guide to nursing diagnoses, ed 4, St Louis, 1991, Mosby–Year Book.

292. Kinney AB, Blount M: Effect of cranberry juice on urinary pH, *Nurs Res* 28:287, 1979.
293. Kinney AB, Blount M, Dowell M: Urethral catheterization: pros and cons of an invasive but sometimes essential procedure, *Geriatr Nurs* 1:258, 1980.
294. Kinney CK, Mannettu R, Carpenter MA: Support groups. In Bulechek GM, McCloskey JC, eds: *Nursing interventions: essential nursing treatments,* ed 2, Philadelphia, 1992, WB Saunders.
295. Kinzie JD: The psychiatric effects of massive trauma on Cambodian refugees. In Wilson JP, Harel Z, Kahana B, eds: *Human adaptation to extreme stress,* New York, 1988, Plenum Publishing.
296. Kinzie JD: Therapeutic approaches to traumatized Cambodian refugees, *J Traum Stress* 2(1):75, 1989.
297. Kirilloff LH and others: Does chest physical therapy work? *Chest* 88:436, 1985.
298. Knafl KA, Cavallari KA, Dixon DM: *Pediatric hospitalization: family and nurse perspectives,* Glenview, Ill, 1988, Scott Foresman.
299. Knafl KA, Deatrick JA: Family management style: concept analysis and development, *J Pediatr Nurs* 5:4, 1990.
300. Knebel AR: Weaning from mechanical ventilation: current controversies, *Heart Lung* 20(4):321, 1991.
301. Kobashi-Schoot JAM and others: Assessment of malaise in cancer patients treated with chemotherapy, *Cancer Nurs* 8(6):3, 1985.
302. Konig P: Spacer devices used with metered-dose inhalers breakthrough or gimmick? *Chest* 88:276, 1985.
303. Konstantinides NN, Shronts E: Managing the basics, *Am J Nurs* 1313, 1983.
304. Koontz E, Cox D, Hastings S: Implementing a short-term family support group, *J Psychosoc Nurs Ment Health Serv* 29(5):5, 1991.
305. Krupp LB and others: A study of fatigue in SLE, *J Rheumatol* 17(11):1450, 1990.
306. Kunnel M and others: Comparisons of rectal, femoral, axillary and skin-to-mattress temperatures in stable neonates, *Nurs Res* 37(3):162, 1988.
307. Ladewig PW, London ML, Olds SB: *Essentials of maternal-newborn nursing,* ed 2, Redwood City, Calif, 1990, Addison-Wesley.
308. Lambert C, Lambert V: Psychosocial impacts created by chronic illness, *Nurs Clin North Am* 22(3):527, 1987.
309. Lambert V, Lambert C: *Psychosocial care of the physically ill: what every nurse should know,* ed 2, Englewood Cliffs, NJ, 1985, Prentice-Hall.
310. Lameier DM: Sex and the patient with cardiovascular disease. In Baas LS: *Essentials of cardiovascular nursing,* Gaithersburg, Md, 1991, Aspen Publishers.
311. Lanza ML: Factors relevant to patient assault, *Issues Ment Health Nurs* 9:239, 1988.
312. Lanza M: Origins of aggression, *J Psychosoc Nurs Ment Health Serv* 21:11, 1983.
313. Lapinski ML: Cardiovascular drugs and the elderly population, *Heart Lung* 11(5):430, 1982.
314. Larkin J: Factors influencing one's ability to adapt to chronic illness, *Nurs Clin North Am* 22(3):543, 1987.

315. Larson JL and others: Inspiratory muscle training with a pressure threshold breathing device in patients with chronic obstructive pulmonary disease, *Am Rev Respir Dis* 138:689, 1988.
316. Lawrence RA: *Breastfeeding: a guide for the medical profession*, ed 3, St Louis, 1989, Mosby–Year Book.
317. Lazare A: Bereavement and unresolved grief. In Lazare A, ed: *Outpatient psychiatry: diagnosis and treatment*, ed 2, Baltimore, 1989, Williams & Wilkins.
318. Lazarus RS: The costs and benefits of denial. In Breznitz S, ed: *The denial of stress*, New York, 1983, International Universities Press.
319. Lazarus RS, Folkman S: *Stress, appraisal and coping*, New York, 1986, Springer Publishing.
319a. Lean GR, Chamberlain K: Comparison of daily eating habits and emotional status of overweight persons successful or unsuccessful in maintaining a weight loss, *J Consult Clin Psychol* 61:108, 1973.
320. Ledray LE: A nursing developed model for the treatment of rape victims. In From accommodation to self-determination: nursing's role in the development of health care policy, Kansas City, Mo, 1982, American Academy of Nursing.
321. Ledray LE: Counseling rape victims: the nursing challenge, *Perspec Psychiatric Care* 26(2):21, 1990.
322. Lee E: Cultural factors in working with Southeast Asian refugee adolescents, *J Adolesc* 11(2):167, 1988.
323. Lego S, ed: *The American handbook of psychiatric nursing*, Philadelphia, 1984, JB Lippincott.
324. Leininger M: Becoming aware of types of health practitioners and cultural imposition, *J Transcult Nurs* 2(2):32, 1991.
325. LeMone P: Analysis of a human phenomenon: self-concept, *Nurs Diagnosis* 2(3):126, 1991.
326. Lentz M: Selected aspects of deconditioning secondary to immobilization, *Nurs Clin North Am* 16(4):729, 1981.
327. Leske JS: Hyperglycemic hyperosmolar nonketototic coma: a nursing care plan, *Crit Care Nurse* 5(5):49, 1985.
328. L'Esperance C, Frantz K: Time limitation for early breastfeeding, *JOGNN* 14(2):114, 1985.
329. Liberman RP, DeRisi WJ, Mueser KT: *Social skills training for psychiatric patients*, New York, 1989, Pergamon Press.
330. Liberman RP, Phipps CC: Innovative treatment and rehabilitation techniques for the chronically mentally ill. In Menninger WN, Hannah CT: *The chronic mentally ill*, Washington, DC, 1987, American Psychiatric Press.
331. Lichstein KL, Johnson RS: Older adults' objective self-reporting of sleep in the home, *Behav Ther* 22:531, 1991.
332. Lindgren CL: Burnout and social support in family caregivers, *West J Nurs Res* 12(4):469, 1990.
333. Lion EM: *Human sexuality in nursing process*, New York, 1985, John Wiley & Sons.
334. Lipman TH: Assessing family strengths to guide plan of care using Hymovich's framework, *J Pediatr Nurs* 4:186, 1989.
335. Logan J, Jenny J: Deriving a new nursing diagnosis through qualitative research: dysfunctional ventilatory weaning response, *Nurs Diagnosis* 1(1):37, 1990.

336. Logan J, Jenny J: Interventions for the nursing diagnosis dysfunctional ventilatory weaning response. In Carroll-Johnson RM, ed: *Classification of nursing diagnoses: proceedings of the ninth conference*, Philadelphia, 1991, JB Lippincott.
337. Logemann J and others: The benefit of head rotation on pharyngoesophageal dysphagia, *Arch Phys Med Rehabil* 70:767, 1989.
338. Lohmann M: Fever: different types, different causes, *Nursing* 18(4):98, 1988.
339. Lubkin IM: *Chronic illness: impact and intervention*, Boston, 1991, Jones & Bartlett.
340. Luce J, Tyler M, Pierson D: Therapy to improve airway clearance. In Luce J, Tyler M, Pierson D, eds: *Intensive respiratory care*, Philadelphia, 1984, WB Saunders.
341. Luckmann J, Sorensen K: *Medical-surgical nursing*, ed 3, Philadelphia, 1987, WB Saunders.
342. Lumley W: Controlling hypoglycemia and hyperglycemia, *Nursing* 18(10):34, 1988.
343. Lysaght R, Bodenhamer E: The use of relaxation training to enhance functional outcomes in adults with traumatic head injuries, *Am J Occup Ther* 44(9):797, 1990.
344. Maas M, Specht J: Bowel incontinence. In Maas M, Buckwalter KC, Hardy M, eds: *Nursing diagnosis and interventions for the elderly*, Redwood City, Calif, 1991, Addison-Wesley.
345. Mador MJ, Acevedo FA: Effect of respiratory muscle fatigue on breathing pattern during incremental exercise, *Am Rev Respir Dis* 143:462, 1991.
346. Maier G and others: A model for understanding and managing cycles of aggression among psychiatric patients, *Hosp Community Psychiatry* 38:520, 1987.
347. Maklebust J: Pressure ulcer update, *RN* 54(12):56, 1991.
348. Maklebust J: Pressure ulcers: etiology and prevention, *Nurs Clin North Am* 22(2):359, 1987.
349. Mandelstam D: Special techniques: strengthening pelvic floor muscles, *Geriatr Nurs* 1:251, 1980.
350. Manderino M, Bzdek V: Social skill building with chronic patients, *J Psychosoc Nurs Ment Health Serv* 25(9):18, 1987.
351. Marini JJ: The physiologic determinants of ventilator dependency, *Respir Care* 31:271, 1986.
352. Marini J: *Respiratory medicine for the house officer*, ed 2, Baltimore, 1987, Williams & Wilkins.
353. Marini JJ and others: Weaning from mechanical ventilation. *Am Rev Respir Disease* 138:1043, 1988.
354. Marini J and others: Influence of head dependent positions on lung volume and oxygen saturation in chronic airflow obstruction, *Am Rev Respir Dis* 129:101, 1984.
355. Maslow A: *Motivation and personality*, New York, 1954, Harper & Brothers.
356. Masterson J: *Psychotherapy of the borderline adult*, New York, 1976, Brunner/Mazel.
357. Mayberry JC and others: Fifteen-year results of ambulatory compression therapy for chronic venous ulcers, *Surgery* 100(5):575, 1991.
358. McArthur MJ: Reality therapy with rape victims, *Arch Psychiatr Nurs* 6:360, 1990.

359. McCaffery M: *Nursing management of the patient with pain*, ed 2, Philadelphia, 1979, JB Lippincott.
360. McCann ME: Sexual healing after heart attack, *Am J Nurs* 89(9):1133, 1989.
361. McClave S and others: Use of residual volume as a marker for enteral feeding intolerance: prospective blinded comparison with physical examination and radiographic findings, *Journal Parenter Enter Nutr* 16(2):99, 1992.
362. McCormick K, Burgio KL: Incontinence: update on nursing care measures, *J Gerontol Nurs* 10:16, 1984.
363. McCormick KA, Scheve AAS, Leahy E: Nursing management of urinary incontinence in geriatric patients, *Nurs Clin North Am* 23(1):231, 1988.
364. McCourt AE: The measurement of functional deficit in quality assurance, *Quality Assurance Update* 5(3):1, 1981.
365. McCoy R and others: Nursing management of breast feeding for preterm infants, *J Perinat Neonat Nurs* 2:42, 1988.
366. McCubbin H, Patterson J, eds: *Systematic assessment of family stress: resources and coping*, St Paul, 1981, University of Minnesota.
367. McCullough FL, Evans LM: Assessment of neurovascular status in children, *Orthop Nurs* 4(4):19, 1985.
368. McElroy A, Townsend PK: Health repercussions of culture contact. In *Medical anthropology in ecological perspective*, ed 2, Boulder, Colo, 1989, Westview Press.
369. McFarland GK, Naschinski C: Impaired communication: a descriptive study, *Nurs Clin North Amer* 20(4):775, 1985.
370. McFarland GK, Naschinski C: Communication. In Thompson JM, McFarland GK, Hirsch JE, and others: *Clinical nursing*, ed 3, St Louis, 1992, Mosby–Year Book.
371. McFarland GK, Wasli EL, Gerety EK: *Nursing diagnoses and process in psychiatric mental health nursing*, Philadelphia, 1992, JB Lippincott.
372. McGuire TJ, Kramer VN: Autonomic dysreflexia in the spinal cord injured: what every physician should know about this medical emergency, *Postgrad Med* 80(2):81, 1986.
373. McInnis M, Marks I: Audiotape therapy for persistent auditory hallucinations, *Br J Psychiatry* 157:913, 1990.
374. McIntosh WA, Shifflett PA, Pecore JS: Social support, stressful events, strain, dietary intake, and the elderly, *Medical Care* 27(2):140, 1989.
375. McLane AM, McShane RE: Empirical validation of defining characteristics of constipation: a study of bowel elimination practices of healthy adults. In Hurley M, ed: *Classification of nursing diagnoses: proceedings of the sixth conference*, St Louis, 1986, Mosby–Year Book.
376. McLane AM, McShane RE: Constipation. In Maas M, Buckwalter KC, Hardy M, eds: *Nursing diagnosis and intervention for the elderly*, Redwood City, Calif, 1991, Addison-Wesley.
377. McLane AM, McShane RE: Elimination. In Thompson JM, McFarland GK, Hirsch JE, and others: *Clinical nursing*, ed 2, St Louis, 1989, Mosby–Year Book.
378. McLane AM, McShane RE: Bowel management. In Bulechek GM, McCloskey JC, eds: *Nursing interventions: essential nursing treatments*, Philadelphia, 1992, WB Saunders.

379. McShane RE, McLane AM: Constipation: impact of etiological factors, *J Gerontol Nurs* 14(4):31, 1988.
380. McShane RE, McLane AM: Constipation: consensual and empirical validation, *Nurs Clin North Am* 20:80, 1985.
381. Meier PP: Bottle and breast feeding: effects on transcutaneous oxygen pressure and temperature in preterm infants, *Nurs Res* 37:36, 1988.
382. Meier PP, Brennan-Behm M: *Management of enteral feeding for preterm infants: a literature review*. (Manuscript submitted for publication).
383. Meier PP, Mangurten HH: Management of breastfeeding for "special care" infants. In Riordan J, Auerbach KS, eds: *Breast feeding and human milk*, Jones & Bartlett (in press).
384. Meier PP, Pugh EJ: Breast feeding behavior of small preterm infants, *MCN* 10:396, 1985.
385. Meier PP, Wilks SO: The bacteria in expressed mothers milk, *MCN* 12:420, 1987.
386. Meier PP and others: Bottle and breastfeeding: physiologic effects on preterm infants (abstract), *Neonatal Network* 10:78, 1991.
387. Meier PP and others: *A model to support breast feeding in neonatal intensive care*. (Manuscript submitted for publication).
388. Meinhart NT, McCaffery M: *Pain: a nursing approach to assessment and analysis*, Norwalk, Conn, 1983, Appleton-Century-Crofts.
389. Menaghan EG: Individual coping efforts and family studies: conceptual and methodological issues. In McCubbin HI, Sussman MB, Patterson JM, eds: *Social stress and the family: advances and developments in family stress theory and research*, New York, 1983, The Haworth Press.
390. Merenstein G, Gardner S: *Handbook of neonatal intensive care*, St Louis, 1985, Mosby–Year Book.
391. Merskey H: Development of a universal language of pain syndromes. In Bonica JJ and others, eds: *Advances in pain research and therapy*, vol 5, New York, 1978, Raven Press.
392. Metheny NA, Eisenberg P, Spies M: Aspiration pneumonia in patients fed through nasoenteral tubes, *Heart Lung* 15(3):256, 1986.
393. Meyers K, Hickey MK: Nursing management of hypovolemic shock, *Crit Care Nurse Q* 11(1):57, 1988.
394. Michael Reese Hospital and Medical Center: Nursing care plans: nursing diagnosis and intervention. In Gulanick M, Klopp A, Galanes S, eds: St Louis, 1986, Mosby–Year Book.
395. Mickus P: Activities of daily living in women after myocardial infarction, *Heart Lung* 15:376, 1986.
396. Miller B, Evans W: Nurse and patient: allies in preventing amputation, *RN* 51(7):38, 1988.
397. Miller F and others: A preliminary study of unresolved grief in families of seriously mentally ill patients, *Hosp Community Psychiatry* 41(12):1321, 1990.
398. Miller JF: *Coping with chronic illness: overcoming powerlessness*, ed 2, Philadelphia, 1991, FA Davis.
399. Miller NH: Cardiac rehabilitation. In Kinney MR and others: *Comprehensive cardiac care*, St Louis, 1991, Mosby–Year Book.
400. Miller P and others: Influence of a nursing intervention on regimen adherence and societal adjustment post myocardial infarction, *Nurs Res* 37(5):297, 1988.

401. Mills PD, Hansen JC: Short-term group interventions for mentally ill young adults living in a community residence and their families, *Hosp Community Psychiatry,* 42(11):1144, 1991.
402. Mitchell M: Neuroscience nursing—a nursing diagnosis approach, Baltimore, 1989, Williams & Wilkins.
403. Moon JL, Humenick SS: Breast engorgement: contributing variables and variables amenable to nursing intervention, *J Obstet Gynecol Neonat Nurs* 18(4):309, 1989.
404. Morgan SP: A comparison of three methods of managing fever in the neurologic patient, *J Neurosci Nurs* 22(1):19, 1990.
405. Morin CM, Kowatch RA, O'Shanick G: Sleep restriction for the inpatient treatment of insomnia, *Sleep* 13(2):183, 1990.
406. Morrison EF: Theoretical modeling to predict violence in hospitalized psychiatric patients, *Res Nurs Health* 12:31-40, 1989.
407. Morse JM, Harrison MJ: Social coercion for weaning, *J Nurse Midwife* 32(4):205, 1987.
408. Moss RC: Overcoming fear—a review of research on patient, family instruction, *AORN J* 43(5):1107, 1986.
409. Mourad LA, Droste MM: *The nursing process in the care of adults with orthopaedic conditions,* New York, 1988, John Wiley & Sons.
410. Mueller RE, Petty TL, Filley GF: Ventilation and arterial blood gas changes induced by pursed lips breathing, *J Appl Physiol* 28:784, 1970.
411. Mullan H, Roubenoff RA, Roubenoff R: Risks of pulmonary aspiration among patients receiving enteral nutrition support, *J Parenter Enter Nutri* 16(2):160, 1992.
412. Munro B and others: Effect of relaxation therapy on post-myocardial infarction patients' rehabilitation, *Nurs Res* 37:4, 1988.
413. Murray RB, Huelskoetter MMW: *Psychiatric—mental health nursing,* Connecticut, 1897, Appleton & Lange.
414. Murray S, Thompson R: We've organized our approach to pressure sores, *RN* 54(1):42, 1991.
415. Nagai-Jacobsen MG, Burkhardt MA: Spirituality: cornerstone of holistic nursing practice, *Holistic Nurs Prac* 3(3):18, 1989.
416. Nail LM, King KB: Fatigue, *Semin Oncol Nurs* 3(4):257 262.
417. Naschinski C: Hopelessness. In Thompson JM and others: *Mosby's manual of clinical nursing,* ed 3, St Louis, 1992, Mosby–Year Book.
418. Naschinski C, McFarland GK: Impaired verbal communication. In McFarland GK, McFarlane EA: *Nursing diagnosis and intervention: planning for patient care,* ed 2, St Louis, 1992, Mosby–Year Book.
419. Neifert M, Seacat J: Contemporary breast-feeding management, *Clin Perinatol* 12(2):319, 1985.
420. Neifert MA, Seacat J: *Milk yield and prolactin rise with simultaneous breast pump,* Abstracted from the Ambulatory Pediatric Association Annual Meeting, Washington, DC, May 7-10, 1985.
421. Neill KM: The need for safety. In Yura H, Walsh MB, eds: *Human needs 3 and the nursing process,* Norwalk, Conn, 1983, Appleton-Century-Crofts.
422. Nelson HE, Thrasher S, Barnes TR: Practical ways of alleviating auditory hallucinations, *BMJ* 302(6772):327, 1991.
423. Nelson PB: Ethnic differences in intrinsic/extrinsic religious orientation and depression in the elderly, *Arch Psychiatr Nurs* 3(4):199, 1989.

424. Newell B: Body-image disturbance: cognitive behavioural formulation and intervention, *J Adv Nurs* 16:1400, 1991.
425. Newton M, Newton N: Postpartum engorgement of the breast, *Am J Obstet Gynecol* 61(3):664, 1951.
426. Nickens H: Intrinsic factors in falling among the elderly, *Arch Intern Med* 145:1089, 1985.
427. Nocturnal oxygen therapy trial group: Continuous or nocturnal oxygen therapy in hypoxemic chronic obstructive lung disease: a clinical trial, *Ann Intern Med* 93:391, 1980.
428. Nolde T, Wong S, Wong J: Teaching patients to use a new hip, *Geriatr Nurs*, 69, March/April 1989.
429. Norris J, Kunes-Connell M: Self-esteem disturbance, *Nurs Clin North Am* 20(4):745, 1985.
430. Norris J, Kunes-Connell M: A multimodal approval, validation and refinement of an existing nursing diagnosis, *Arch Psychiatr Nurs* 2(2):103, 1988.
431. Northouse LL: Social support in patient's and husband's adjustment to breast cancer, *Nurs Res* 37(2):91, 1988.
432. Northouse LL, Cracchiolo-Caraway A, Pappas Appel C: Psychologic consequences of breast cancer on partner and family, *Semin Oncol Nurs* 7(3):216, 1991.
433. Norton C: Incontinence in the elderly. IV. Nursing the incontinent patient, *Nurs Times Suppl* 81(1):13, 1985.
434. Norton L, Comforti CG: The effects of body position on oxygenation, *Heart Lung* 14:45, 1985.
435. Nuernberger P: *Freedom from stress: a holistic approach*, Honesdale, Pa, 1981, The Himalayan International Institute of Yoga Science and Philosphy.
436. Nyamathi A, Kashiwabara A: Preoperative anxiety—its effect on cognitive thinking, *AORN J* 47(1):164, 1988.
437. O'Donoghue PD: The child and family at psychosocial risk. In Mott SR, James SR, Sperhac AM: *Nursing care of children and families*, ed 2, Redwood City, Calif, 1990, Addison-Wesley.
438. O'Donovan P, O'Brien N: Group B Beta haemolytic disease in preterm twins associated with the ingestion of infected breast milk: a case report, *Ir J Med Sci* 154:158, 1985.
439. Oliver S, Fuessel E: Control of postoperative hypothermia in cardiovascular surgery patients, *Crit Care Nurs Q* 12(4):63, 1990.
440. Olshansky EF: Parenting, altered. In McFarland GK, Thomas MD: *Psychiatric mental health nursing: application of the nursing process*, New York, 1991, JB Lippincott.
441. Olson D and others: *Families: what makes them work*, Beverly Hills, Calif, 1983, Sage.
442. Olson E, ed: The hazards of immobility, *Am J Nurs* 67(4):780, 1967.
443. Omer GE: Assessment of hand trauma, *Orthop Nurs* 4(4):29, 1985.
444. Oncology Nursing Society, American Nurses Association: *Outcome standards for cancer nursing practice*, Kansas City, Mo, 1987, The Association.
445. Orr P: An educational program for total hip and knee replacement patients as part of a total arthritis center program, *Orthop Nurs* 9(5):61, 1990.
446. Paloutzian R, Ellison C: Loneliness, spiritual well-being, and quality of life. In Peplau L, Perlman D, eds: *Loneliness: a sourcebook of*

current theory, research, and therapy, New York, 1982, John Wiley & Sons.
447. Parkes C: *Bereavement: studies of grief in adult life*, Madison, Conn, 1987, International Universities Press.
448. Peck SA: Crush syndrome: pathophysiology and mangement, *Orthop Nurs* 9(3):33, 1990.
449. Pender NJ: Self-modification. In Bulechek GM, McCloskey J, eds: *Nursing interventions: treatment for nursing diagnoses*, Philadelphia, 1985, WB Saunders.
450. Pender NJ: *Health promotion in nursing practice*, ed 2, Norwalk, Conn, 1987, Appleton-Lange.
451. Pender NJ, Pender AR: Attitudes, subjective norms and intentions to engage in health behaviors, *Nurs Res* 35(1):15, 1986.
452. Pender NJ, Pender AR: Health promotion in nursing practice, ed 2, East Norwalk, Conn, 1987, Appleton & Lange.
453. Peplau H: *Interpersonal relationships in nursing*, New York, 1952, GP Putnam's Sons.
454. Peplau LA, Miceli M, Morasch B: Loneliness and self-evaluation. In Peplau LA, Perlman D, eds: *Loneliness*, New York, 1982, John Wiley & Sons.
455. Peret KK, Stachowiak B: Alteration in health maintenance: conceptual bases, etiology, and defining characteristics. In Kim MJ, McFarland GK, McLane AM, eds: *Classification of nursing diagnoses: proceedings of the fifth national conference*, St Louis, 1984, Mosby–Year Book.
456. Peterson M: Patient anxiety before cardiac catheterization: an intervention study, *Heart Lung* 20(6):643, 1991.
457. Pflaum S: Investigation of intake-output as a means of assessing body fluid balance, *Heart Lung* 8(3):495, 1979.
458. Philichi LM: Family adaptation during a pediatric intensive care hospitalization, *J Pediatr Nurs* 4:268, 1991.
459. Phipps M: Assessment of neurological deficits in stroke, *Nurs Clin North Am* 26(4):957, 1991.
460. Phipps WJ, Long BC, Woods NF: *Medical-surgical nursing: concepts and clinical practice*, St Louis, 1987, Mosby–Year Book.
461. Piccinimo S: The nursing care challenge: borderline patients, *J Psychosoc Nurs* 28(4):22, 1990.
462. Pigg JS, Dricoll PW, Caniff R: *Rheumatology nursing: a problem oriented approach*, New York, 1985, John Wiley & Sons.
463. Pilch J: *Wellness: your invitation to full life*, Minneapolis, 1981, Winston Press.
464. Plante TG: Social skill training: a program to help schizophrenic clients cope, *J Psychosoc Nurs Ment Health Serv* 27(3):6, 1989.
465. Podrasky DL, Sexton DL: Nurses' reactions to difficult patients, *Image J Nurs Sch* 20(1):16, 1988.
466. Pollman JW, Morris JJ, Rose P: Is fiber the answer to constipation problems in the elderly? A review of literature, *Int J Nurs Stud* 15:107, 1978.
467. Pollock GH: The mourning liberation process in health and disease, *Psychiatr Clin North Am* 10(3):345, 1987.
468. Potempa K and others: Chronic fatigue, *Image J Nurs Sch* 18:165, 1986.

469. Powers BA: Social networks, social support, and elderly institutionalized people, *Adv in Nurs Sci* 10:40, 1988.
470. Powers MJ, Jalowiec A: Profile of the well-controlled well-adjusted hypertensive patient, *Nurs Res* 36:106, 1987.
471. Poyss AS: Fluid therapy. In Bulechek GM, McCloskey JC, eds: *Nursing interventions: essential nursing treatments,* ed 2, Philadelphia, 1992, WB Saunders.
472. Pradka L: Use of the wick catheter for diagnosing and monitoring compartment syndrome, *Orthop Nurs* 4(4):17, 1985.
473. Preusser RA and others: Effects of two methods of preoxygenation on mean arterial pressure, cardiac output, peak airway pressure, and postsuctioning hypoxemia, *Heart Lung* 17(3):290, 1988.
474. Price B: A model for body-image care, *J Adv Nurs* 15:585, 1990.
475. Prizant-Weston M, Castiglia K: Hemodynamic regulation in nursing interventions. In Bulechek GM, McCloskey JC, eds: *Essential nursing treatments,* Philadelphia, 1992, WB Saunders.
476. Putnam J: Total hip replacement: helping your patient avoid complications, *Nurs Life* 31, March/April 1986.
477. Radebaugh TS, Hadley E, Suzman R, eds: Falls in the elderly: biologic and behavioral aspects, *Clin Geriatr Med* 1:497, 1985.
478. Radtke K: Exercise compliance in cardiac rehabilitation, *Rehabil Nurs* 14:4, 1989.
479. Rakel B: Knowledge deficit. In Maas M, Buckwalter KC, Hardy M, eds: *Nursing diagnoses and interventions for the elderly,* Redwood City, Calif, 1991, Addison-Wesley.
480. Ramey L, Cloud J: Relocation success: a model for mental health counselors, *J Ment Health Couns* 9(3):150, 1987.
481. Rando TA: Anticipatory grief: the term is a misnomer but the phenomenon exists, *J Palliat Care* 4(1,2):70, 1988.
482. Rando TA: *Loss and anticipatory grief,* Lexington, Mass, 1986, Lexington Books.
483. Rathert ML, Talarezyk GJ: Patient compliance with the decision making process of clinicians and patient, *J Compliance Health Care* 2:55, 1987.
484. Ravdin JI, Guerrant RL: Infectious diarrhea in the elderly, *Geriatrics* 38:95, 1983.
485. Redman BK: *The process of patient education,* ed 6, St Louis, 1988, Mosby–Year Book.
486. Reed PG: Mental health of older adults, *West J Nurs Res* 11(2):143, 1989.
487. Reed PG: Spirituality and mental health in older adults: extant knowledge of for nursing, *Fam Community Health* 14(2):14, 1991.
488. Reed-Ash C, Gianella A: Patient education, *Cancer Nurs* 5:261, 1982.
489. Reeder D: Cognitive therapy of anger management: theoretical and practical considerations, *Arch Psychiatr Nurs* 5:147, 1991.
490. Reheis C: Neurtropenia, *Nurs Clin North Am* 20(1):219, 1985.
491. Resnick BM: Geriatric motivation—clinically helping the elderly to comply, *J Gerontol Nurs* 17(5):17, 1991.
492. Rice MA, Szopa TJ: Group intervention for reinforcing self-worth following mastectomy, *Oncol Nurs Forum* 15(1):33, 1988.
493. Richards KC, Brainsfather L: Night sleep patterns in the critical care unit, *Heart Lung* 17(1):35, 1988.

494. Riddoch MJ, Humphreys GW: The effects of cueing on unilateral neglect, *Neuropsychologia* 21(6):589, 1983.
495. Ristuccia A: Hematologic effects of cancer chemotherapy, *Nurs Clin North Am* 20(1):235, 1985.
496. Robertson SM: Self-concept disturbance. In McFarland GK, Thomas MD: *Psychiatric mental health nursing: application of the nursing process,* Philadelphia, 1991, JB Lippincott.
497. Robinson P, Fleming S: Differentiating grief and depression, *Hospice J* 5(1):77, 1989.
498. Rogers CS, Morris S, Taper IJ: Weaning from the breast: influences on maternal decisions, *Pediatric Nurse* 13(5):341, 1987.
499. Rombeau JL, Caldwell MD, eds: *Enteral and tube feeding,* Philadelphia, 1984, WB Saunders.
500. Rombeau JL, Caldwell MD, eds: *Enteral and tube feeding,* ed 2, Philadelphia, 1990, WB Saunders.
501. Romme MAJ, Escher A: Hearing voices, *Schizophrenia Bull* 15(2):209, 1989.
502. Roper M, Anderson N: The interactional dynamics of violence, part I: an acute psychiatric ward, *Arch Psychiatr Nurs* 5:209, 1991.
503. Rosenheim E, Reicher R: Children in anticipatory grief: the lonely predicament, *J Clin Child Psychol* 15(2):115, 1986.
504. Rothert ML, Talarczyk GJ: Patient compliance and the decision making process of clinicians and patients, *J Compliance Health Care* 2:55, 1987.
505. Rousseau E and others: Influence of cultural and environmental factors on breast-feeding, *CMA J* 127:701, 1982.
506. Rubenfeld MG: Diversional activity deficit. In Thompson J, McFarland G, Hirsch J, Tucker S, Bowers A: *Clinical nursing,* ed 2, St Louis, 1989, Mosby–Year Book.
507. Rubenfeld M: Total incontinence. In McFarland GK, McFarlane EA, eds: *Nursing diagnosis and intervention: planning for patient care,* St Louis, 1989, Mosby–Year Book.
508. Rubin JR and others: Unna's vs polyurethane foam dressings for the treatment of venous ulceration. A randomized prospective study, *Arch Surg* 125(4):489, 1990.
509. Ruesch J, Bateson G: *Communication: the social matrix of psychiatry,* New York, 1987, WW Norton.
510. Russel D: The measurement of loneliness. In Peplau LA, Perlman D, eds: *Loneliness,* New York, 1982, John Wiley & Sons.
511. Ryan P: Noncompliance. In Thompson JM, McFarland GK, Hirsch JE, and others: *Clinical nursing,* St Louis, 1986, Mosby–Year Book.
512. Ryan P, Falco S: A pilot study to validate the etiologies and defining characteristics of the nursing diagnosis of noncompliance, *Nurs Clin North Am* 20(4):685, 1985.
513. Sayre J: Psychodynamics revisited: an object-relations framework for psychiatric nursing, *Persp Psychiatr Care* 26(1):7, 1990.
514. Scalzi CC, Burke LE: Sexual counseling. In Underhill SL and others, eds: *Cadiac nursing,* ed 2, Philadelphia, 1989, JB Lippincott.
515. Scandrett-Hibdon S: Cognitive reappraisal. In Bulechek GM, McCloskey JC, eds: *Nursing interventions: essential nursing treatments,* ed 2, Philadelphia, 1992, WB Saunders.
516. Scandrett-Hibdon S, Uecker S: Relaxation training. In Bulechek GM, McCloskey JC, eds: *Nursing interventions: essential nursing treatments,* ed 2, Philadelphia, 1992, WB Saunders.

516a. Schacter SO: Threats of suicide, *J Contemp Psychother* 18(2):145, 1988.
517. Schaefer KM: Care of the patient with congestive heart failure. In Schaefer KM, Benson PJ, eds: Levine's conversation model: a framework for nursing practice, Philadelphia, 1991, FA Davis Co.
518. Scharer KA, Dixon DM: Managing chronic illness: parents with a ventilator-dependent child, *J Pediatr Nurs* 4:236, 1989.
519. Schenk E: Substance abuse. In Phipps WJ, Long BC, Woods NF, eds: *Medical-surgical nursing: concepts and clinical practice,* St Louis, 1987, Mosby–Year Book.
520. Schilder E: Bodily perceptions and their influence on health, *Nurs Standard* 4(13/14):30, 1989.
521. Schroeder P, Gunta K: Comfort, alteration in: pain. In Thompson JM, McFarland GK, Hirsch JE, and others: *Clinical nursing,* St Louis, 1986, Mosby–Year Book.
522. Schwertz DW, Piano MR: New inotropic drugs for treatment of congestive heart failure, *Cardiovasc Nurs* 26(3):7, 1990.
523. Scott J, Williams JMG, Beck AT, eds: *Cognitive therapy in clinical practice: an illustrative casebook,* New York, 1989, Routledge.
524. Sebastian L: Promoting object constancy—writing as a nursing intervention, *J Psychosoc Nurs* 29(1):21, 1991.
524a. Sebree R, Papkess-Vawter S: Self-injury concept formation: nursing diagnosis, *Persp Psychiatr Care* 27(2):27, 1991.
525. Sexton D: *Nursing care of the respiratory patient,* Norwalk, Conn, 1990, Appleton & Lange.
526. Sexton DL, Munro BH: Living with a chronic illness: the experience of women with chronic obstructive pulmonary disease, *West J Nurs Res* 10(1):26, 1988.
527. Sharp JT and others: Thoracoabdominal motion in chronic obstructive pulmonary disease, *Am Rev Respir Dis* 115:47, 1977.
528. Shekleton ME: Respiratory muscle conditioning and the work of breathing: a critical balance in the weaning patient, *AACN Clin Issues Crit Care Nurs* 2(3):405, 1991.
529. Shekleton M: Impaired physical mobility. In Shekleton M, Litwack K, eds: *Critical care nursing of the surgical patient,* Philadelphia, 1991, WB Saunders.
530. Shekleton ME, Nield M: Ineffective airway clearance related to artificial airway, *Nurs Clin North Am* 22(1):167, 1987.
531. Shelp EE, Perl M: Denial in clinical medicine: a reexamination of the concept and its significance, *Arch Intern Med* 145:697, 1985.
532. Shepard AM, Blannin JP, Fineley RCL: Changing attitudes in the management of urinary incontinence: the need for specialist nursing, *Br Med J* 284:645, 1982.
533. Shepard AM, Tribe E, Tarrens MJ: Simple practical techniques in the management of urinary incontinence, *Int Rehabil Med* 4:15, 1982.
534. Sheppard KC: Validation of the diagnosis alterations in protective mechanisms. In Carroll-Johnson R, ed: *Classification of nursing diagnoses: proceedings of the eighth conference,* Philadelphia, 1989, JB Lippincott.
535. Sheppard KC: Alteration in protective mechanisms. In McLane A, ed: *Classification of nursing diagnoses: proceedings of the seventh conference,* St Louis, 1987, Mosby–Year Book.

536. Sheppard KC: Altered protection: a nursing diagnosis. In Carroll-Johnson R, ed: *Classification of nursing diagnoses: proceedings of the ninth conference*, Philadelphia, 1991, JB Lippincott.
537. Sherman DW: Managing an acute head injury, *Nursing*, 20(4):47, 1990.
538. Showers J: Behaviour management cards as a method of anticipatory guidance for parents, *Child Care Health Dev* 15:401, 1989.
539. Shrago L, Bocar D: The infant's contribution to breastfeeding, *J Obstet Gynecol Neonat Nurs* 19(3):209, 1990.
539a. Simon J: The single parent: power and the integrity of parenting, *Am J Psychoanal* 50:187, 1990.
540. Sjogren B, Vdbenberg N: Decision making during the prenatal diagnostic procedure, *Prenat Diagn* 8:263, 1988.
541. Slimmer LW, Brown RT: Parent's decision making process in medication administration for control of hyperactivity, *J School Health* 55:221, 1985.
542. Smith B, Cantrell P: Distance in nurse-patient encounters, *J Psychosoc Nurs Ment Health Serv* 22(2):22, 1988.
543. Smith DAJ: Continence restoration in the homebound patient, *Nurs Clin North Am* 23(1):207, 1988.
544. Gresham S: Clinical assessment and management of swallowing difficulties after stroke, *Med J Aust* 153(7):397, 1990.
545. Sodestrom KE, Martinson IM: Patients' spiritual coping strategies: a study of nurse and patient perspectives, *Oncol Nurs Forum* 14(2):41, 1987.
546. Sommers M: Rapid fluid resuscitation, *Nursing* 20(1):52, 1990.
547. Sparks SM, Taylor CM: *Nursing diagnosis manual: an indispensable guide to better patient care*, Springhouse, Penn, 1991, Springhouse.
548. Speake DL, Cowart ME, Pellet K: Health perceptions and lifestyles of the elderly, *Res Nurs Health* 12:93, 1989.
549. Specht J and others: Urinary incontinence. In Maas M, Buckwalter KC, Hardy M, eds: *Nursing diagnoses and interventions for the elderly*, Redwood City, Calif, 1991, Addison-Wesley.
550. Spencer T and others: *Clinical pharmacology and nursing management*, Philadelphia, 1989, JB Lippincott.
551. Squires R and others: Cardiovascular rehabilitation: status, 1990. *Mayo Clin Proc* 65:731, 1990.
552. Stafford MJ: Monitoring patients with permanent cardiac pacemakers, *Nurs Clin North Am* 22:503, 1987.
553. Standards and guidelines for cardiopulmonary resuscitation and emergency cardiac care, *JAMA* 255(21):2841, 1986.
554. Stanwyck DJ: Self-esteem through the life span, *Fam Community Health* 6(2):11, 1983.
555. Starker JE: Psychosocial aspects of geographic relocation: the development of a new social network, *Am J Health Promot* 5(1):52, 1990.
556. Stechel SB: *Patient contracting*, Norwalk, Conn, 1982, Appleton-Century-Crofts.
557. Steele L: The death surround: factors influencing the grief experience of survivors, *Oncol Nurs Forum* 17(2):235, 1990.
558. Stein RE, Jessop DJ: Long term mental health effects of a pediatric home care program, *Pediatrics* 88:490, 1991.

559. Stewart M: Measurement of clinical pain. In Jacox A, ed: *Pain: a source book for nurses and other health professionals*, Boston, 1977, Little, Brown & Co.
560. Stewart T, Shields CR: Grief in chronic illness: assessment and management, *Arch Phys Med Rehabil* 66:447, 1985.
561. Stiles MK: The shining stranger: nurse-family spiritual relationship, *Cancer Nurs* 13(4):235, 1990.
562. Stinemetz J and others: *Rx for stress: a nurses' guide*, Palo Alto, Calif, 1984, Bull Publishing.
563. Stoner M: Measuring hope. In Stromberg S: *Instruments for clinical nursing practice*, Norwalk, Conn, 1989, Appleton & Lange.
564. Strauss A, Glaser B: *Chronic illness and the quality of life*, St Louis, 1975, Mosby–Year Book.
565. Stuart EM, Deckro JP, Mandle CL: Spirituality in health and healing: a clinical program, *Holistic Nurs Pract* 3(3):35, 1989.
566. Stuifbergen AK: Patterns of functioning in families with a chronically ill parent: an exploratory study, *Res Nurs Health* 13:35, 1990.
567. Swanson J and others: Violence and psychiatric disorder in the community: evidence from the epidemiologic catchment area surveys, *Hosp Community Psychiatry* 41:761, 1990.
568. Swearingen P, ed: *Manual of nursing therapeutics—applying nursing diagnosis to medical disorders*, ed 2, St Louis, 1990, Mosby–Year Book.
569. Sweeting HN, Gilhooly ML: Anticipatory grief: a review, *Soc Sci Med* 30(10):1073, 1990.
570. Tardif GS: Sexual activity after a myocardial infarction, *Arch Phys Med Rehabil* 70(10):763, 1989.
571. Taylor-Loughran AE and others: Defining characteristics of the nursing diagnoses *fear* and *anxiety*: a validation study, *Appl Nurs Res* 2(4):178, 1989.
572. Taylor AG: Pain, *Ann Rev Nurs Res* 5:23, 1987.
573. Teasdale K: The withdrawn schizophrenic, *Nurs Times* 82:32, 1986.
574. Thomas K: The emergence of body temperature biorhythm in preterm infants, *Nurs Res* 40(2):98, 1991.
575. Thomas L: Self-esteem and life satisfaction, *J Gerontol Nurs* 14(12):25, 1988.
576. Thomas SA and others: Denial in coronary care patients—an objective reassessment, *Heart Lung* 12:74, 1983.
577. Thompson M: Injury, potential for. In Thompson JM, McFarland GK, Hirsch JE, and others: *Clinical nursing*, St Louis, 1986, Mosby–Year Book.
578. Thompson JM: Post-trauma response. In Thompson JM, McFarland GK, Hirsch JE, and others: *Clinical nursing*, ed 2, St Louis, 1989, Mosby–Year Book.
579. Thompson JM, McFarland G, Hirsch J, Tucker S, eds: *Mosby's clinical nursing reference*, St Louis, 1987, Mosby–Year Book.
580. Thorpe DM: Sleep disturbances in the cancer patient, *Cancer Bull* 43(5):393, 1991.
581. Tiep BL and others: Pursed lip breathing training using ear oximetry, *Chest* 90:218, 1986.
582. Tischler MD, Smith TW: Digitalis: its current place in the treatment of heart failure, *Mod Concepts Cardiovasc Dis* 59(12):67, 1990.

583. Titler M and others: Classification of nursing interventions for care of the integument, *Nursing Diagnosis* 2(2):45, 1991.
584. Tobin MJ: Weaning from mechanical ventilation. In Simmons DH, ed: *Current pulmonology,* vol 11, St Louis, 1990, Mosby–Year Book.
585. Tobin MJ, Jung K: Weaning from mechanical ventilation, *Crit Care Clin* 6(3):725, 1990.
586. Topf M: Effects of personal control over hospital noise on sleep, *Res Nurs Health* 15(1):19, 1992.
587. Topf M, Dambacher B: Teaching interpersonal skills: a model for facilitating optimal interpersonal relations, *J Psychiatr Nurs Ment Health Serv* 19:29, 1981.
588. Traver GA: Ineffective airway clearance: physiology and clinical application, *Dimens Crit Care Nurs* 4(4):198, 1985.
589. Travis J, Ryan R: *Wellness workbook: a guide to attaining high level wellness,* Berkeley, Calif, 1986, Ten Speed Press.
590. Trelvar DM, Stechmiller J: Pulmonary aspiration in tube-fed patients with artificial airways, *Heart Lung* 13(6):667, 1984.
591. Turner J: Nursing intervention in patients with peripheral vascular disease, *Nurs Clin North Am* 21(2):233, 1986.
592. Turner SL, Plymat KR: As women use: perspectives on urinary incontinence, *Rehabil Nurs* 13(3):132, 1988.
593. Tyler ML: Complications of positioning and chest physiotherapy, *Respir Care* 27:458, 1982.
594. Tyler ML: The respiratory effects of body positioning and immobilization, *Respir Care* 29(5):472, 1984.
595. Twycross RG: Narcotic analgesics in clinical practice. In Bonica JJ and others, eds: *Advances in pain research and therapy,* vol 5, New York, 1983, Raven Press.
595a. Underwood BA: Evaluating the nutritional status of individuals: a critique of approaches, *Nutr Rev Suppl* 213, May 1986.
596. Unger KV and others: A supported education program for young adults with long term mental illness, *Hosp Community Psychiatr* 42(8):838, 1991.
597. van der Schans CP and others: Effect of forced expirations on mucus clearance in patients with chronic airflow obstruction: effect of lung recoil pressure, *Thorax* 45:623, 1990.
598. Van Deusen J: Unilateral neglect, *Am J Occup Ther* 42(7):441, 1988.
599. Varricchio CG: Selecting a tool for measuring fatigue, *Oncol Nurs Forum* 12(4):122, 1985.
600. Voith AM: Alterations in urinary elimination concepts, research and practice, *Rehabil Nurs* 13(3):122, 1988.
601. Voith AM, Smith DA: Validation of the nursing diagnosis of urinary retention, *Nurs Clin North Am* 20:723, 1985.
602. Volden C and others: The relationship of age, gender, and exercise practices to measures of health, life-style, and self-esteem, *Appl Nurs Res* 3(1):20, 1990.
603. Volker D: Neoplasia. In Beare PG, Myers JL, eds: *Principles and practice of adult health nursing,* St Louis, 1990, Mosby–Year Book.
604. Wade B, Bowling A: Appropriate use of drugs by elderly people, *J Adv Nurs* 11:47, 1986.

605. Wadle K: Diarrnea. In Maas M, Buckwalter KC, Hardy M, eds: *Nursing diagnoses and interventions for the elderly,* Redwood City, Calif, 1991, Addison-Wesley.
606. Wake M, Fehring R, Fadden T: Multination validation of anxiety, hopelessness and ineffective airway clearance, *Nursing Diagnosis* 2:57, 1991.
607. Walsh A, Walsh PA: Love, self-esteem, and multiple sclerosis, *Soc Sci Med* 29(7):793, 1989.
608. Walsh B, Rosen P: *Self-mutilation: theory, research and treatment,* New York, 1988, Guilford Press.
608a. Warbinek E, Wyness MA: Designing nursing care for patients with peripheral arterial occlusive disease. I. Update, *Cardiovasc Nurs* 22(1):1, 1986.
609. Warbinek E, Wyness MA: Designing nursing care for patients with peripheral vascular occlusive disease—Part II: nursing assessment and standard care plans, *Cardiovas Nurs* 22(2):6, 1986.
610. Warren KR, Bast RJ: Alcohol-related birth defects: an update, *Public Health Rep* 103(6):638, 1988.
610a. Weaver K: Reversible malnutrition in AIDS, *Am J Nurs* 91(9):25, 1991.
611. University of Wisconsin Hospital and Clinics: *Pulomonary rehabilitation/RESTOR services,* Madison, Wisc, 1991, University of Wisconsin.
612. Webster-Stratton C: Enhancing the effectiveness of self-administered videotape parent training for families with conduct-problem children, *J Abnorm Child Psych* 18:479, 1990.
613. Weisman AD: *On dying and denying,* New York, 1982, Behavioral Publications.
614. Weitzman J: Engaging the severely dysfunctional family in treatment: basic considerations, *Fam Process* 24:473, 1985.
615. Welch D: Anticipatory grief reactions in family members of adult patients, *Issues Ment Health Nurs* 4(2):149, 1982.
616. Welkowitz LA and others: Cognitive-behavior therapy for panic disorder delivered by psychopharmacologically oriented clinicians, *J Nerv Ment Dis* 179(8):473, 1991.
617. West JB: Pulmonary pathophysiology—the essentials, ed 3, Baltimore, 1987, Williams & Wilkins
618. Westfall U: Methods for assessing compliance, *Top Clin Nurs* 7(4):23, 1986.
619. Wewers ME, Lowe NK: A critical review of visual analogue scales in the measurement of clinical phenomena, *RINAH* 13:227, 1990.
620. Whipple B: Methods of pain control: review of research and literature, *Image J Nurs Sch* 19(3):142, 1987.
621. Whisman MA and others: Cognitive therapy with depressed inpatients: special effects on dysfunctional cognitions, *J Consult Clin Psychol* 59(2):282, 1991.
622. Whitley GG: Anxiety: defining the diagnosis, *J Psychosoc Nurs Ment Health Serv* 27(10):7, 1989.
623. Wild L: Cardiovascular problems. In Carnevali DL, Patrick M, eds: *Nursing management for the elderly,* ed 2, Philadelphia, 1986, JB Lippincott.
624. Wilkie DJ and others: Use of the McGill Pain Questionnaire to measure pain: a metaanalysis, *Nurs Res* 39(1):36, 1990.

625. Wilks SO, Meier PP: Helping mothers express milk suitable for preterm and high-risk infant feeding, *MCN* 13:121, 1988.
626. Williams JM, Long CJ, eds: *The rehabilitation of cognitive disabilities,* New York, 1987, Plenum Press.
627. Williams RL, Jackson D: Problems with sleep, *Heart Lung* 11(3):262, 1982.
628. Williams SR: *Nutrition and diet therapy,* ed 6, St Louis, 1989, Mosby–Year Book.
629. Wistrom D: Role playing, *J Psychosoc Nurs* 25(6):21, 1987.
630. Wong J and others: Effects of an experimental program on post-hospital adjustment of early discharged patients, *Int J Nurs Stud* 27(1):7, 1990.
631. Woods NF, Yates BC, Primomo J: Supporting families during chronic illness, *Image J Nurs Sch* 21(1):46, 1989.
632. Woolridge M, Fisher C: Colic, "overfeeding," and symptoms of lactose malabsorption in the breast-fed baby: a possible artifact of feed management? *Lancet* 2(8607):382, 1988.
633. Worden JW: *Grief counseling and grief therapy,* ed 2, New York, 1991, Springer.
634. Wound Care Update '91, *Nursing* 21(4):47, 1991.
635. Wright JH, Thase ME, Beck AT, eds: *The cognitive milieu: inpatient application of cognitive therapy,* New York, 1992, Guilford Press.
636. Wyness MA: Perceptual dysfunction: nursing assessment and management, *J Neurosurg Nurs* 17:105, 1985.
637. Yen PK: Eat right to avoid pressure ulcers, *Geriatr Nurs* 11(5):255, 1990.
638. Yodofsky S and others: The overt aggression scale for the objective rating of verbal and physical aggression, *Am J Psychiatry* 143:35, 1986.
639. Young JR, Terwoord BA: Stasis ulcer treatment with compression dressing, *Cleve Clin J Med* 57(6):529, 1990.
640. Zell S, Kurtz K: Severe exposure hypothermia: a resuscitation protocol, *Ann Emerg Med* 14(4):339, 1985.
641. Zerhusen JD, Boyle K, Wilson W: Out of the darkness: group cognitive therapy for depressed elderly, *J Psychosoc Nurs Ment Health Serv* 29(9):16, 1991.
642. Ziegler CC: Systemic lupus erythematosus and systemic sclerosis, *Nurs Clin North Am* 19:673, 1984.

BIBLIOGRAFÍA

Procedimientos de la NANDA

Gebbie KM, Lavin MA, eds: *Classification of nursing diagnoses: proceedings of the first national conference,* St Louis, 1975, Mosby–Year Book.

Gebbie KM, ed: *Classification of nursing diagnoses: summary of the second national conference,* St Louis, 1976, Clearinghouse.

Kim MJ, Moritz DA, eds: *Classification of nursing diagnoses: proceedings of the third and fourth national conferences,* St Louis, 1982, McGraw-Hill Book Co.

Kim MJ, McFarland GK, McLane AM, eds: *Classification of nursing diagnoses: proceedings of the fifth national conference,* St Louis, 1984, Mosby–Year Book.

Hurley ME, ed: *Classification of nursing diagnoses: proceedings of the sixth conference*, St Louis, 1986, Mosby–Year Book.

McLane A, ed: *Classification of nursing diagnoses: proceedings of the Seventh Conference, St Louis*, 1987, Mosby–Year Book.

North American Nursing Diagnosis Association: *Classification of nursing diagnoses: proceedings of the eight conference*, Philadelphia, 1989, JB Lippincott.

North American Nursing Diagosis Association: *Classification of nursing diagnosis: proceedings of the ninth conference*, Philadelphia, 1991, JB Lippincott.

GUÍAS CLÍNICAS DE ENFERMERÍA

(En diferentes idiomas)

INGLÉS Kim MJ, McFarland GK, McLane AM, eds: *Pocket guide to nursing diagnoses,* ed 5, St Louis, 1993, Mosby-Year Book, Inc.

FRANCÉS Kim MJ, McFarland GK, McLane AM: *Guide pratique des diagnostics infimiers,* ed 3, Boucherville, Québec, 1989, Gaëtan Morin Éditeur.

ITALIANO Kim MJ, McFarland GK, McLane AM: *Diagnosi infermieristiche e piani di assistenza,* ed 3, Milano, 1991, Edizioni Sorbona Milano.

ESPAÑOL Kim MJ, McFarland GK, McLane AM: *Manual de diagnóstico en enfermería,* ed 3, Madrid, 1990, Interamericana – McGraw-Hill.

Glosario

características Signos y síntomas que indican la presencia de un diagnóstico de enfermería.

clasificación del nivel de función*

0 = Completamente independiente.
1 = Requiere uso de equipo o dispositivo.
2 = Requiere otra persona de ayuda, supervisión o enseñanza.
3 = Requiere ayuda de otra persona y de equipo.
4 = Dependiente; no participa en la actividad.

diagnóstico de enfermería† Juicio clínico sobre las respuestas de un individuo, familia o comunidad a problemas de salud/procesos vitales reales o potenciales. Los diagnósticos de enfermería proporcionan la base para seleccionar las intervenciones de enfermería destinadas a conseguir resultados de los que es responsable el personal de enfermería.

diagnóstico de enfermería potencial Conocido ahora como diagnóstico de enfermería de alto riesgo.

etiología Término previo para los factores relacionados.

rótulo diagnóstico Terminología usada para denominar/clasificar un diagnóstico de enfermería.

factores contextuales Factores relevantes e importantes que contribuyen a los diagnósticos de bienestar.

factores de riesgo Factores predisponentes que aumentan la vulnerabilidad al desarrollo de una alteración y un diagnóstico de enfermería (usado con los diagnósticos de enfermería *de alto riesgo*).

factores relacionados Factores que contribuyen a un diagnóstico de enfermería *real.*

NANDA North American Nursing Diagnosis Association.

objetivos del paciente/resultados esperados Objetivos que el paciente conseguirá, en parte como resultado de las intervenciones de en-

---

* Adaptado de Jones E y otros: *Patient classification for longterm care: user's manual,* HEW, Publicación N° HRA-74-3107, noviembre de 1974.

† Aprobado en la Novena Conferencia sobre Clasificación de los diagnósticos de enfermería.

fermería, junto con cambios en el comportamiento, la función, el conocimiento y los afectos del paciente, que indican la obtención de los objetivos.

patrón de salud funcional Patrones de salud útiles para evaluar el funcionamiento humano.

procesos vitales Acontecimientos/procesos ocurridos a lo largo de la vida, que están relacionados con el estado de salud.

resultados esperados Cambios en los comportamientos de un paciente debidos a las intervenciones de enfermería.

signos y síntomas Manifestaciones objetivas y sensaciones subjetivas, incluyendo la percepción y los sentimientos.

taxonomía Ciencia de la clasificación (es decir, estudio de los principios generales de la clasificación científica).

taxonomía I revisada-1992 Taxonomía de la NANDA que incluye los diagnósticos de enfermería aprobados recientemente en la Novena Conferencia Nacional (1992).

APÉNDICE A

Clasificación de los diagnósticos de enfermería por patrones de respuesta humana (Taxonomía NANDA I - revisada)

Intercambio

Nutrición alterada: superior a los requerimientos corporales
Nutrición alterada: inferior a los requerimientos corporales
Nutrición alterada: alto riesgo de ingesta, superior a los requerimientos corporales
Infección, alto riesgo de
Temperatura corporal, alto riesgo de alteración de la
Hipotermia
Hipertermia
Termorregulación ineficaz
Disreflexia
Estreñimiento
Estreñimiento percibido
Estreñimiento colónico
Diarrea
Incontinencia intestinal
Excreción urinaria, alteración de la
Incontinencia de esfuerzo
Incontinencia refleja
Incontinencia de urgencia
Incontinencia funcional
Incontinencia total
Retención urinaria
Perfusión tisular alterada (especificar tipo) (renal, cerebral, cardiopulmonar, gastrointestinal, periférica)
Volumen de líquidos, exceso de
Volumen de líquidos, déficit de
Volumen de líquidos, alto riesgo de déficit de
Gasto cardíaco disminuido

Intercambio gaseoso alterado
Vía aérea, limpieza ineficaz de la
Respiración ineficaz, patrón de
Ventilación espontánea, incapacidad para mantener la
Supresión de la ventilación mecánica, respuesta disfuncional a la
Lesión, alto riesgo de
Asfixia, alto riesgo de
Intoxicación, alto riesgo de
Traumatismo, alto riesgo de
Aspiración, alto riesgo de
Desuso, alto riesgo de síndrome por
Protección alterada
Integridad tisular, alteración de la
Mucosa oral alterada
Integridad cutánea, alteración de la
Integridad cutánea, alto riesgo de alteración de la

Comunicación

Comunicación verbal, deterioro de la

Relación

Interacción social, alteración de la
Aislamiento social
Función, alteración del rendimiento de
Paternidad alterada
Paternidad alterada, alto riesgo de
Disfunción sexual
Procesos familiares alterados
Tensión en el rol de cuidador
Tensión en el rol de cuidador, alto riesgo de
Conflicto de función paterna
Sexualidad, patrones alterados de

Evaluación

Sufrimiento espiritual (sufrimiento del espíritu humano)

Elección

Afrontamiento individual ineficaz
Ajuste, alteración de la capacidad de
Afrontamiento defensivo
Negación ineficaz
Afrontamiento familiar ineficaz: incapacitante
Afrontamiento familiar ineficaz: comprometido
Afrontamiento familiar: potencial de desarrollo
Manejo ineficaz del régimen terapéutico (individuos)
Incumplimiento (especificar)
Dificultad de decisión (especificar)
Comportamientos de búsqueda de salud (especificar)

Movimiento

Movilidad física, trastorno de la
Disfunción neurovascular periférica, alto riesgo de

Intolerancia a la actividad
Fatiga
Intolerancia a la actividad, alto riesgo de
Sueño, trastorno del patrón de
Actividades recreativas, déficit de
Mantenimiento del hogar alterado
Mantenimiento de la salud alterado
Déficit de autocuidado: alimentación
Deglución, trastorno de la
Lactancia natural ineficaz
Lactancia natural interrumpida
Lactancia natural eficaz
Alimentación infantil ineficaz, patrón de
Déficit de autocuidado: baño/higiene
Déficit de autocuidado: vestido/arreglo
Déficit de autocuidado: evacuación
Crecimiento y desarrollo, alteración del
Estrés por cambio de entorno, síndrome de

Percepción

Imagen corporal, trastorno de la
Autoestima, trastorno de la
Autoestima baja crónica
Autoestima baja circunstancial
Identidad personal, trastorno de la
Alteraciones sensoriales/perceptuales (especificar) (visual, auditiva, cinestésica, gustatoria, táctil, olfatoria)
Olvido unilateral
Desesperación
Impotencia, sensación de

Conocimiento

Conocimientos, déficit de (especificar)
Pensamiento, procesos alterados del

Sentimiento

Dolor
Dolor crónico
Duelo disfuncional
Duelo anticipado
Violencia, alto riesgo de: hacia sí mismo y hacia los demás
Automutilación, alto riesgo de
Respuesta postraumática
Violación, síndrome de trauma por
Violación, síndrome de trauma por: reacción compuesta
Violación, síndrome de trauma por: reacción silenciosa
Ansiedad
Miedo

APÉNDICE B

Clasificación de los diagnósticos de enfermería por patrones de salud funcionales

I. Patrón de percepción-control de la salud

Mantenimiento de la salud alterado
Protección alterada
Manejo ineficaz del régimen terapéutico
Incumplimiento (especificar)
Infección, alto riesgo de
Lesión, alto riesgo de
Traumatismo, alto riesgo de
Intoxicación, alto riesgo de
Asfixia, alto riesgo de
Comportamientos de búsqueda de salud (especificar)

II. Patrón nutricional-metabólico

Nutrición alterada: alto riesgo de ingesta superior a las necesidades corporales
Nutrición alterada: superior a las necesidades corporales
Nutrición alterada: inferior a las necesidades corporales
Lactancia natural eficaz
Lactancia natural ineficaz
Lactancia natural interrumpida
Alimentación infantil ineficaz, patrón de
Aspiración, alto riesgo de
Deglución, trastorno de la
Mucosa oral alterada
Volumen de líquido, alto riesgo de déficit de
Volumen de líquido, déficit de (1)
Volumen de líquido, déficit de (2)
Volumen de líquido, exceso de
Integridad cutánea, alto riesgo de alteración de la
Integridad cutánea, alteración de la
Integridad tisular, alteración de la

Basado en Gordon M: *Manual of nursing diagnoses, 1993-1994,* St. Louis, 1993, Mosby-Year Book.

Temperatura corporal, alto riesgo de alteración de la
Termorregulación ineficaz
Hipertermia
Hipotermia

III. Patrón de eliminación

Estreñimiento
Estreñimiento percibido
Estreñimiento colónico
Diarrea
Incontinencia intestinal
Excreción urinaria, alteración de la
Incontinencia funcional
Incontinencia refleja
Incontinencia de esfuerzo
Incontinencia de urgencia
Incontinencia total
Retención urinaria

IV. Patrón de actividad-ejercicio

Intolerancia a la actividad, alto riesgo de
Supresión de la ventilación mecánica, respuesta disfuncional a la
Ventilación espontánea, incapacidad para mantener la
Disfunción neurovascular periférica, alto riesgo de
Intolerancia a la actividad
Movilidad física alterada
Desuso, alto riesgo de síndrome de
Fatiga
Déficit de autocuidado: baño/higiene
Déficit de autocuidado: vestido/arreglo
Déficit de autocuidado: alimentación
Déficit de autocuidado: evacuación
Actividades recreativas, déficit de
Mantenimiento del hogar alterado
Vía aérea, limpieza ineficaz de la
Respiración ineficaz, patrón de
Intercambio gaseoso alterado
Gasto cardíaco disminuido
Perfusión tisular alterada (especificar tipo) (renal, cerebral, cardiopulmonar, gastrointestinal, periférica)
Disreflexia
Crecimiento y desarrollo, alteración del

V. Patrón de sueño-reposo

Sueño, trastorno del patrón de

VI. Patrón cognoscitivo-perceptual

Dolor
Dolor crónico
Alteraciones sensoriales/perceptuales (especificar) (visual, auditiva, cinestésica, gustatoria, táctil, olfatoria)

Olvido unilateral
Conocimientos, déficit de (especificar)
Pensamiento, procesos alterados del
Dificultad de decisión (especificar)

VII. Patrón de autopercepción-autoconcepto

Miedo
Ansiedad
Desesperación
Impotencia, sensación de
Imagen corporal, trastorno de la
Automutilación, alto riesgo de
Identidad personal, trastorno de la
Autoestima, trastorno de la
Autoestima baja crónica
Autoestima baja circunstancial

VIII. Patrón de función-relación

Duelo anticipado
Duelo disfuncional
Función, alteración del rendimiento de
Tensión en el rol de cuidador
Tensión en el rol de cuidador, alto riesgo de
Aislamiento social
Interacción social, alteración de la
Estrés por cambio de entorno, síndrome de
Proceso familiar alterado
Paternidad alterada, alto riesgo de
Paternidad alterada
Conflicto de función paterna
Comunicación verbal, deterioro de la
Violencia, alto riesgo de: dirigida hacia sí mismo o hacia los demás

IX. Patrón de sexualidad-reproducción

Disfunción sexual
Sexualidad, patrones alterados de
Violación, síndrome de trauma por
Violación, síndrome de trauma por: reacción compuesta
Violación, síndrome de trauma por: reacción silenciosa

X. Patrón de afrontamiento-tolerancia al estrés

Afrontamiento individual ineficaz
Afrontamiento defensivo
Negación ineficaz
Ajuste, alteración de la capacidad de
Respuesta postraumática
Afrontamiento familiar: potencial de desarrollo
Afrontamiento familiar ineficaz: comprometido
Afrontamiento familiar ineficaz: incapacitante

XI. Patrones de valores-creencias

Sufrimiento espiritual (sufrimiento del espíritu humano)

Índice

Los números en *cursiva* hacen referencia a los planes de asistencia normalizada.

G

H

I

L

M

T

U

V